SYSTEMATIC MUSCULOSKELETAL EXAMINATIONS

肌肉骨骼系统性检查

主　编　George V. Lawry

主　译　万一群

译　者（以姓氏笔画为序）

马　宁　王　峰　戈含笑　代永静

刘　薇　李圣杰　李超超　张　钊

陈雪丹

审　校　彭　江　郭全义

河南科学技术出版社

· 郑州 ·

内容提要

本书运用细致准确的描述及生动形象的比喻详细讲解了肌肉骨骼系统的查体技术。编者根据查体需求将内容分为筛查、全身检查和局部检查。查体步骤流畅，诊断思路清晰简洁，可帮助读者迅速掌握一套简洁有效的肌肉骨骼系统性检查技术。本书适合从事于医疗、运动等领域，或对该领域有兴趣的读者阅读。

图书在版编目（CIP）数据

肌肉骨骼系统性检查/（美）乔治 V. 劳瑞（GeorgeV. Lawry）主编；万一群译. 一郑州：河南科学技术出版社，2020.2

ISBN 978-7-5349-9777-8

Ⅰ.①肌… Ⅱ.①乔… ②万… Ⅲ.①肌肉骨骼系统一体格检查②肌肉骨骼系统一诊断 Ⅳ.①R322.7②R680.4

中国版本图书馆 CIP 数据核字（2019）第 279363 号

出版发行：河南科学技术出版社
北京名医世纪文化传媒有限公司
地址：北京市丰台区万丰路 316 号万开基地 B 座 1-114　　邮编：100161
电话：010-63863186　010-63863168
策划编辑：孟凡辉
文字编辑：殷晓霞
责任审读：周晓洲
责任校对：龚利霞
封面设计：中通世奥
版式设计：崔刚工作室
责任印制：陈震财
印　　刷：河南瑞之光印刷股份有限公司
经　　销：全国新华书店、医学书店、网店
开　　本：787 mm×1092 mm　1/16　　**印张**：18　　**字数**：330 千字
版　　次：2020 年 2 月第 1 版　　2020 年 2 月第 1 次印刷
定　　价：98.00 元

声　明

医学是一个不断进步的学科。随着研究的深入和临床经验的积累，不断有新的药物和治疗技术出现。编者和出版方力求所提供的信息都是完整可信的，并且符合现在的出版标准。但是考虑到人为出错的可能性，以及医学的发展变化，不论编者还是出版方及其他相关工作人员都不能保证本书内容是完全正确的，所以对于本书的任何错误和遗漏，以及个人在工作中运用本书内容导致的后果都不负任何责任。鼓励读者查阅资料来验证本书的内容。例如，建议读者查看书中使用的每一种药物的说明，并与本书中的内容对照查看是否准确，注意剂量和禁忌证是否发生变化，尤其对于新药或者不常用的药物来说，这非常重要。

序　言

在我作为内科住院医师的第三年，遇到一个患有长期严重银屑病关节炎的患者。在对他进行了所有我能想到的检查，并记录下他所有的问题（我还不知道如何有效地进行记录）之后，我带他去见我的主治医师。主治医师耐心地听完我笨拙地阐述我的发现之后，问我："Geordie，患者有没有滑膜炎，或者关节肿胀？"我当时目瞪口呆，我并没有注意到这个。不久之后，我就开始接受风湿病培训，这是我第一次学习如此系统而完善的肌肉骨骼检查技术，我将在余生中继续学习这些技术。

如果你正在读本书，就像其他书一样，它可能成为"只是又一本体格检查的书"。但是体格检查不只是一个理论概念，更是一个需要熟练操作的技术。因此，需要训练的不仅是我们的大脑，更还有我们的眼和手。和所有涉及眼和手的活动一样，我们只有通过不断地实践与操作才能取得进步。

《系统性肌肉骨骼检查》将书面教材与网络教程相结合，是一种新的学习肌骨检查技能的方式。网络自学教程包括视频教学、图形、动画和关键问题示例的链接，以及网上技能练习工作坊（用于监督或单独实操）。

我的目标是《系统性肌肉骨骼检查》能满足如下三个关键要求。

1. 建立一个方便、高效、实用且可重复的基本检查体系，可以很好地融入时间紧张的门诊实习中。

2. 充分利用网络教学来详细地说明和指导书面教材上的图像。

3. 为学习者提供一个实用的知识框架，使他们的肌肉骨骼检查技能进一步提高。

我希望本书能给你带来满足与快乐，也能让那些向你寻求评估与治疗的有肌肉骨骼问题的患者得到极大的帮助。

Geordie Lawry

2011 年 7 月

致　谢

我记忆中第一次的“职业理想”是成为一名火车司机。第二次是五六岁的时候，我的儿科医师 Harold Faber 医师对我产生极大的影响，让我想成为一名医师。我永远庆幸自己追寻着第二个“召命”。

四年级实习的时候，我在风湿病学科遇到了 Mary Betty Stevens 医师，她是约翰·霍普金斯大学一名非常优秀的医师和教师。Stevens 医师向我们展示了认真观察作为物理诊断的第一步是多么重要，这让我们所有人都印象深刻。从那时起，在 Good Samaritan 医院的实习轮转中，我对风湿病和肌肉骨骼检查的热爱和尊重油然而生，并且日益加深。

1993 年夏天(正好赶上发洪水)，我离开加利福尼亚州的私人诊所，加入了洛瓦大学的风湿病学院，满怀热情地帮助其他人发现肌肉骨骼检查的乐趣和力量。在那里，我遇到了一些非常重要的人，他们和我一起为完成这一使命而贡献了很多智慧。这项工作是我们共同努力的成果。

我非常感谢洛瓦大学风湿学研究院骨科和物理治疗学系的成员在本书内容和编排方面提出的建议，特别是 David Tearse，Brian Wolf 和 Ernest Found 医师及物理治疗师 Dennis Bewyer 和 Mike Shafer。特别感谢学生 Ryan Carver，Hank Diggelman，Paul VanHeukelom，Amy Bois 和 Emily Hall，感谢他们不辞辛劳的贡献：当模特来让 Seashore Hall 的工作人员录制教学视频。还要特别感谢 Brian Gilbert，我们一起在小小的工作室一个小时又一个小时地进行编辑工作。同时很感谢 Shawn Roach 和 Rich Tack 的重大帮助，通过他们，许多精彩的图形和动画最终得以成形。

最后，如果没有 Phil Bailey 的计算机技术，特别是 Greyson Purcell 的杰出技术，这个项目的每一部分不可能完整地结合在一起。

我非常感激你们所有人，不仅因为我们共同的目标，更因为我们一起经历的快乐时光。我永远不会忘记我在洛瓦大学的 16 年！

George V.（Geordie）Lawry MD

风湿病学研究院主任

加州大学尔湾分校

2011 年 7 月

目　录

第一章

简　介

一、系统性肌肉骨骼检查的意义

肌肉骨骼疾病和风湿类疾病至少占内科就诊患者的15%～20%。因为这类疾病大多由全科医师(内科医师、家庭医师、儿科医师)和物理治疗师进行评估和治疗,所以初级医疗服务人员必须采用有条理的方法进行肌肉骨骼检查。

系统性肌肉骨骼检查是一个由三部分内容按照查体顺序,由浅到深,由简到详。整合而成的课程,旨在教授必要的基础性肌肉骨骼物理评估技能,尤其对医学生、住院医师、物理治疗师、护理从业人员、助理医师和职业医师的培训很有帮助。

1. **肌肉骨骼筛查**(screening musculoskeletal examination,SMSE):快速评估结构和功能。

2. **肌肉骨骼全身检查**(general musculoskeletal examination,GMSE):全面评估关节炎症和风湿病。

3. **肌肉骨骼局部检查**(regional musculoskeletal examination,RMSE):结合肩部、膝部、颈部和腰部特殊测试重点评估功能和结构。

患者的病史采集是所有肌肉骨骼疾病诊断过程中的第一步,引导了正确的检查方向。肌肉骨骼检查用于证实或驳斥由完善病史推断的诊断假设。由于几乎所有肌肉骨骼方面的诊断都依赖于客观的体征表现,因此肌肉骨骼检查具有非常重要的意义。患者的主诉和临床背景可以直接指导对肌肉骨骼筛查、全身及局部检查的初步选择。

二、技能培养:不仅仅是脑中的知识

肌肉骨骼筛查(SMSE)旨在介绍肌肉骨骼结构的物理评估,比如关节、韧带、肌腱、肌肉和骨骼。帮助认识正常的关节外形和力线及正常的关节活动度范围,并辨识最简单的肌肉骨骼结构功能的异常。作为一种筛查手段,它简洁系统且易于操作,不会遗漏关键的检查信息,从而增强检查者的信心。临床上，作为运动职前肌肉骨骼方面的体检，或者完整体格检查中涉及肌肉骨骼的部分，SMSE 都是非常有用的。通过练习，SMSE 可以在 3～4 分钟完成。

肌肉骨骼全身检查(GMSE)直接建立在 SMSE 中所教授的顺序和手法上，进一步将检查具体化。旨在通过触诊对关节炎症进行的综合评估，并帮助认识关节肿胀的重要体征，这对关节炎的物理诊断至关重要。虽然它所包含的技能较为复杂，需要大量的练习和细心的观察，但经过实践之后，不难掌握。临床上，对于全身或范围较大的肌肉骨骼不适(可能是关节炎或结缔组织病)的患者，明显地局部肌肉骨骼不适的患者，以及通过 SMSE 发现其他异常的患者，GMSE 是一种有效的初步检查手段。通过练习，GMSE 可在 6～8 分钟完成。

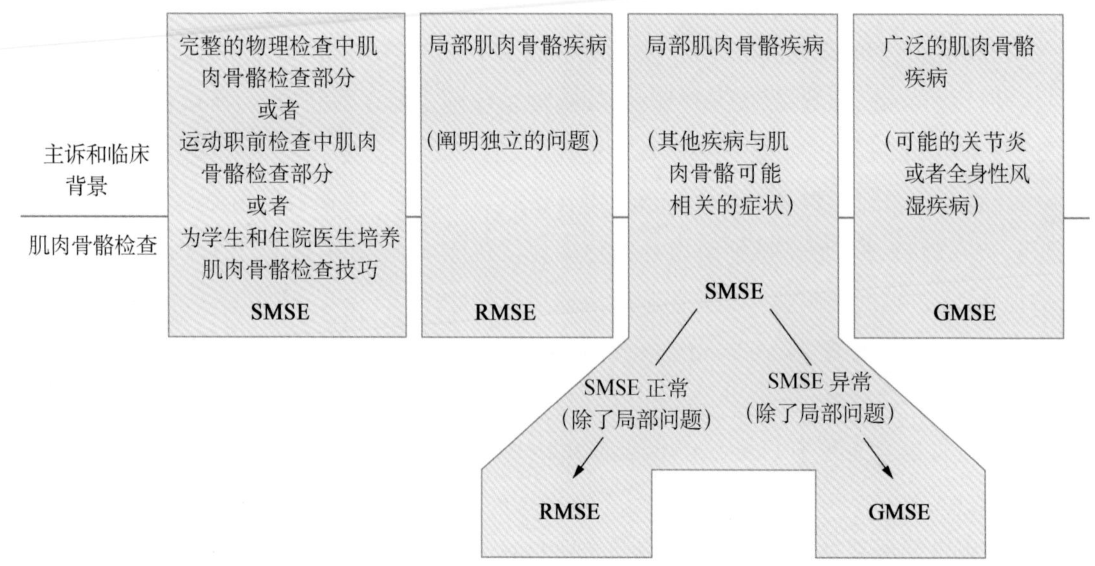

肩部、膝部、颈部和腰部的肌肉骨骼局部检查(RMSE)基于 SMSE 和 GMSE 所教的检查顺序和手法的基础上，旨在结合特殊试验，综合评估其结构和功能，以检测出肩部、膝部、颈部和腰部常见的、重要的肌肉骨骼疾病。掌握这些评估方法需要大量的练习和细心的观察，经过实践之后，不难掌握。临床上，针对病史明确表明具有局部肌肉骨骼问题的患者，如肩部、膝部、颈部和腰部，RMSE 作为初始检查非常有效。通过练习，一次系统、高效的 RMSE 可在 3～4 分钟完成。

由于这三项检查都有特定的诊断效用，所以本次教学鼓励学员将其发展为必要的技能，为患者选择最符合其主诉和病情的检查项目。

三、整合学习:熟能生巧

作为精心构建的、连续的课程的一部分,展示上述的体格检查技术会让学员最大程度地接触到在临床上很重要的核心技术。在培训的每一个连续的阶段都有系统地、连续地进行教学,以最大限度地提高保留率和利用率。

这三部分的课程包括以下内容:

教科书:内容包含 SMSE、GMSE 和 RMSE,专为个人学员和教师设计,便于查阅和参考。

网络教程:内容与教科书同步(利用叙事、动态影像分析、图像等手段)为学员提供了每项检查的依据、目的、基本概念、内容概要和各部分的详细介绍。这些教程也为自学和实践、小组教学研讨会做准备。

网上讲习班:SMSE、GMSE 和 RMSE 是自动播放、可投影的定时课程,以便在教师的监督下为学员提供实践指导。其目的是统一有效的指导,同时最小化全体教师在准备和教授上的时间成本。

网上教师手册:SMSE、GMSE 和 RMSE 手册为时间安排、课程传送和讲习班提供清晰且易于使用的资源。

实际融入现有的课程大概包括

医学生(医学,骨科)

SMSE:在第一学年或第二学年期间,作为基本体格检查教学的一部分提供。

GMSE:在第三学年期间,作为内科或家庭医学门诊轮转学习的一部分提供。

RMSE:在第三学年或第四学年期间,作为骨科或风湿病必修课或选修课的一部分提供。

医学生(助理医生,高级执业护士,物理治疗师,其他)

SMSE、GMSE 和 RMSE:在 2—4 学年间、在临床接触患者之前或接触患者期间提供。

住院医师(内科医师、家庭医师,儿科医师和急诊医师)

SMSE 和 GMSE:在规培一年中的前 6 个月提供。

RMSE:在规培一年中的第 6—12 月间提供(为学习这个技能的学员复习用)。

风湿病学研究者

SMSE 和 GMSE:在专业定向时提供。

RMSE:在专业定向或基础课程第一年的前 3 个月间提供。

实践中主要人员(医学博士,骨科博士,助理医生,高级执业护士,治理治疗师)

SMSE、GMSE 和 RMSE:进行医学继续教育(CME)实践讲习班时提供(为他们提供新指南和其他复习内容)。

挑选医学生、住院医师和研究员们作为辅助参与院系工作,加强纵向一体化教育,强化体检技能发展的重要性，并减少教师工作量。

四、准确诊断：有效照护患者的起点

教授实用和基础的肌肉骨骼检查技能可能会提起学员对肌肉骨骼问题的兴趣，提高执业医师的信心水平，最重要的是，大大提高了对所有存在肌肉骨骼问题患者的照护质量。这里介绍的材料是为学员编排的，具有系统性，最重要的，还有实用性、有效性和临床相关性。

精通本课程的所有内容（筛查、全身检查和局部检查）可以大大提高评估存在肌肉骨骼问题患者的物理诊断性技能。事实上，在没有客观体征的情况下，对大部分肌肉骨骼问题和风湿性疾病进行诊断是几乎不可能的。提高观察力、触诊技术和操作技术，将大大提高对肌肉骨骼问题模式的识别能力，指导鉴别诊断，集中选择额外的试验，减少对昂贵的（频繁的不必需的）实验室诊断和影像学检查的依赖。

五、发现和重新发现：体格检查的乐趣

此外，在护理肌肉骨骼问题患者的同时，提高物理诊断技能可以显著提高临床医学实践的愉悦度和满意度。是时候去重新发现医学中这一重要部分的乐趣了！

第二章

肌肉骨骼筛查

前言

肌肉骨骼筛查(SMSE)旨在介绍肌肉骨骼结构的物理评估,帮助认识正常的关节外形和力线及正常的关节活动度,并帮助辨识最简单的肌肉骨骼结构和功能异常。作为一种筛查手段,它简洁、系统且易于操作,不会遗漏关键的检查信息,从而增强检查者的信心。通过练习,SMSE 可以在 3～4 分钟完成。此外,该筛查为后期培训中学习更加全面的检查——GMSE 奠定了基础。

临床应用

临床上,作为运动职前肌肉骨骼方面的体检,或者完整体格检查中肌肉骨骼部分,或者对局部骨骼肌肉不适主诉、合并其他部位的骨骼肌肉症状患者的初步检查,筛查都是非常有用的。

教学目标

本次教学计划将重点强调五种异常情况,并明确对称性在肌肉骨骼系统评估中所起到的重要作用。然后略述主动和被动活动度的原则,并阐明大多数外周关节和脊柱的中立位和主要运动方向。最重要的是,为完成一个完整周密的 SMSE 而做准备。

基本概念

异常的类型:可通过筛查评估发现五个基本的异常类型。

- 畸形
- 可见的肿胀
- 肌肉萎缩
- 活动范围异常
- 步态异常

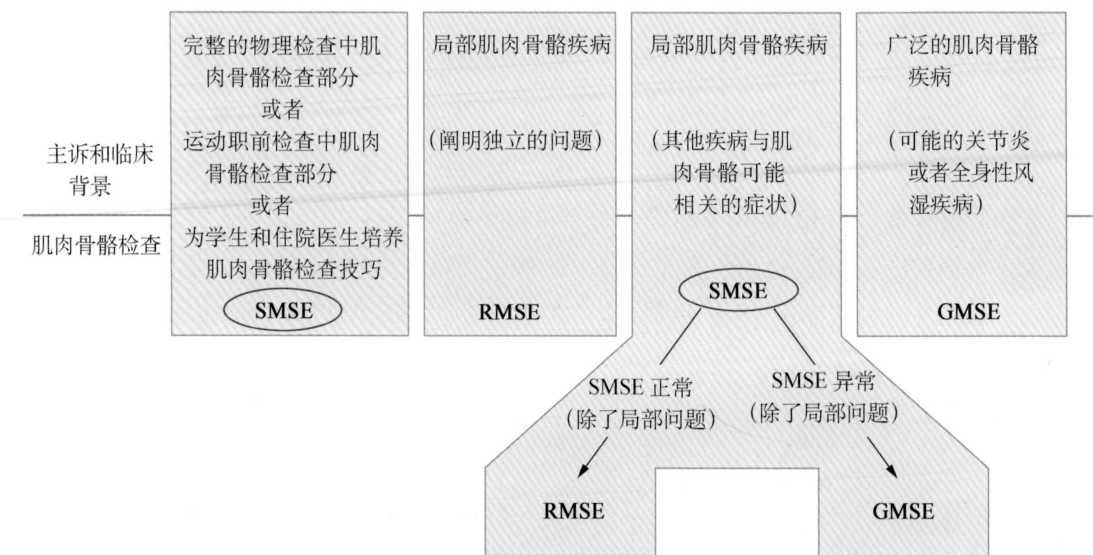

对称性:在查体中,脊柱、成对的外周关节和对称的肌肉组织提供左右对比的基点。辨识不对称性是极其重要的,为诊断结构或功能异常提供了第一条线索。

主动和被动活动度:主动和被动活动度都是用来评估关节的功能。主动活动度是患者主动活动产生的关节活动度。可评估功能完整性和支配相应主动活动所需神经的完整性,肌肉和肌腱功能及关节活动性(图 2-1A)。

被动活动度是患者被动产生的关节活动度,仅评估关节活动性。联合被动和主动活动度检查极大减少了对患者发出指令的必要,从而极大限度地提高了检查的速度和效率(图 2-1B)。

当预期关节活动会产生疼痛时,最好先检查主动活动度(患者主动活动产生)以确定出现疼痛和功能受限的角度,然后轻柔地进行被动活动度评估(患者被动产生的)。

中立位、运动平面和运动方向

每个关节的中立位就是其解剖位:身体直立,面部、手掌和足尖向前,而且上肢垂于躯干两侧时关节的位置(图 2-2)。屈曲、伸展、外展、内收是根据运动平面和(或)方向(远离或靠近中立位)定义的(图 2-3)。

有了这些背景知识，现在您已做好学习完整的 SMSE 的准备了。

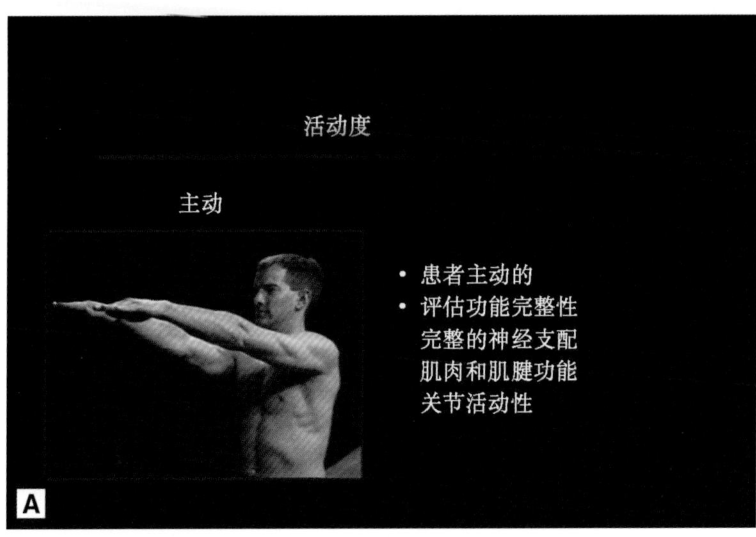

图 2-1

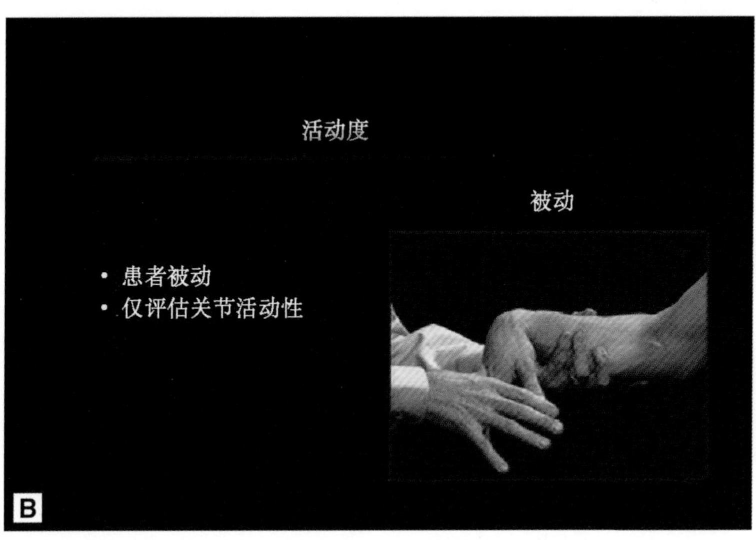

图 2-1

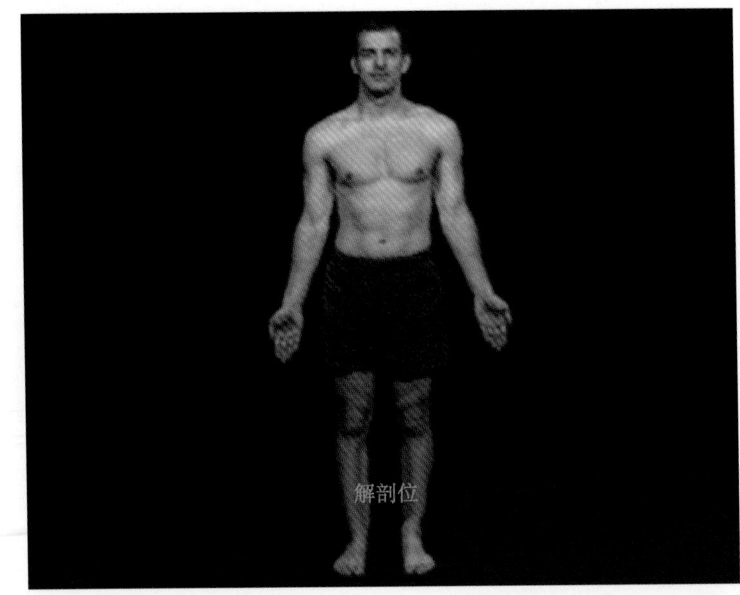

图 2-2

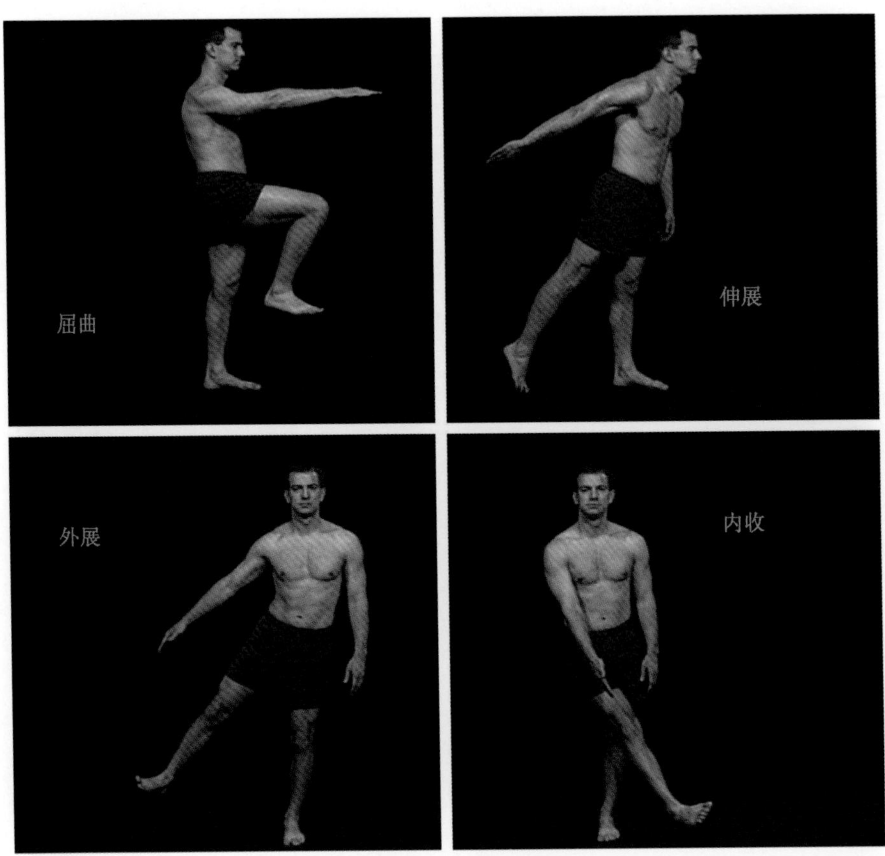

图 2-3

检查，概述

患者取舒适的坐位并适当暴露检查部位，开始上肢检查。检查有无畸形、可见的肿胀、肌肉萎缩或关节活动度异常。

指导患者伸出双手，检查背面、掌面和内部的肌肉。让患者将手展开以评估手指的伸展功能，握拳评估手指的屈曲功能。然后注视拳头以检查前臂旋前旋后时的功能表现。并让患者分别伸展、屈曲腕关节和肘关节，检查其运动功能。接下来检查三角肌：让患者向前高举上肢且超过头顶，同时检查肩关节屈曲功能。最后让患者把双手置于背后，检查肩关节内旋功能；把双手置于头后，检查肩关节外旋功能。

下肢检查：检查有无畸形，明显的肿胀，肌肉萎缩或者关节活动度异常。

嘱患者平躺。握住患者足跟将大腿抬向胸部以评估髋关节屈曲功能。接下来使大腿垂直于床面、小腿与床面平行，同时内移踝部以评估髋关节外旋功能；然后外移踝部以评估髋关节内旋功能。最后将腿放回床面，检查股四头肌并检查双膝屈曲和伸展功能。

踝部检查：检查背屈、跖屈时踝关节活动功能，中足和脚趾及双足底。

接下来让患者站立。在负重位下从后观察患者。检查小腿后侧肌肉，并注意膝关节力线，以及足跟和足部的力线。

站立位下检查脊柱：查看有无畸形或活动度异常。颈椎检查：让患者下颌尽量贴近胸部以评估颈椎屈曲功能；仰头看天花板以评估颈椎伸展功能；将下颌转至每个肩膀上方以评估其左右旋转功能；最后将耳朵贴近同侧肩膀以评估侧屈功能。随后，从后方观察患者，检查其胸椎和腰椎。通过让患者向右和向左侧弯以评估胸腰椎的侧屈功能；向前弯腰以检查腰椎屈曲功能；向后弯腰以检查腰椎伸展功能。

最后，观察患者的步态。检查是否有跛行，节律不齐或不对称的情况，观察摆动相和支撑相情况。

检查，组成部分

经过概括讲解完整的 SMSE，现在来详细讲解每一个部分。

检查开始时，应确保患者舒适并适当地暴露检查部位。通常男性穿宽松短裤，上身穿或不穿罩衫；女性通常穿内衣搭件罩衫。必要的时候可以调整罩衫，以便充分检查身体各个部位，因为这是最重要的。

在所有培训过程中，最常犯的错误是检查者因未充分暴露检查部位而导致在肌肉骨骼检查时未能检查到肌肉骨骼结构问题。

首先开始上肢检查。让患者伸出双手，先检查背侧表面是否有明显的畸形或可见的肿胀。再检查掌面，观察大鱼际或小鱼际是否萎缩。然后再次翻手，掌心朝下。让患者张开手指以评估其伸展功能：注意每个手指的远端指间关节、近端指间关节和掌指关节是否充分伸展（图 2-4 至图 2-6）。

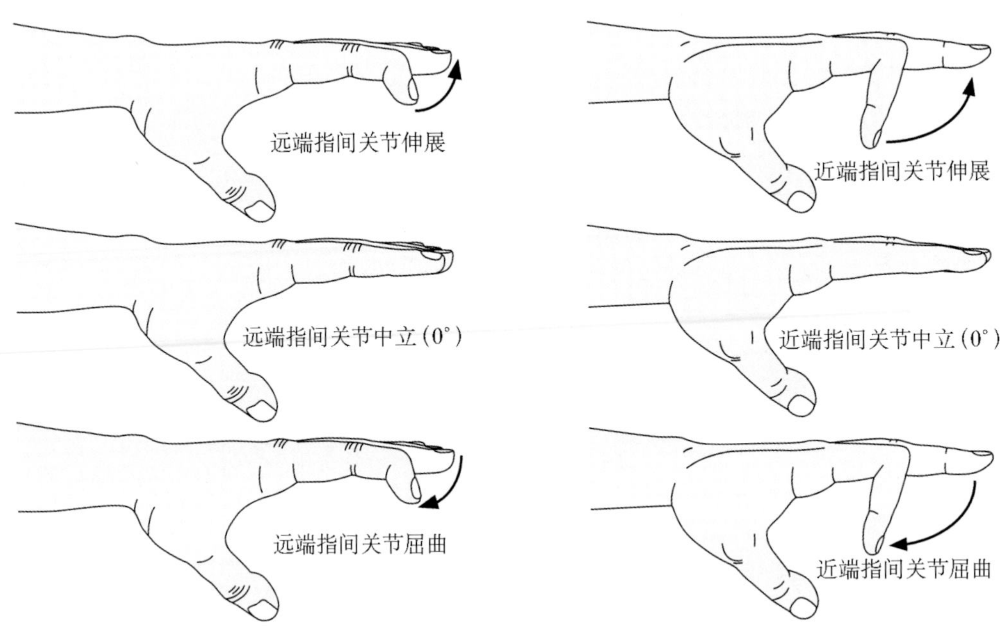

图 2-4

图 2-5

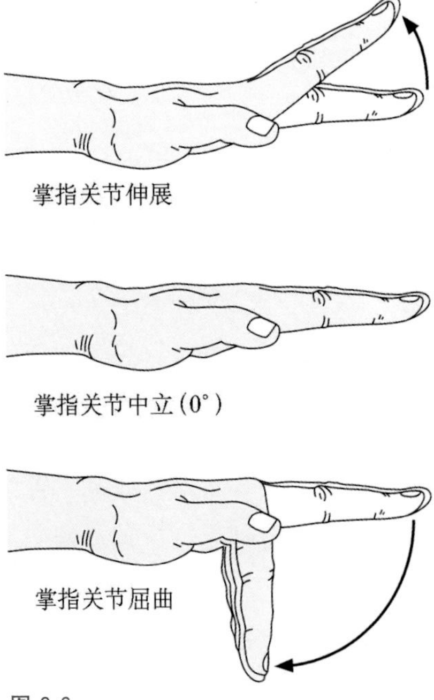

图 2-6

掌指关节伸展超过中立位是正常的。让患者双手握拳以评估其手指屈曲功能。检查拳头背面和掌面,看看手指是否充分屈曲(图 2-7A,B)。握拳是一个复杂的动作:完成正常的握拳需要所有远端指间关节(DIP)、近端指间关节(PIP)和掌指关节(MCP)最大屈曲(图 2-4 至图 2-6)。握拳时,应将第 2 至第 5 指尖没在手掌远端掌纹的位置;拇指相对,掌指关节和指间关节部分屈曲(图 2-7B)。然后检查手腕有无畸形或可见的肿胀。让患者双手掌心向上,评估前臂旋后功能,并检查屈腕肌群的表面;再让患者掌心向下,评估前臂旋前的功能,并检查伸腕肌群的表面。接下来检查伸腕和屈腕的功能(图 2-8)。

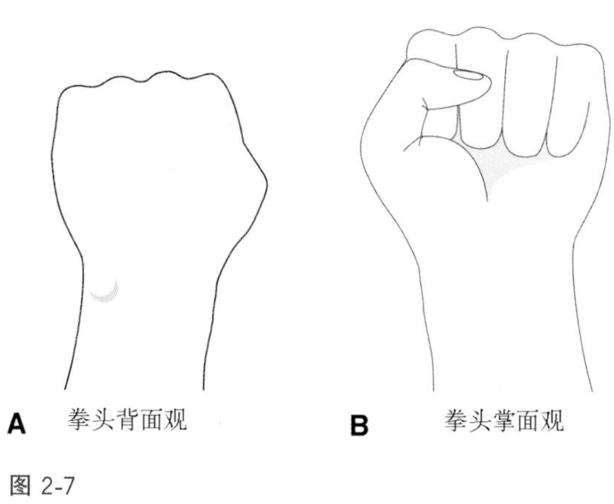

图 2-7

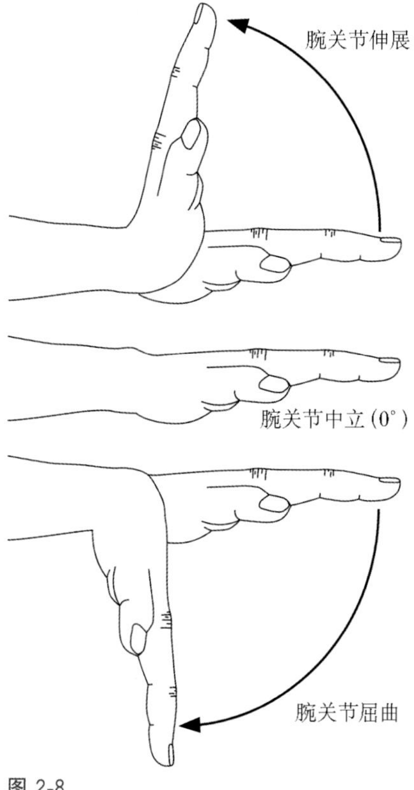

图 2-8

将患者的手置于您的优势手中，仿佛您准备亲吻手指一样（图 2-9）。用示指抵住患者掌部末端（掌骨头水平）使患者腕关节舒适地完全伸展，避免不必要地挤压患者的手指（图 2-10A）。接下来，用拇指向下压患者的第二或第三掌骨，轻柔地带动腕关节充分屈曲（图 2-10B）。腕关节充分地伸展和屈曲幅度应该对称，并且双侧手都应该活动至几乎垂直于前臂的幅度。

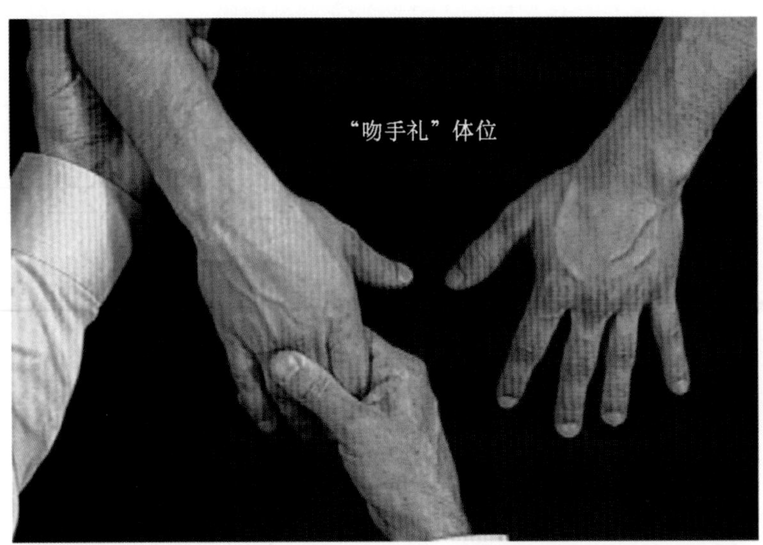

图 2-9

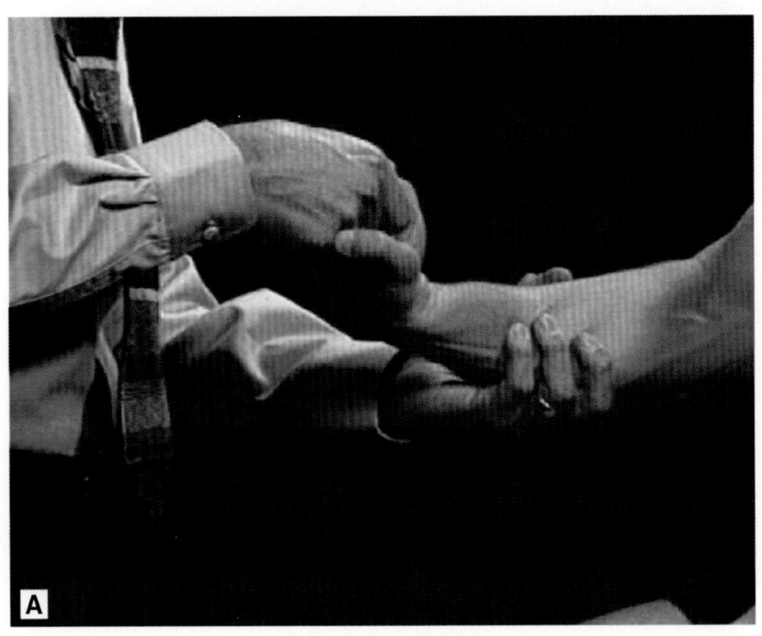

图 2-10

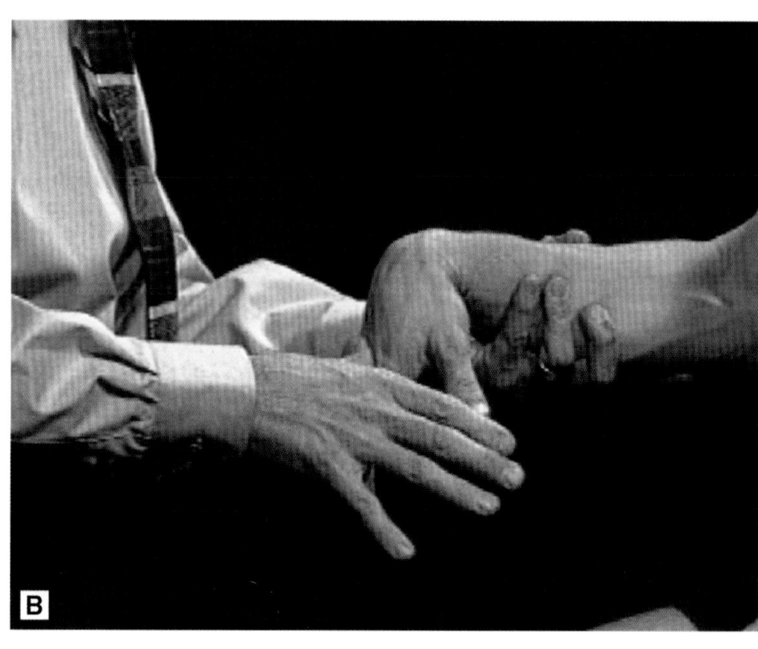

图 2-10

接下来，检查肘部，检查有无可见的肿胀或畸形。屈曲和伸展肘关节（图 2-11）。肘关节充分屈曲，前臂近端紧挨肱二头肌远端。充分伸展肘关节使其回到解剖的过伸位。检查者将手置于鹰嘴下方以便发现是否有屈曲挛缩（充分伸展不足）。

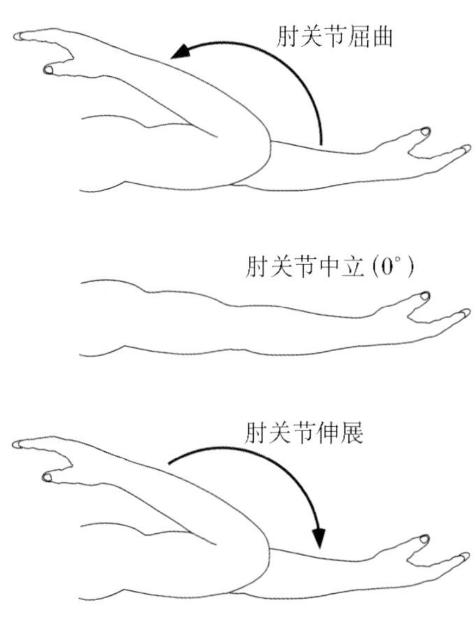

图 2-11

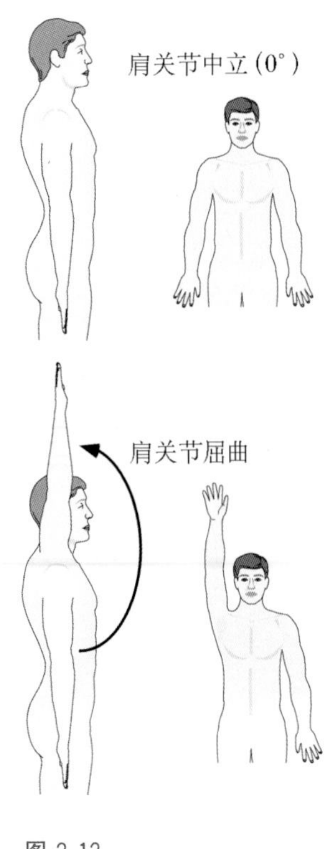

图 2-12

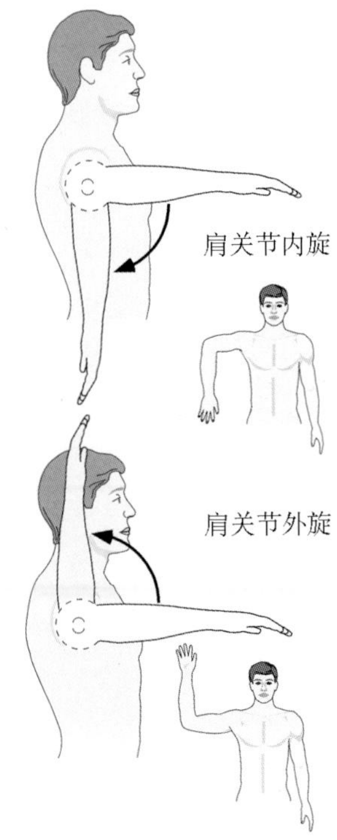

图 2-13

接下来,从前面检查肩部。检查三角肌和胸部肌肉的体积和对称性,注意有无肌肉萎缩(测试肩部的功能时,要通过亲自演示动作的速度和协调性来指导患者)。

让患者向前抬手臂并举过头顶,评估肩关节的屈曲(图 2-12)。如果肩关节屈曲正常,手臂几乎垂直地面。让患者把双手置于背后,评估肩关节内旋(这个动作包含一部分外展,但主要是内旋)(图 2-13)。

让患者把双手置于头后,评估外旋(图 2-13)(这个动作包含一部分外展,但主要是外旋)。正确演示外旋:双臂必须同时在肘部向外的身体平面(否则,双手置于头后可能只进行了部分肩关节屈曲)。

让患者仰卧检查下肢。

评估髋关节屈曲。用右手握住患者的足跟(图 2-14)。方便在检查过程中轻松控制肢体且不需重新摆放体位。将大腿向胸部移动(图 2-15A)。髋关节正常屈曲时,大腿前侧靠近胸部。然后将髋关节屈曲至 90°。并保持大腿垂直于床面,检查髋关节旋转时,确保外旋和内旋的运动轨迹是弧形的(图 2-15B)。内移踝部,评估髋关节外旋功能;外移踝部,评估髋关节内旋功能。施加稳定而轻柔的力来充分评估活动范围,同时观察患者面部表情。面部表情改变可能提示髋关节活动范围中出现疼痛(注意:全髋关节置换的患者,应谨慎评估髋关节活动范围。屈曲、内收和内旋可能使股骨假体脱位)。

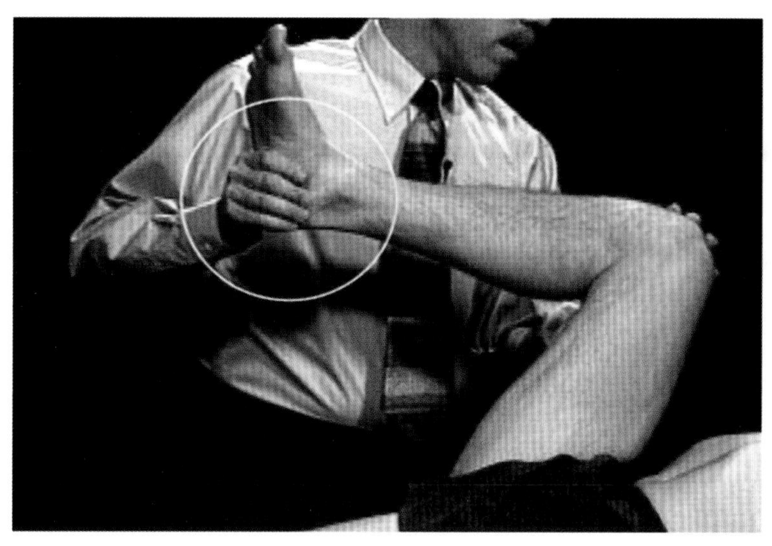

图 2-14

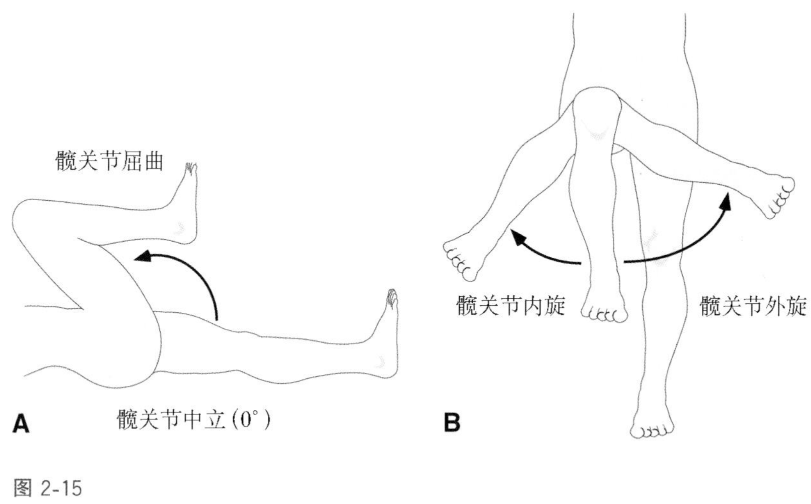

图 2-15

检查髋部时应提供一张被单覆盖身体并不时调整其位置,尽量减少患者裸露的部分(图 2-16)。

从检查股四头肌肌肉体积和对称性开始膝部检查,注意有无肌肉萎缩。接下来,检查膝部是否有明显的畸形或可见的肿胀。屈曲和伸展膝关节(图 2-17)。充分屈曲膝关节,使小腿后侧肌肉紧贴大腿后侧。充分伸展膝关节,使关节超过解剖位(0°)。把腿抬离床面,仔细检查有无屈曲挛缩(伸展不足)。

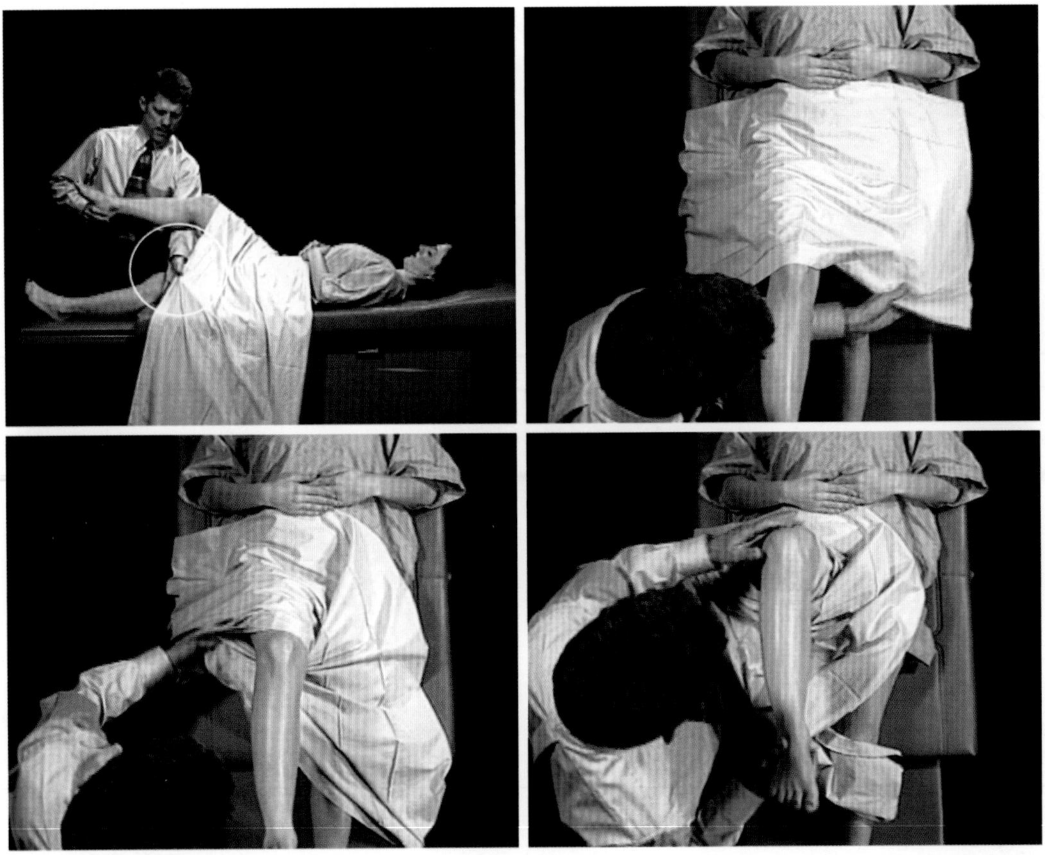

图 2-16

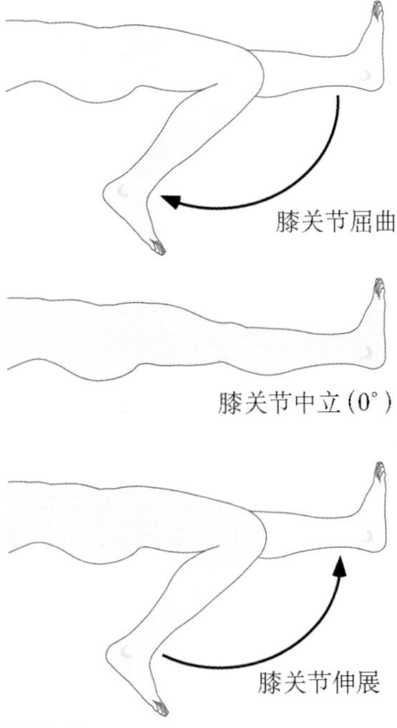

图 2-17

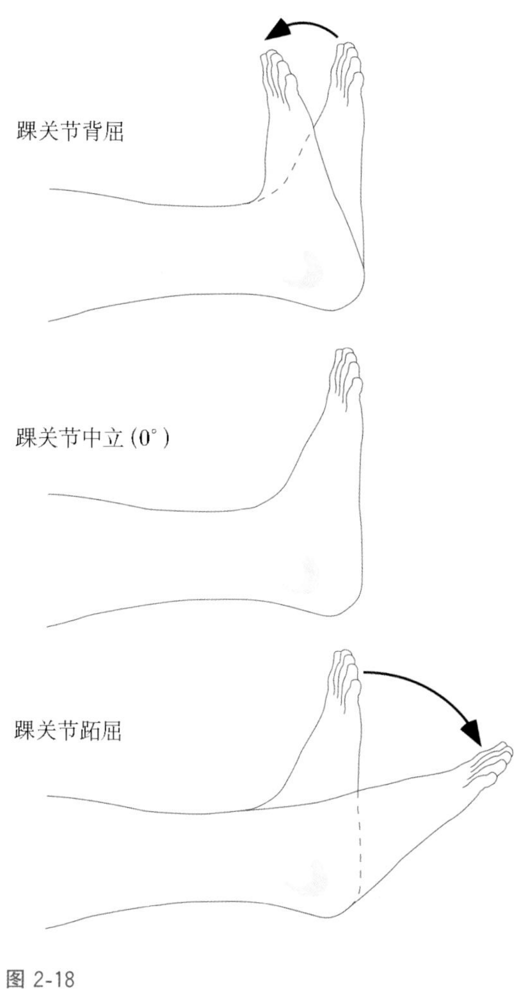

图 2-18

检查踝部有无明显的畸形或可见的肿胀。背屈和跖屈踝关节(图 2-18)。踝背屈是脚抬向头侧方向。踝跖屈是脚踩向足底方向。

接下来检查中足和脚趾有无明显的畸形或可见的肿胀。下一步,检查足底,注意有无跰足。

让患者站立继续下肢检查。从后面观察,注意负重位下膝关节的力线(图 2-19)。

检查小腿后侧肌肉的体积和对称性,注意有无肌肉萎缩。

观察足跟和足的力线。足跟应对称且力线垂直。从后面观察,通常应该能看到外侧的两个或三个足趾。

让患者保持站立位,检查脊柱(图 2-20)。

观察头和颈的力线,注意有无异常或畸形。

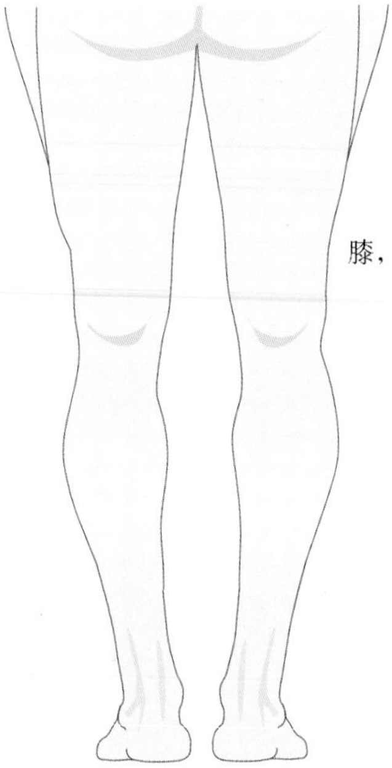

膝，小腿，足跟和脚
（背面观）

图 2-19

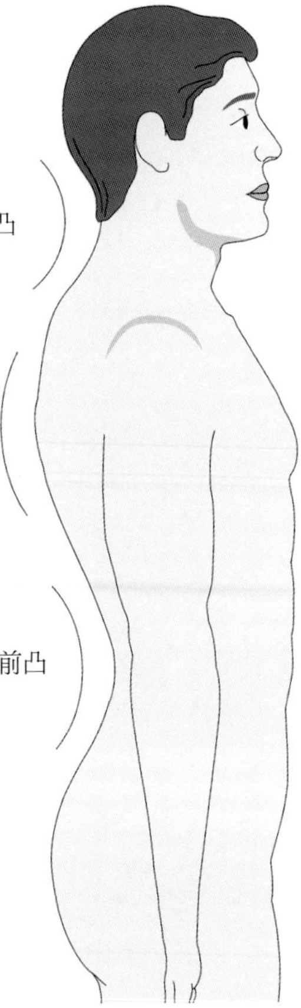

颈椎前凸
胸椎后凸
腰椎前凸

图 2-20

让患者的下颌贴近胸部，评估颈椎的屈曲功能（图 2-21A）；仰头看天花板，评估颈椎的伸展功能（图 2-21B）；将下颌转至同侧肩上，评估右旋和左旋功能（图 2-22）；使耳朵贴近同侧肩部，评估颈椎侧屈（侧弯）功能（图 2-23）。

颈屈曲
（下颌到胸部）
A
颈后伸
（看向天花板）
B

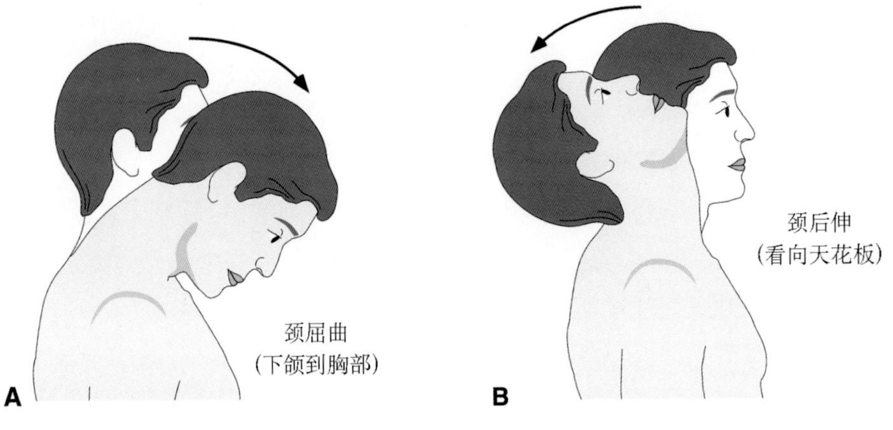

图 2-21

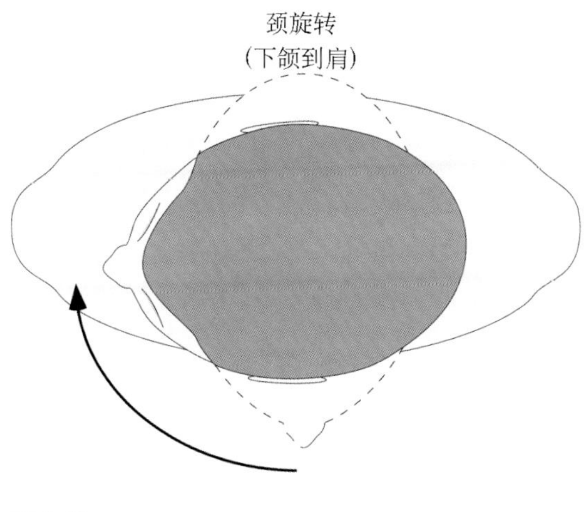

图 2-22

现在从后面观察患者，检查其胸腰椎。注意放松时有无不对称或畸形，并检查正常放松时有无腰椎前凸(图 2-20)。

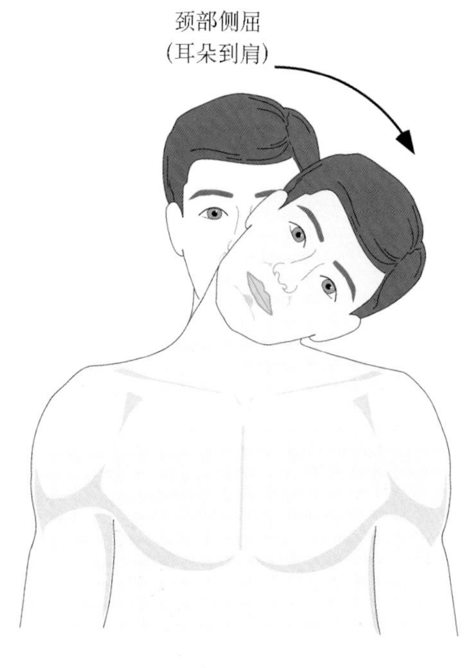

图 2-23

指导患者腰部向前弯曲并触摸脚趾来检查其腰椎屈曲功能(图 2-24)。正常腰椎屈曲是腰椎曲度逐渐减少的过程，包括从站立位时腰椎前凸到半屈位时腰椎前凸变平，再到充分屈曲位时轻度腰椎后凸(图 2-25)(正常腰椎屈曲，手腕要接近膝关节水平；如果检查时合并髋关节屈曲，应该增加其他动作，如触摸脚趾)。腰椎充分屈曲时从后面观察患者，查看两侧后胸腔有无不对称或突出，从而判断有无脊柱侧弯的迹象(图 2-25)。

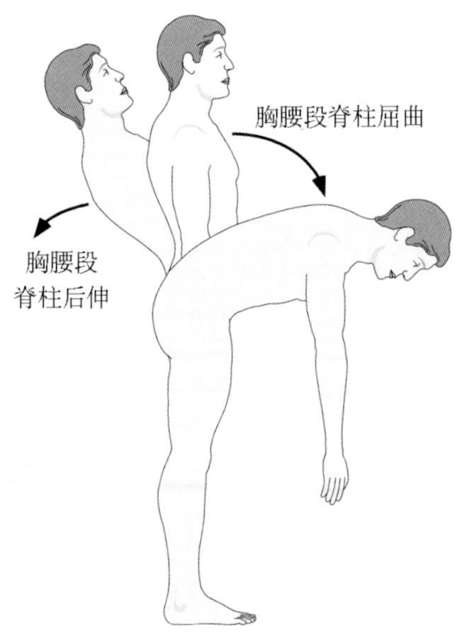

图 2-24

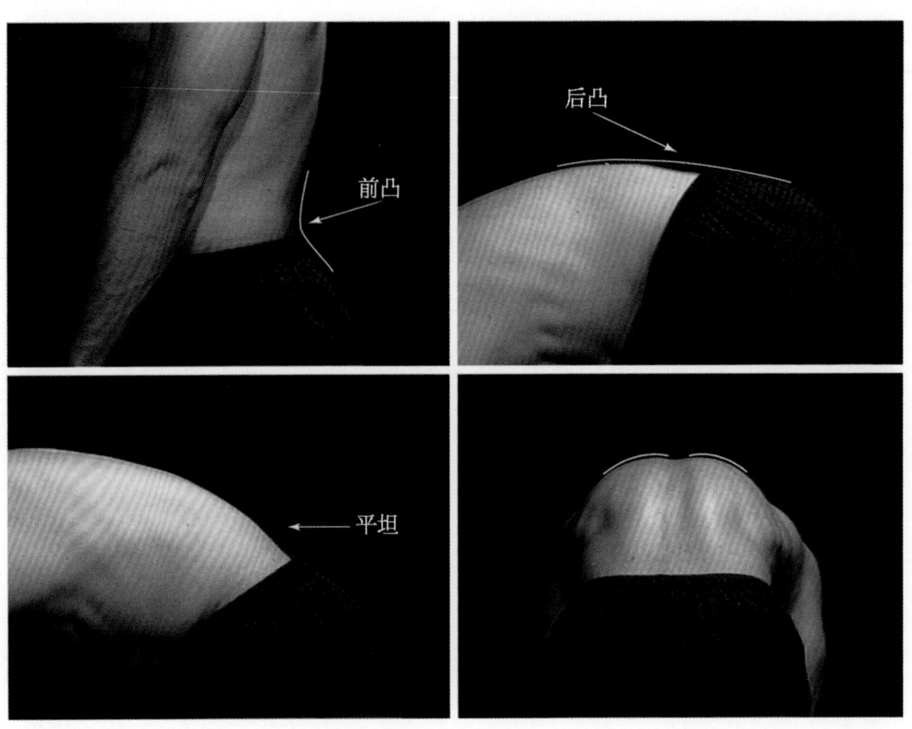

图 2-25

让患者向后弯腰，评估腰椎的伸展功能。同时要求测试者固定患者腰段帮助他充分后伸（图 2-24）。

接下来，让患者弯向右侧和左侧，评估腰椎的侧屈（侧弯）功能。正常情况下，每侧要求手指接近膝关节水平（图 2-26）。

通过观察患者的步态来结束 SMSE 检查。正常步行周期可分为两个阶段：脚向前摆动的摆动相和脚与地面接触的站立相（图 2-27）。观察摆动相和站立相时检查有无跛行、节律不齐或步态不对称。

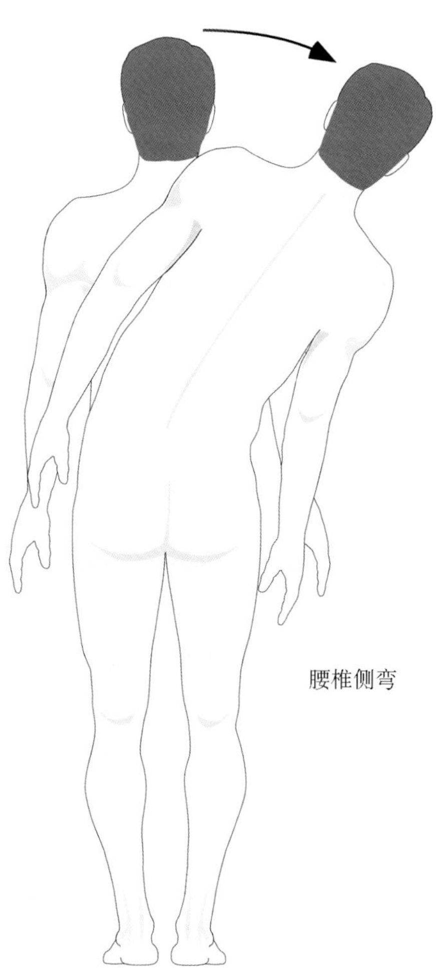

图 2-26

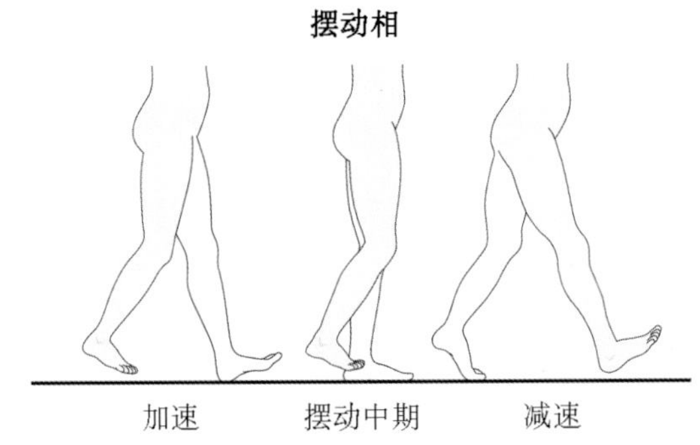

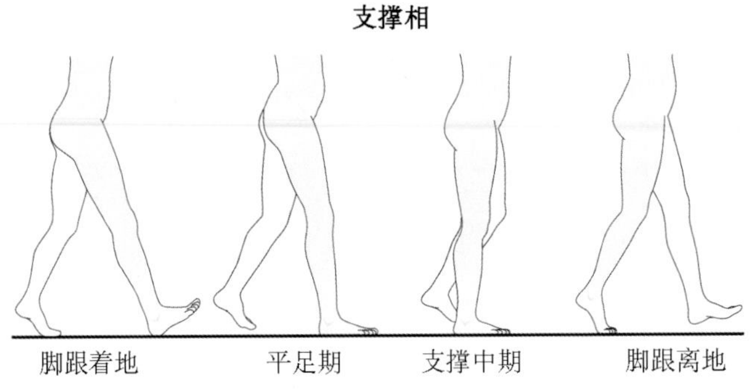

图 2-27

技能培养

以上书面讲解材料主要帮助读者理解检查的概念。想要自信地掌握相关的技能并顺畅地运用完整的 SMSE 仍须不断实践。您可以留出一些时间与朋友、室友或配偶来进行练习。当对自己的技能感到满意,您就可以自己轻易地复习和练习检查顺序(在电视广告中、公共汽车站、运动项目中等。发挥自己的创造力!)。付出的时间会给以丰厚的回报,经过不懈的练习,您的检查技术将越来越精湛。

使用下面的实践表,可以更容易地进行检查顺序和相关内容的练习。

肌肉骨骼筛查
练习项目列表

患者坐位

____检查手背侧
____检查手掌侧
____伸展手指/握拳
____检查拳头/使掌心向上，前臂旋前
____检查腕部
____腕关节伸展
____腕关节屈曲
____检查肘部
____肘关节屈曲
____肘关节伸展
____检查三角肌
____肩关节屈曲（手臂向前举过头顶）
____肩关节内旋（双手置于背后）
____肩关节外旋（双手置于头后）

患者卧位

____髋关节屈曲（大腿贴近胸部）
____髋关节外旋（内移踝关节）
____髋关节内旋（外移踝关节）
____检查股四头肌
____检查膝部
____膝关节屈曲
____膝关节伸展
____检查踝部
____踝关节背屈
____踝关节跖屈
____检查中足/脚趾
____检查足底

站立位

____检查膝部力线/小腿后侧肌肉和足跟/足的力线（从后面）
____颈椎屈曲
____颈椎后伸
____颈椎右旋和左旋
____颈椎侧屈（侧弯），右侧和左侧
____上胸段脊椎屈曲
____上胸段脊椎后伸
____腰椎侧屈（侧弯），右侧和左侧
____观察步态

记录肌肉骨骼检查的结果

为了以快速简单的形式来记录肌肉骨骼筛查的结果，这里把检查分成了四个主要部分：UE（上肢检查），LE（下肢检查），脊柱和步态。

UE：手指，腕，肘和肩

LE：髋，膝，踝和足

脊柱：颈椎，胸椎，腰椎

步态：视诊

如果检查结果正常，可以做如下记录：

MS 检查：上肢，下肢，脊柱和步态筛查正常。

如果检查提示异常，则记录所有畸形、可见的肿胀、肌肉萎缩和关节活动度的改变，具体如下（以多体征的初期骨关节炎患者为例）。

MS 检查

UE：多个 DIP 畸形，右 2，4 和左 5 PIPs 轻微肿胀，双侧第一 CMCs 半脱位，大鱼际肌萎缩。

LE：右屈髋 90°，外旋 40°，内旋 10°且活动末端腹股沟疼痛；左屈髋 120°，外旋 60°，内旋 40°，双侧第一 MTPs 外翻畸形。

脊柱：颈椎：屈曲轻微↓；右旋和左旋 40°，伸展↓；腰骶椎：侧屈/后伸↓，腰骶连接面伴有疼痛。

步态：疼痛步态，左侧支撑相变短。

总结

肌肉骨骼筛查是一项重要且实用的临床技能。练习这项技能并把它整合到完整的体格检查中，可以提高检查速度和可靠度。在相对较短的时间内，熟悉肌肉骨骼功能的正常范围，鉴别重要的、常见的异常。实习生在训练初期不懂进一步评估异常的检查也没有关系，但必须准确识别和记录这些筛查结果。

次序明确、连贯地完成一个快速而全面的肌肉骨骼检查是诊断肌肉骨骼问题的关键。肌肉骨骼筛查是获得这一技能的第一步，并为您在以后的教学中学习其他的肌肉骨骼检查技能提供基础。

第三章

肌肉骨骼全身检查

前言

肌肉骨骼全身检查(GMSE)直接建立在SMSE中所教授的顺序和手法的基础上。目的在于提供一种通过触诊对关节炎症进行有效的评估,并帮助认识关节肿胀的重要体征,尤其在诊断关节炎的过程中。虽然它所包含的技能比SMSE复杂很多,需要大量的练习和细心的观察,但经过实践之后,不难掌握。

通过练习,一个系统全面的GMSE可在6~8分钟完成。此外,GMSE为学习更多细节提供了基础,肌肉骨骼局部检查(RMSE)会在以后讲解。

临床应用

临床上,针对全身肌肉骨骼不适(可能是关节炎或结缔组织病)的患者和局部有明显肌肉骨骼不适、合并其他部位骨骼肌肉症状的患者,GMSE是非常有效的初步检查。

教学目标

本次教学计划是明确关节间隙的位置及预估主要外周关节可见可触的肿胀范围。培养您关节触诊的技能,并明确临床上重要的滑膜囊位置以及纤维肌痛点。最重要的是,完成一套完整的GMSE。

基本概念

异常的类型:全身检查中有六个基本的异常类型,如下

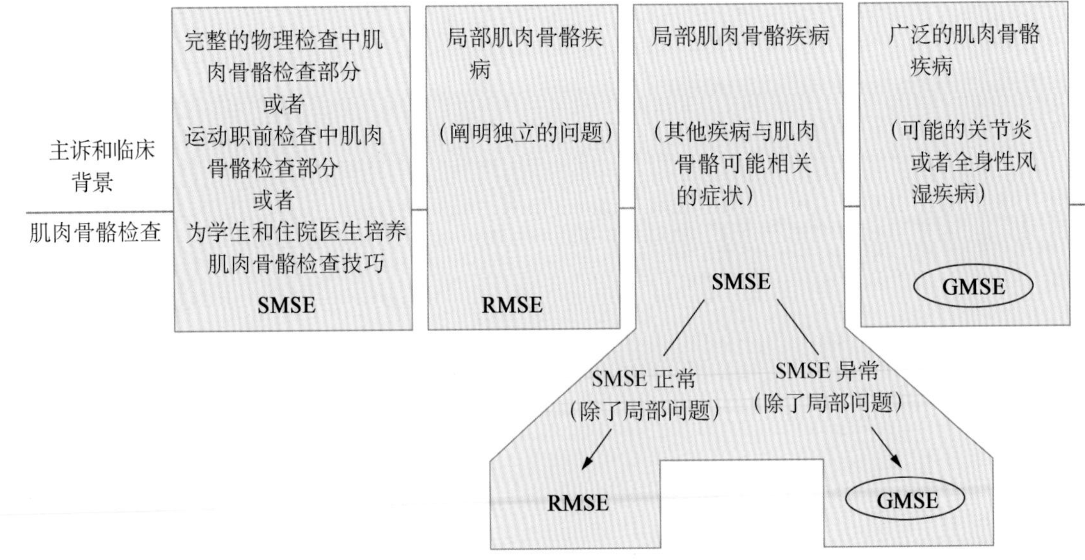

- 畸形
- 明显肿胀
- 肌肉萎缩
- 压痛，发热，可触及的肿胀(骨质增生或滑膜肿胀)
- 活动范围异常
- 步态异常

对称性:在查体中，脊柱、成对的外周关节和对称的肌肉组织提供左右对比的基点。辨识不对称性是极其重要的，并为诊断结构或功能异常提供了第一条线索。

主动和被动活动度:在骨骼肌肉筛查和全身检查中，主动和被动活动度都是用来评估关节的功能。主动活动度是患者主动活动产生的关节活动度。联合使用被动和主动活动度检查极大减少了对患者发出指令的必要，从而极大限度地提高了检查的速度和效率(图 3-1A，B)。

当预期关节活动会产生疼痛时，最好先检查主动活动度(患者主动活动产生)以确定出现疼痛和功能受限的角度，然后轻柔地进行被动活动度评估(患者被动产生的)。

体征的重要性 GMSE 的一个基本特征是使用关节触诊去评估是否有异常体征存在。

关节压痛是主观的(关节压痛≠关节炎)。压痛必须结合客观的、可见的或可触的异常体征，才能做出关节炎的诊断。

关节发红(红斑)是一种客观异常，取决于潜在炎症的敏感程度和严重程度。当出现显著红斑，提示很可能有感染或结晶性关节炎。绝大多数检查到的肿胀、异常关节在临床中不会发红。

活动度
主动
• 患者主动
• 评估功能完整性
完整的神经支配
肌肉和肌腱功能
关节活动性
A

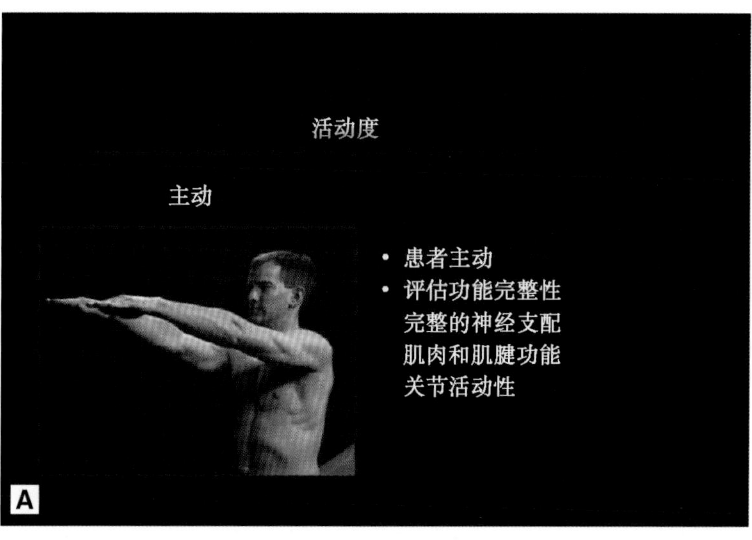

图 3-1

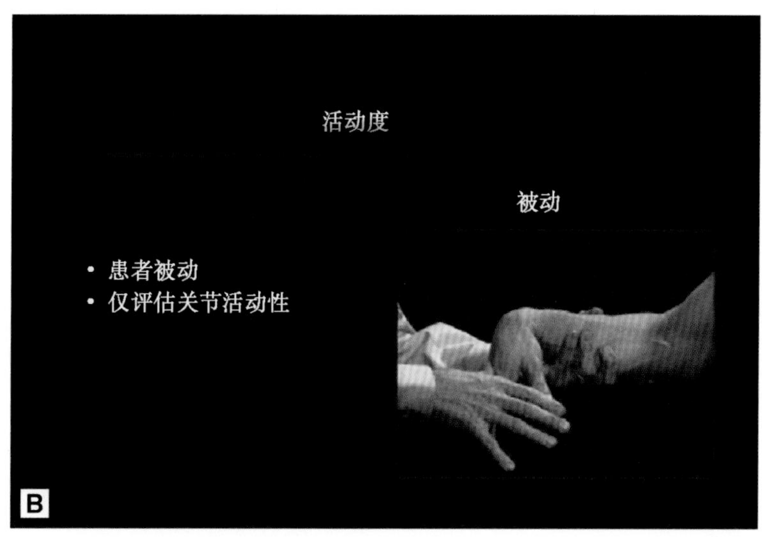

图 3-1

关节发热（热）也是客观存在的，取决于潜在炎症的敏感程度和严重程度。临床上主要的慢性炎症，触诊往往是凉的。

关节肿胀也是客观的表现，是一个极其重要的、具有决定性的临床表现。肿胀由关节液（关节积液）或肿胀的滑膜组织（增厚的关节膜）引起的，称为滑膜炎，而且骨质增生引起的肿胀是关节炎存在的重要体征。

弥漫性肌肉骨骼疼痛　患有肌肉骨骼疼痛的患者，评估局部或广泛压痛是非常重要的。

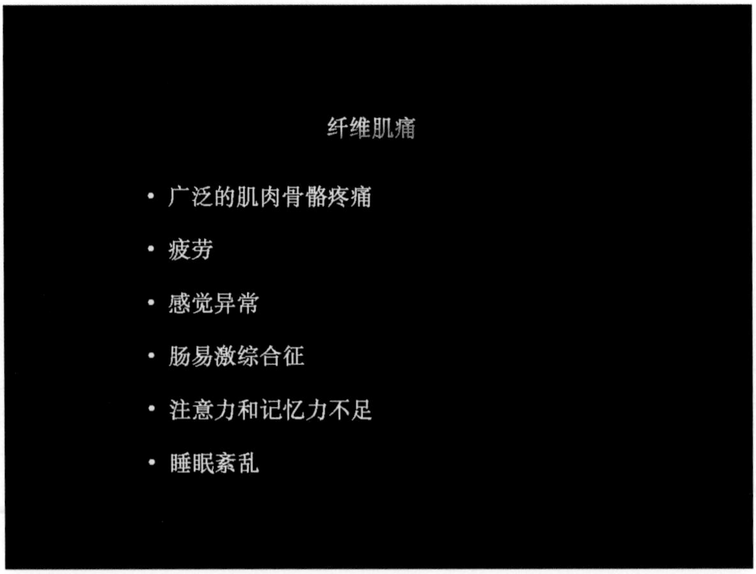

纤维肌痛

- 广泛的肌肉骨骼疼痛
- 疲劳
- 感觉异常
- 肠易激综合征
- 注意力和记忆力不足
- 睡眠紊乱

图 3-2

明确压痛的级别和疼痛阈值对认识问题和明确适当的诊断及管理策略是非常重要的。

纤维肌痛是一种常见的医学疾病，据报道占高达 4%的人口。1990 年美国风湿病学会(ACR)纤维肌痛的分类标准包括广泛的肌肉骨骼疼痛和 18 个压痛点中有 11 个阳性。虽然这些标准已经在纤维肌痛的规范性研究中非常有用，但并未严格地应用于患者。一系列局部或广泛性压痛以及伴有不同压痛点的疼痛可能会出现在一些明确存在纤维肌痛特征的患者身上，但不满足严格的标准(2010 年 ACR 纤维肌痛的分类标准不再要求包括压痛点)。有广泛性肌肉骨骼疼痛史、疲劳史、感觉异常、肠易激综合征、注意力和记忆力不足、睡眠紊乱病史都提示可能患有纤维肌痛综合征(图 3-2)。

正确地进行纤维肌痛压痛点检查可以让临床医生以标准化的方式评估患者在不同部位的疼痛阈值。患有纤维肌痛不仅可能在这些离散点有压痛，也可能在整个身体有广泛的压痛。在检查中，女性明显比男性有更多的压痛点(图 3-3)。

在 GMSE 中，显著压痛点不伴有客观肿胀进一步确定了全身性疼痛问题的存在：这表明诊断是纤维肌痛，而不是关节炎。

有了这些背景知识，现在您已做好学习完整的 GMSE 的准备了。

检查，概述

患者取舒适的坐位并适当暴露检查部位，开始上肢检查。检查有无畸形、可见的肿胀、肌肉萎缩；触诊关节肿胀，评估关节活动度。

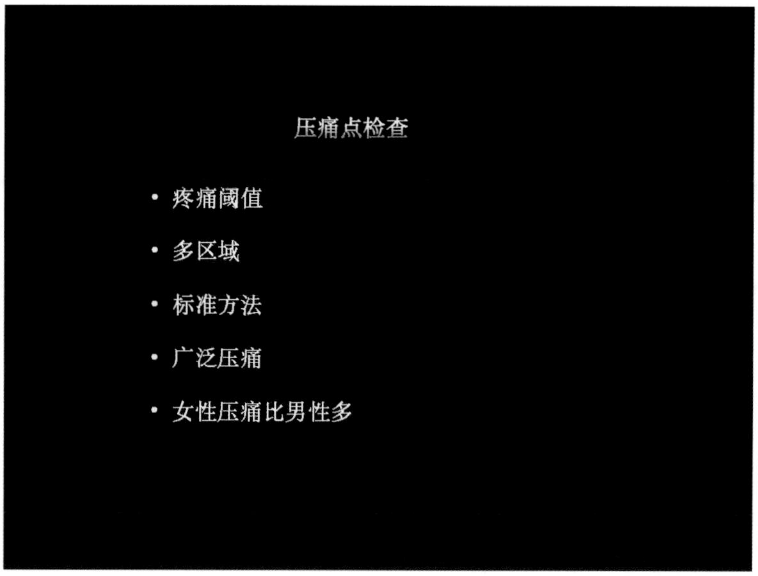

图 3-3

指导患者伸出双手，检查背面、掌面和内部的肌肉。通过让患者把手指张开，评估手指的伸展功能，接下来让患者握拳，评估手指的屈曲功能。在前臂旋前旋后时，观察握拳姿势。触诊两只手的远端指间关节，近端指间关节，掌指关节。触诊拇指，指间关节，掌指关节和第一腕掌关节。观察并触诊腕部，然后伸腕和屈腕。观察并触诊双侧肘部的鹰嘴。屈曲和伸展肘关节，触诊肘关节的外侧关节间隙。观察并触诊胸锁关节（SC）和肩锁关节（AC）。检查三角肌和三角肌胸大肌间沟。让患者向前高举上肢超过头顶检查肩关节屈曲；让患者把双手置于背后检查肩关节内旋；然后让其把双手置于头后检查肩关节外旋。

让患者平躺开始下肢检查。检查有无畸形、明显的肿胀、肌肉萎缩；触诊关节肿胀，评估关节活动度。触诊股骨大转子。握住足跟将大腿移向胸部，评估髋关节屈曲功能。屈曲髋关节至 90°，同时保持膝关节屈曲 90°。然后内移踝部，评估髋关节外旋（ER），外移踝部，评估髋关节内旋（IR）。检查股四头肌和膝部。以凸起作为标志，查看双侧膝关节有无关节积液（或“液体波动”）。在髌股关节处按压髌骨检查有无疼痛或捻发音。屈曲和伸展双侧膝关节。

检查踝部。检查双侧踝关节背屈、跖屈和距下关节的活动度。触诊双足跟的后跟骨（跟腱嵌入处）和足底跟骨（足跟脂肪垫）。检查中足、前足和脚趾。触诊双脚的第 2 到第 5 跖趾关节。接下来，触诊大脚趾的指间关节和跖趾关节。检查脚趾的近端指间关节和远端指间关节及双足底。

然后让患者站立，负重位从后面观察患者。注意膝关节的力线。检查小腿后侧肌肉。注意足跟和足的力线。

现在让患者保持站立位，检查脊柱。检查有无畸形或活动度异常。检查颈椎，让患者下颌尽量贴近胸部，评估颈椎屈曲功能；让患者仰望天花板，评估颈椎伸展功能；让患者下颌置于两侧肩膀之上，检查左右旋转功能；让患者耳朵贴近同侧肩膀，评估侧屈（或侧弯）。接下来从后面观察病人，检查胸腰椎。注意放松状态下有无不对称或畸形，检查放松状态腰椎前凸。让患者向前弯腰，检查腰椎屈曲功能；让患者向后弯腰，检查腰椎后伸功能；让患者向右侧和左侧弯，评估胸腰椎的侧屈（或侧弯）功能。

最后，观察患者的步态。观察是否有跛行、节律不齐或步态不对称；观察摆动相和支撑相。

如果需要，检查成对的纤维肌痛压痛点。

如果需要，做一个神经血管评估。

检查，步骤分解

检查开始时，应确保患者舒适并适当地暴露检查部位。通常男性穿宽松短裤，上身穿或不穿罩衫；女性通常穿内衣搭件罩衫。必要的时候可以调整罩衫，以便充分检查身体各个部位，因为这是最重要的。

在所有培训过程中，最常犯的错误是检查者因未充分暴露检查部位而导致在肌肉骨骼检查期间未能检查到肌肉骨骼结构的问题。

从上肢检查开始。让患者伸出手检查背面是否有明显的畸形或可见的肿胀（图 3-4A）。再检查掌面，注意大鱼际或小鱼际是否萎缩（图 3-4B）。

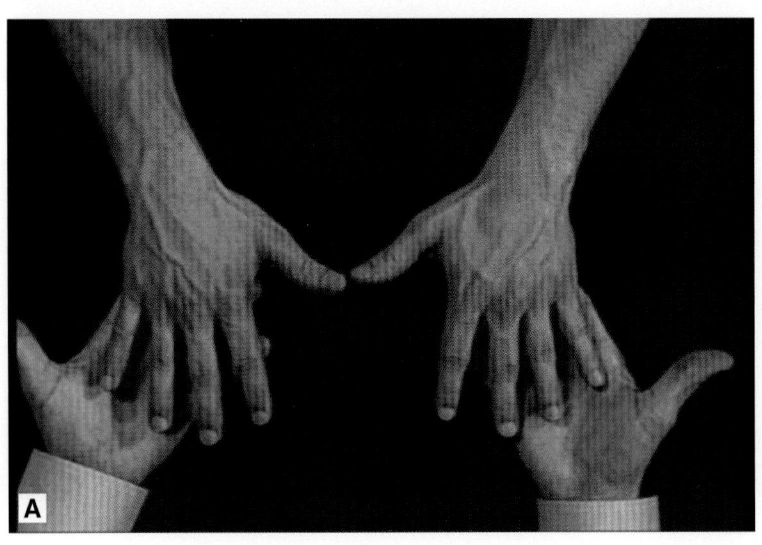

图 3-4

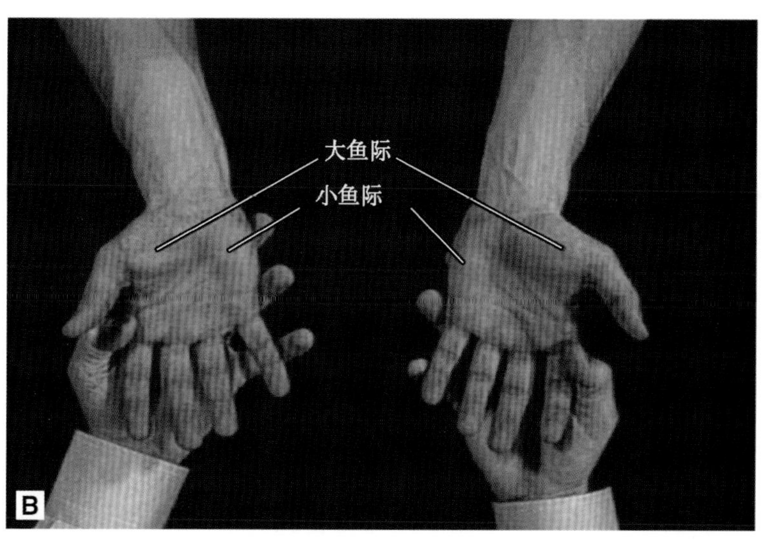

图 3-4

再一次把双手翻过来，手掌朝下，迅速检查手的整体功能：让患者张开手指，检查其伸展功能，注意每个手指的远端指间关节、近端指间关节和掌指关节是否充分伸展(图 3-5A)。掌指关节的伸展超过中立位是正常的(图 3-5B)。

检查患者握拳，评估其手指屈曲功能(图 3-6)。检查拳头的背面。然后翻过拳头检查掌面，可见第 2 至第 5 手指的指尖埋没在手掌远端掌纹的位置。通过患者主动反转拳头，评估前臂的旋前旋后功能。

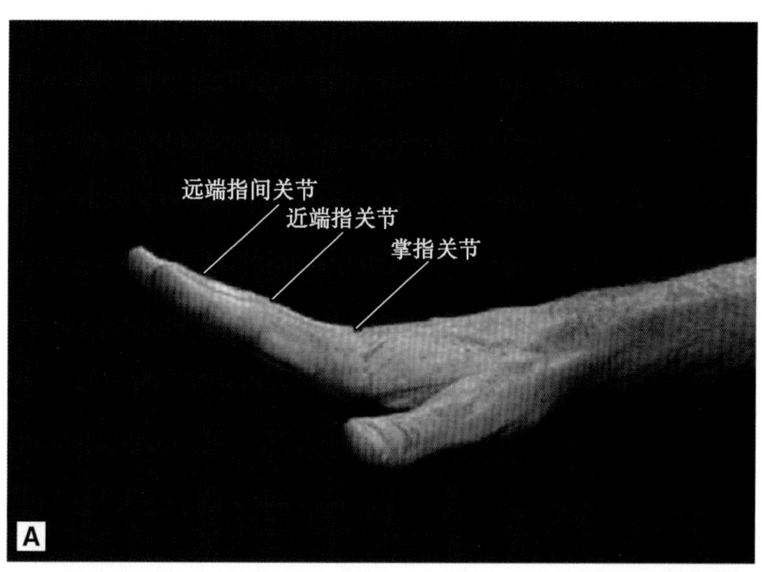

图 3-5

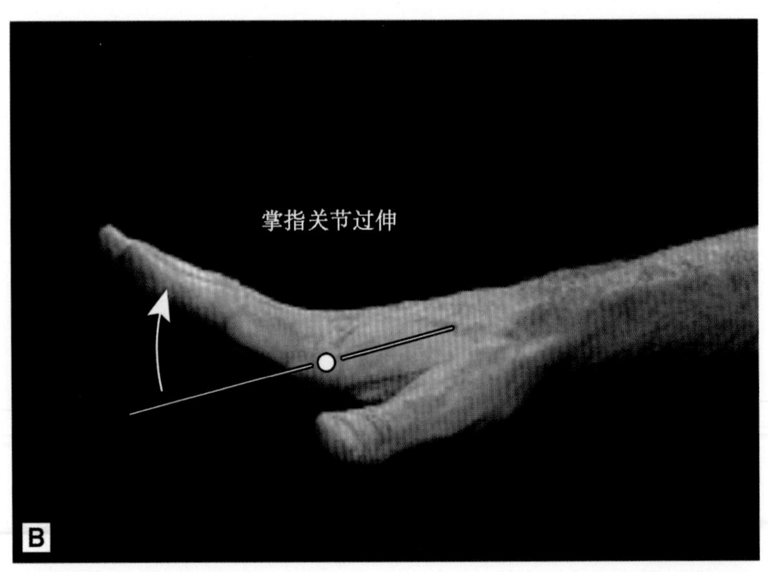

图 3-5

接下来，触诊远端指间关节、近端指间关节和掌指关节，评估压痛、温度和可触及的肿胀。

注：系统触诊手指关节的方法非常重要。我们建议从一只手的第 5 指开始，然后是 4，3 和 2 指，接下来触诊另一只手的第 5 指，然后是 4，3 和 2 指，最后评估拇指，这样有利于两侧并排有序地比较。

触诊每只手的第 5 到第 2 指的远端指间关节。检查者将优势手的拇指放在远端指间关节的背面，示指放在远端指间关节的掌面。接下来，将非惯用手放在患者手的背面同时用拇指和示指按压远端指间关节的内侧缘和外侧缘。用拇指和示指施加一个稳定又轻柔的力挤压肿胀

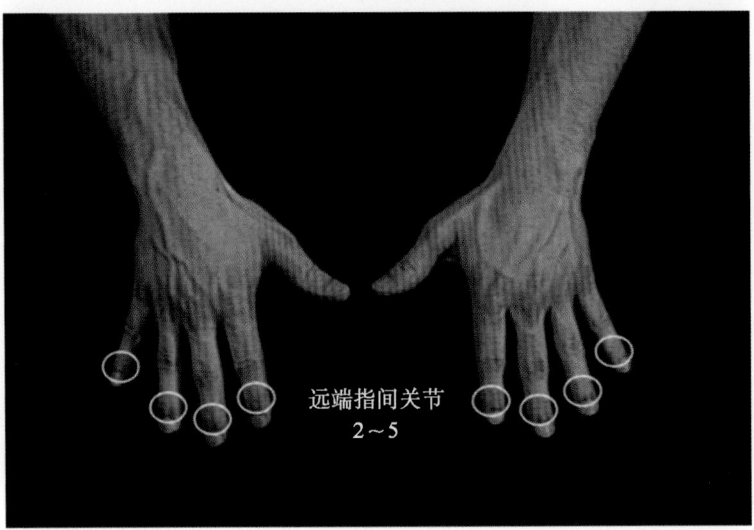

图 3-6

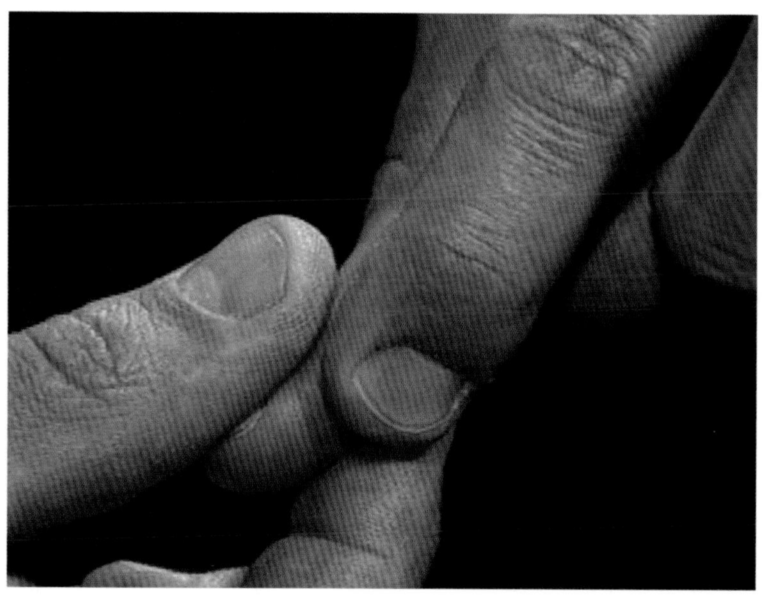

图 3-7

的滑膜或积液流向对面的关节边缘，此时另外一侧的拇指和示指会感到积液滞留。轮流施加轻柔的力进行主观评估关节是否有压痛，进行客观评估看有无骨刺（骨质疏松）或滑膜肿胀（滑膜炎）。虽然不能摸到远端指间关节间隙，但在检查者的手指和受试者的正常骨缘之间的极少的皮肤和皮下组织是不存在压痛的（图 3-8A，B）。

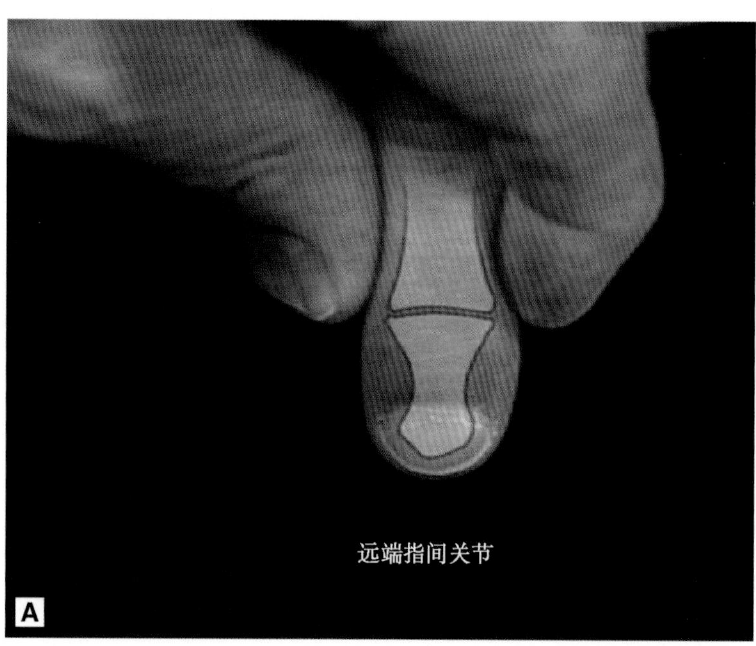

图 3-8

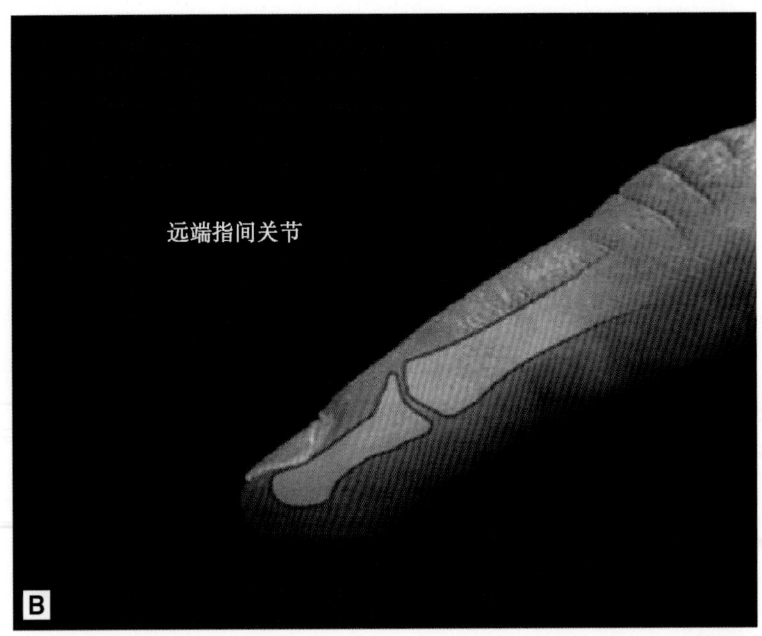

图 3-8

接下来触诊每只手第 5 到第 2 指的近端指间关节。触诊近端指间关节的技术与评估远端指间关节一样(图 3-9A,B)。

注意近端指间关节的关节间隙(不同于远端指间关节)通常是明显的。正常的近端指间关节间隙可被触及,是一条垂直于手指轴向的狭窄且明显的凹陷(图 3-10A)。

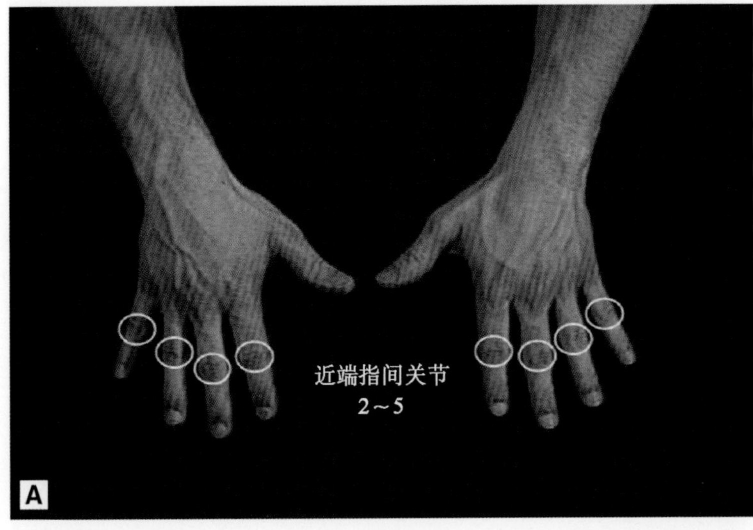

图 3-9

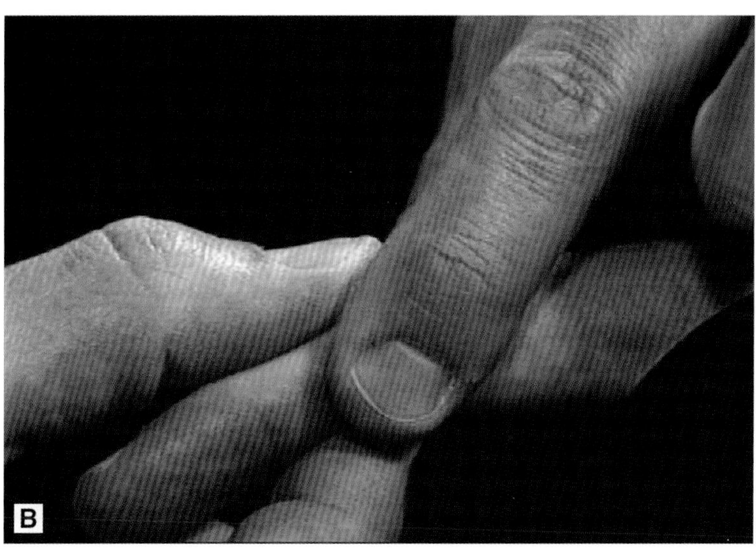

图 3-9

触诊时部分屈曲关节，有助于打开关节间隙（图 3-10B）。记住，关节远端都是相对关节近端活动的，因此在指间关节内，每个关节间隙比想象中更远一些。

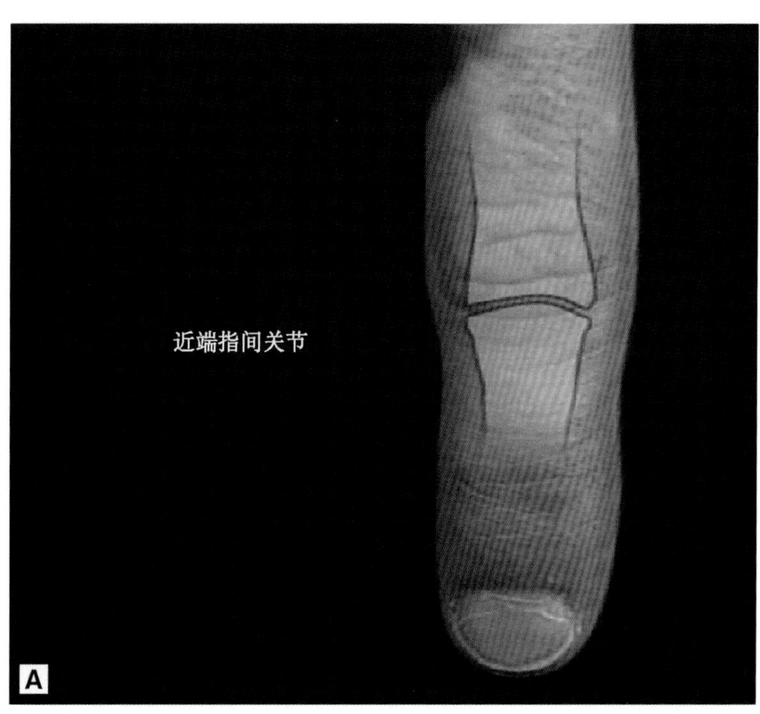

图 3-10

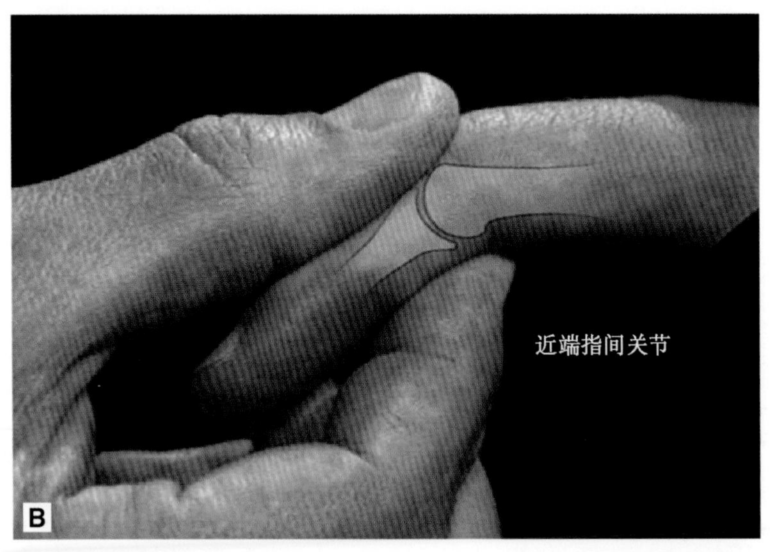

图 3-10

接下来触诊每只手第 5 到第 2 指的掌指关节。就像远端指间关节和近端指间关节一样，掌指间关节在屈曲位最易触诊。让患者手掌朝下，手充分放松。用自己的第 2 到第 4 指支撑患者的手掌，同时用第 5 指使患者的手指屈曲（图 3-11A）。用拇指触诊在伸肌腱两侧的前侧关节间隙（图 3-11B）。触诊的拇指垂直于关节间隙小范围的摆动，以便明确掌骨头和手背部近端指骨关节面的前侧（图 3-11C）。

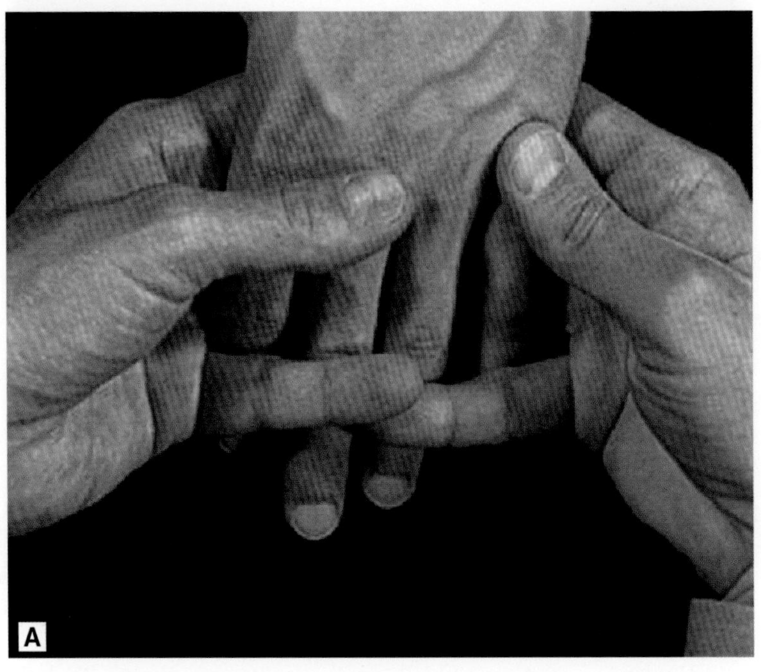

图 3-11

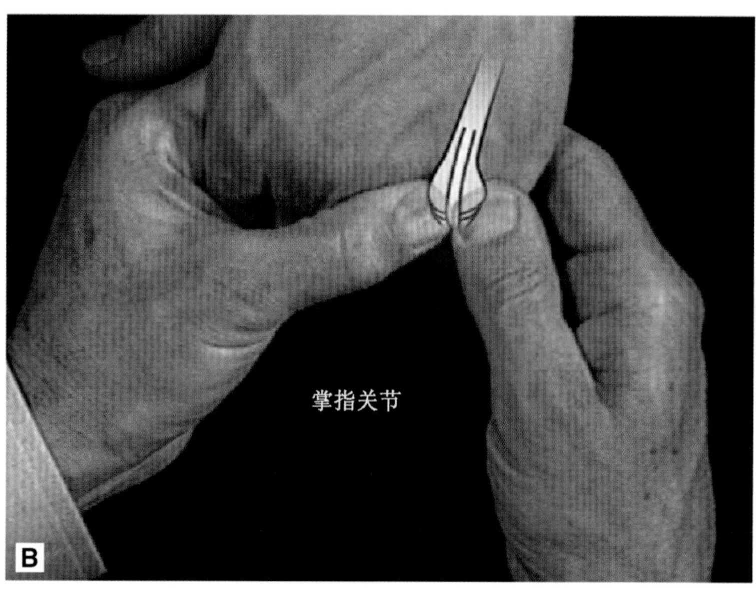

图 3-11

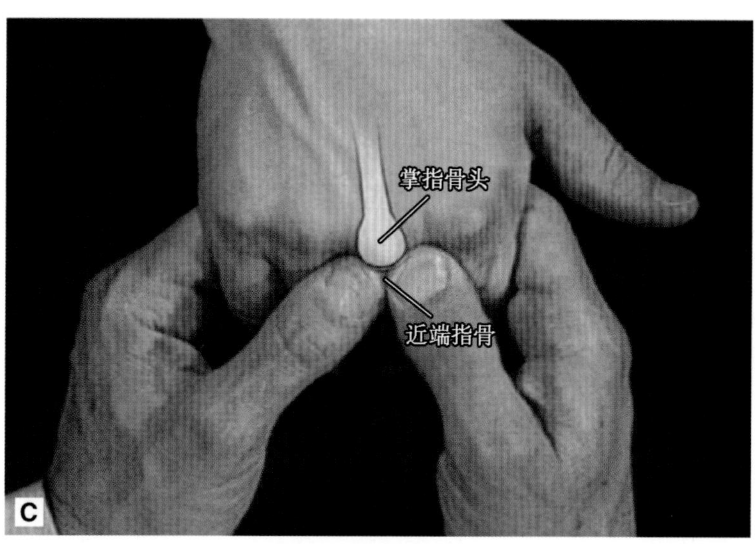

图 3-11

接下来检查双侧拇指。将患者双手分别握在手中进行比较。检查有无可见的肿胀或畸形。触诊指间关节时，用非优势手的拇指和示指横向挤压，优势手的拇指和示指分别放在背面和掌面（像第 2 到第 5 指的远端指间关节，一般无法触及拇指指间关节的关节间隙）。然后用第 2 到第 4 指抓住患者的拇指，同时轻轻地屈曲掌指关节（图 3-12A），打开关节间隙，方便用拇指触诊掌指关节的关节间隙（图 3-12B）。

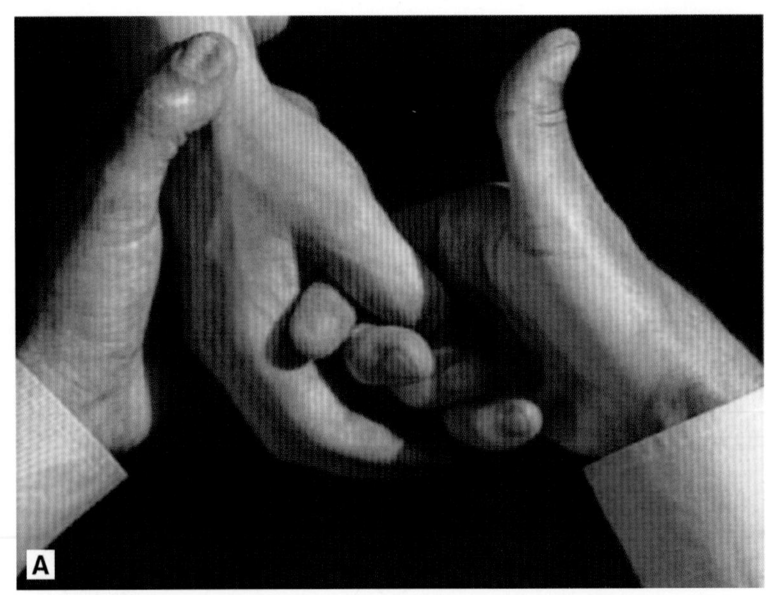

图 3-12

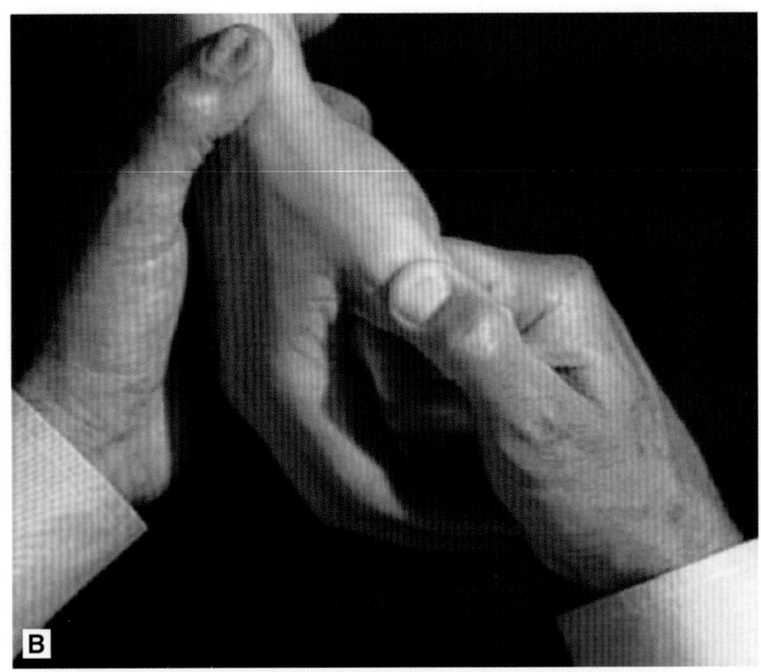

图 3-12

接下来触诊第一腕掌关节——拇指与腕关节在大多角骨处形成的关节(图 3-13A)。用非优势手的拇指直接放在患者拇指的鼻烟窝内(图 3-13B)。用另一只手轻柔平稳地在大多角骨处转动患者第一掌骨。注意所有的不适和明显的捻发音(触诊第一腕掌关节间隙十分困难,而

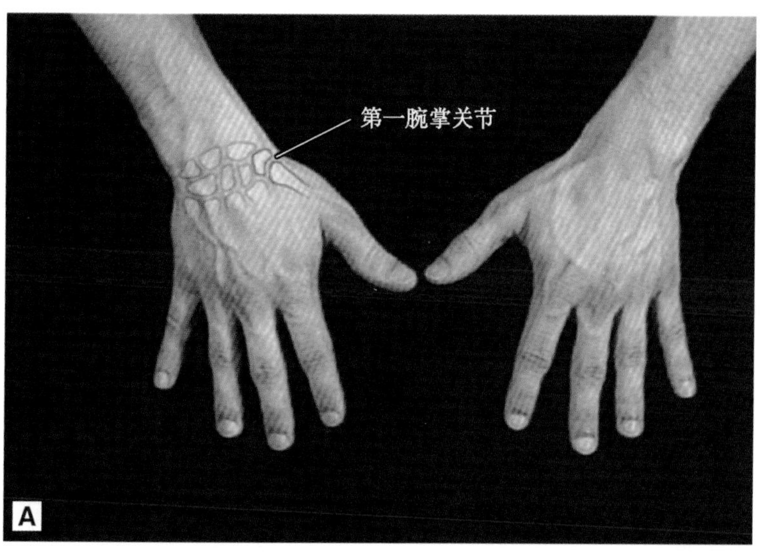

图 3-13

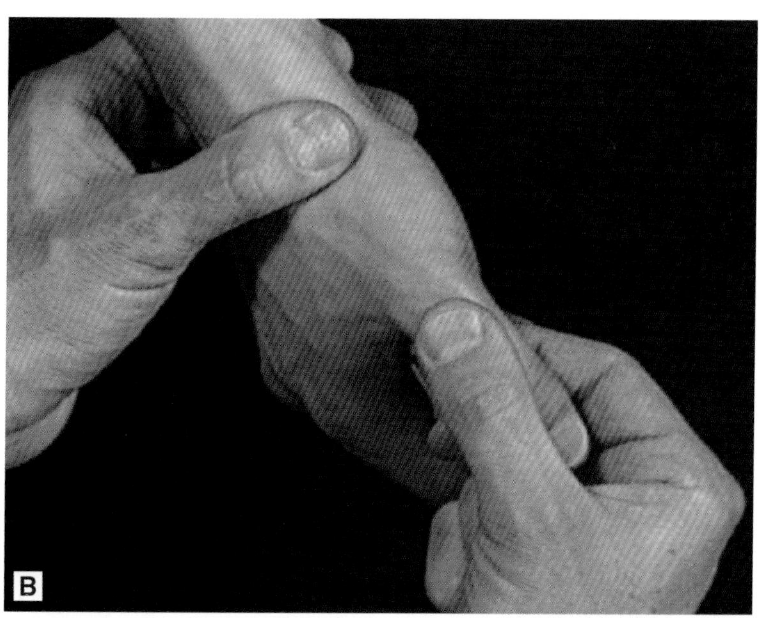

图 3-13

这种技术可以高效地评估有无疼痛或捻发音）。

远端指间关节、近端指间关节和掌指关节的异常包括可见的肿胀、畸形、可扪及的滑膜肿胀和关节积液（称"滑膜炎"）和明显的硬组织肿胀（骨质增生或骨赘形成）。这些都是异常的客观表现，可提供重要的诊断信息。

然后检查腕部，检查有无畸形或可见的肿胀。触诊腕部背侧时，两个拇指沿着关节间隙触诊，同时用剩余的手指支撑患者的手掌（图 3-14A）。轻轻摇动患者的腕部，在小范围内被动地屈曲和伸展，以便用拇指触诊背面。通过这个触诊技术可进一步证实观察到的滑膜肿胀和腱鞘炎。然后伸展和屈曲双侧腕关节。用优势手握住患者的手，仿佛准备亲吻手背（图 3-14B）。

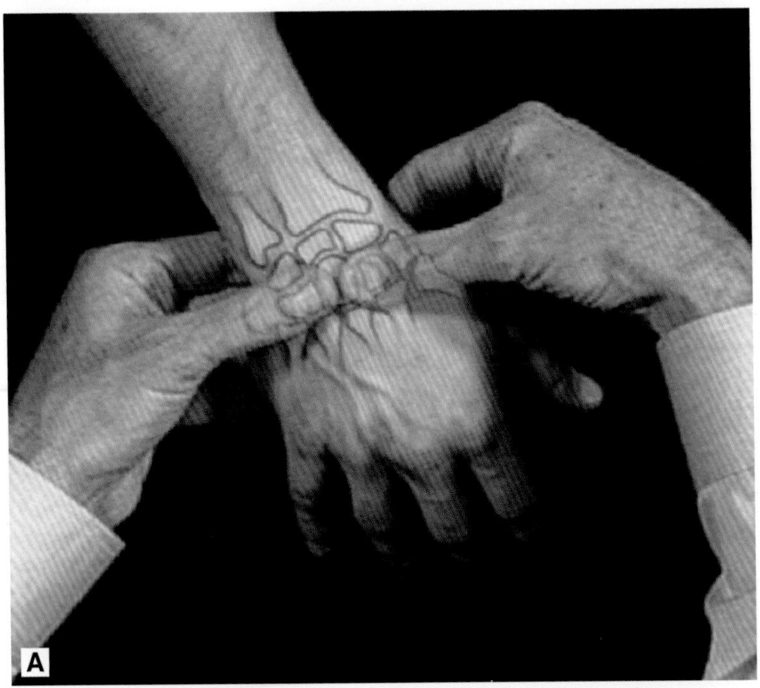

图 3-14

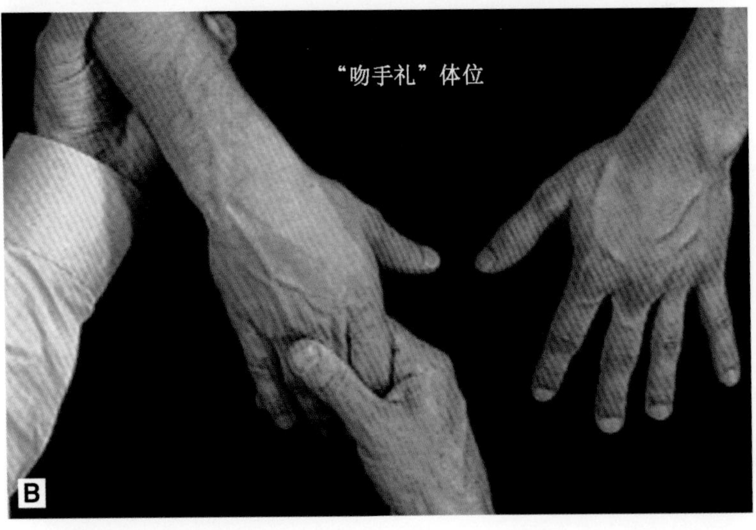

图 3-14

轻柔地带动腕关节充分伸展，用示指靠着手掌末梢（接近患者第二到第四掌骨头），同时避免不必要地挤压患者的手指（图 3-15A）。接下来，用拇指向下压患者的第二或第三掌骨，轻柔地带动腕关节充分屈曲（图 3-15B）。腕关节充分伸展和屈曲应该对称，每侧手都几乎垂直于前臂。

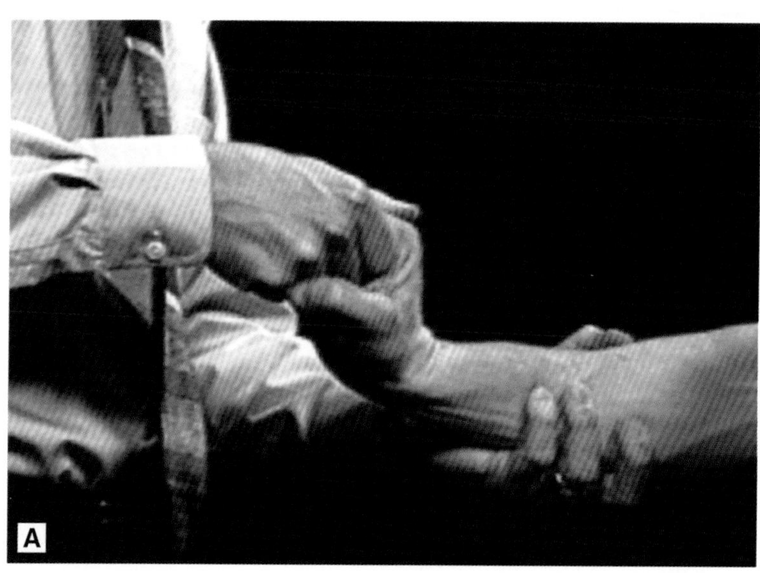

图 3-15

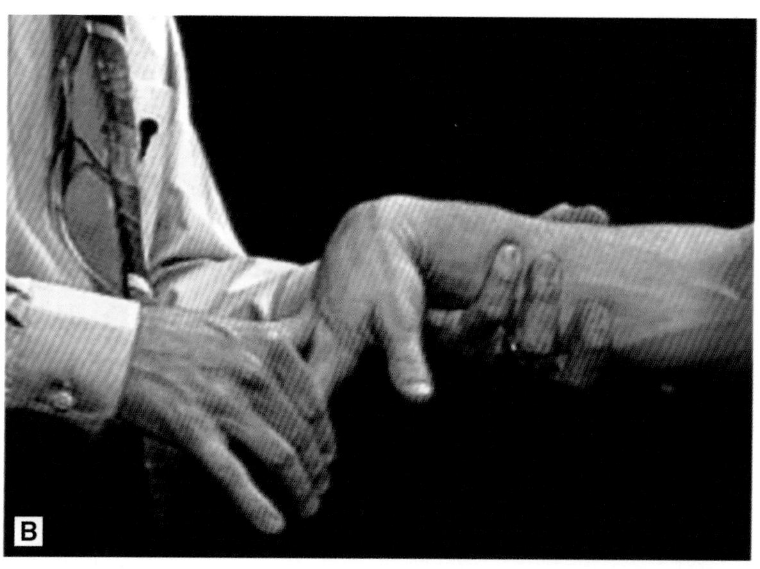

图 3-15

检查肘部时，与病人保持放松的握手姿势（图 3-16A）。检查是否有明显的肿胀或畸形。然后沿着前臂尺骨鹰嘴的表面滑动您的另一只手，注意是否有皮下结节或可触及的鹰嘴囊肿胀（图 3-16B）。鹰嘴囊肿胀在尺骨鹰嘴上可被观察和（或）触及。随后找到鹰嘴和外上髁之间的小凹陷，尤其在完全伸展时最容易看见（图 3-17A，B）。如果有肘部渗出物，这个凹陷最先消失（被液

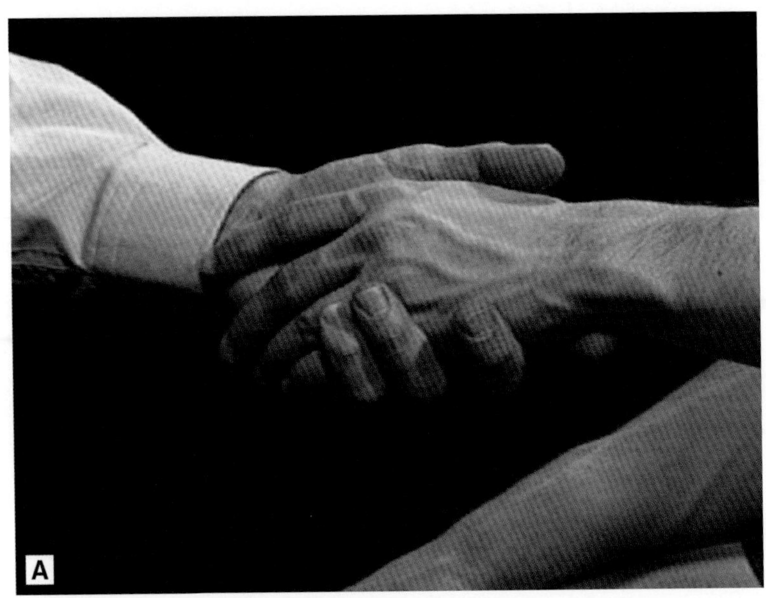

图 3-16

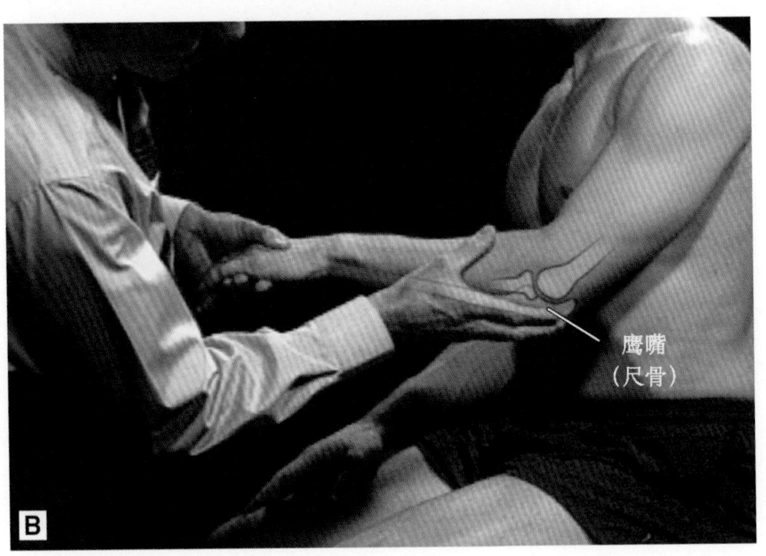

图 3-16

体填充)。然后继续保持握手姿势,用拇指触诊外上髁。当用另一只手轻轻旋前和旋后前臂时,稍稍向远端滑动拇指。此时可以感觉到患者的桡骨小头在拇指下移动(图 3-18A)。

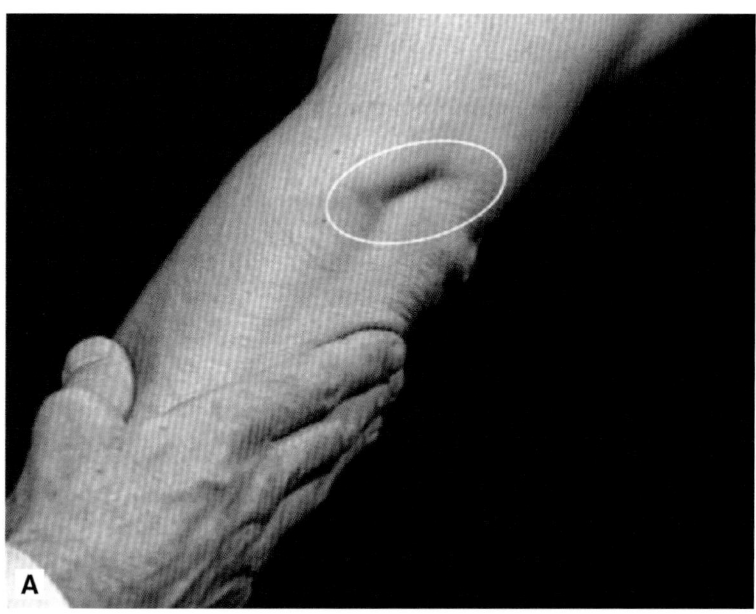

图 3-17

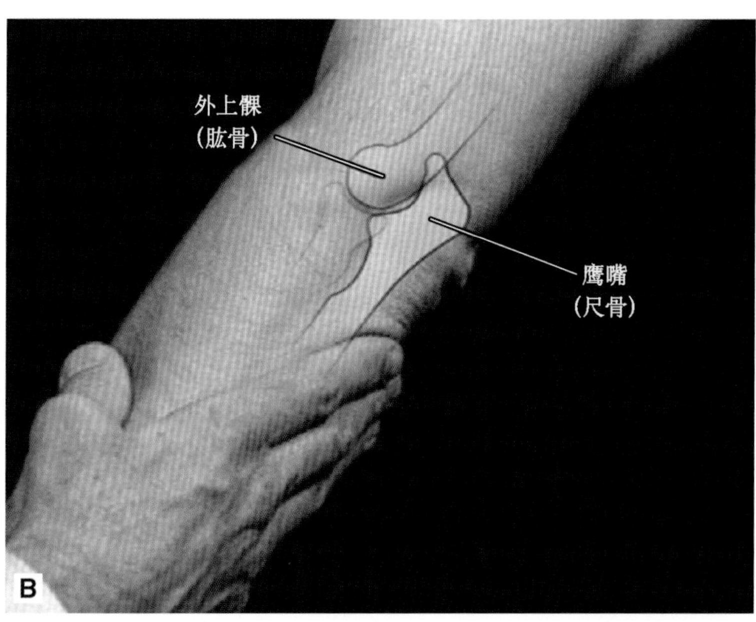

图 3-17

由于在拇指和关节间隙之间只有皮肤和皮下组织，故外上髁和桡骨头之间的关节间隙很容易触及。接下来，充分伸展肘关节，继续触诊外侧关节间隙（图 3-18B）。

肘关节的滑膜肿胀会导致外侧凹陷逐渐消失及外上髁和桡骨头之间关节间隙间组织增厚。另外，肘关节充分伸展位下，滑膜积液可能导致外上髁和鹰嘴之间的间隙出现可见的或可触及的明显的凸起。触诊肿胀（由于疼痛患者常常不愿意充分伸展）可证实肘关节内存在滑膜肿胀伴或不伴有积液。

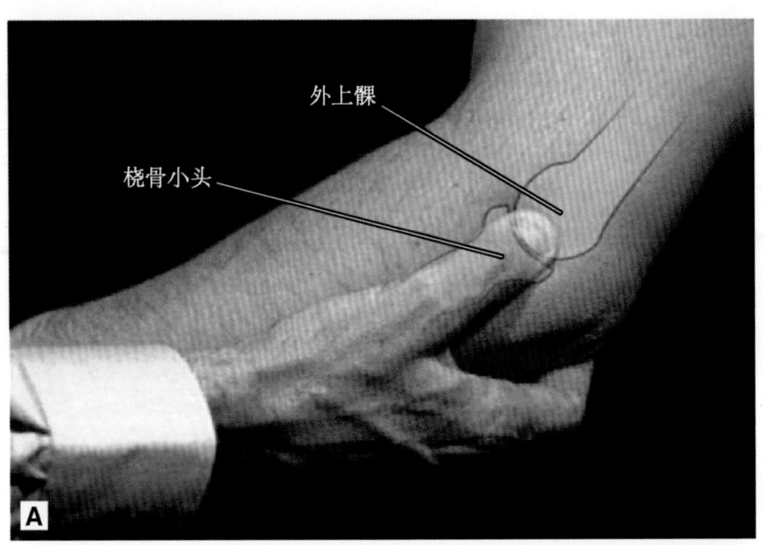

图 3-18

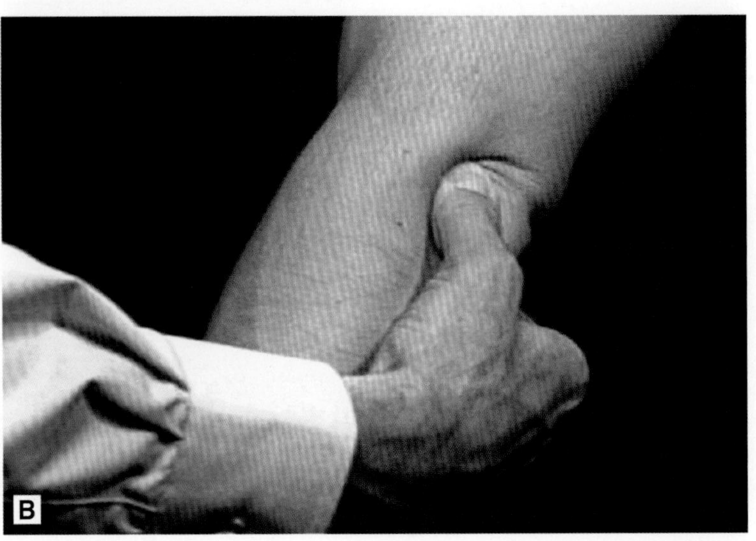

图 3-18

接下来屈曲、伸展肘关节。充分屈曲肘关节，让前臂近端紧靠肱二头肌远端。充分伸展肘关节至解剖的过伸位。将手放在鹰嘴下，以便发现屈曲挛缩（充分伸展不足）。

然后检查肩部。检查胸锁关节有无可见的肿胀或不对称。用示指或中指触诊颈静脉切迹，随后轻轻地滑向侧面可触及胸锁关节间隙。胸锁关节就在皮下，锁骨近端和胸骨柄外上侧的骨性边缘很容易被触及（图 3-19A）。下一步，检查肩锁关节有无不对称或可见的肿胀。触诊肩锁关节需用示指和中指按压肩顶端及内侧 2cm 的区域（图 3-19B）。其关节间隙一般很难触及，但触诊至少要主观评估关节压痛。

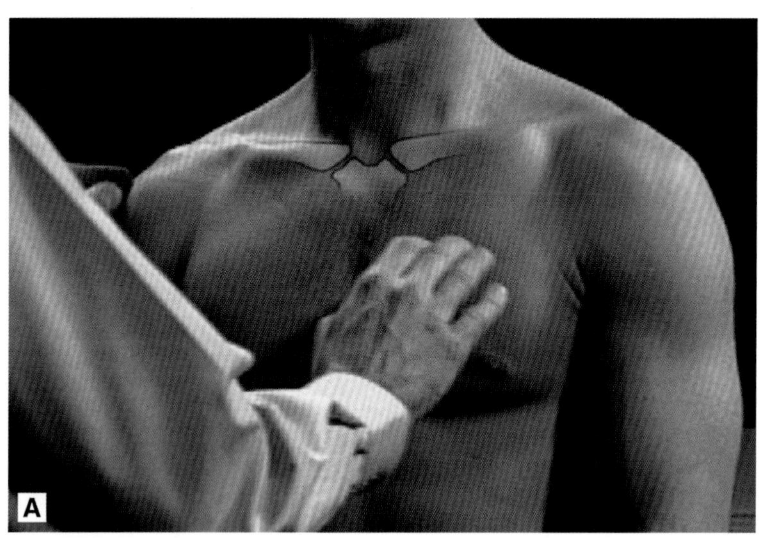

图 3-19

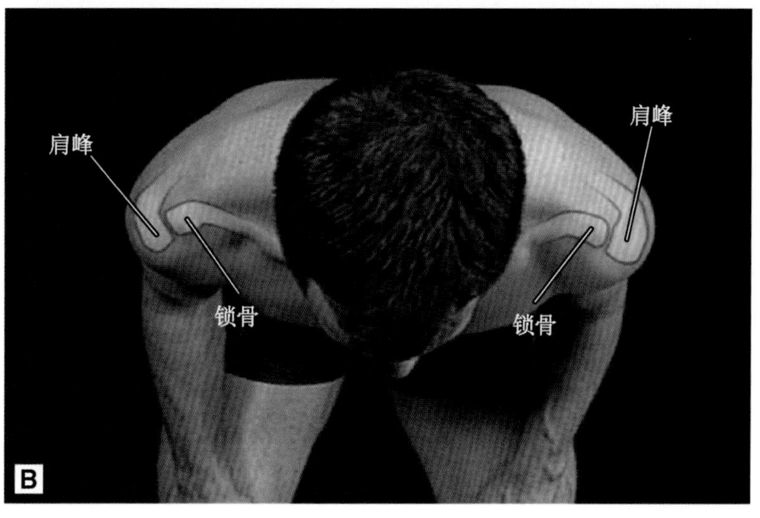

图 3-19

下一步，检查三角肌和胸大肌有无肌肉萎缩或不对称。寻找正常的三角肌胸大肌间沟。如果有一侧肩关节存在积液，三角肌胸大肌间沟可能会被前侧的肿胀所填平（有时不明显），这是一种罕见但很有用的体征。

然后让患者把双臂向前高举过头，评估肩关节屈曲功能。正常的肩关节充分屈曲时，手臂几乎完全垂直地面。让患者将双手放在背后，检查肩关节内旋功能。虽然这一动作也涉及外展，但主要运动是内旋。

接下来，让患者把双手放在头后，检查外旋功能。虽然这项运动也涉及外展，但主要运动是外旋。测试者需要正确示范外旋：双臂必须在肘指向外的平面（图 3-20）。

如果肩关节主动活动度无痛且充分，就没有必要进行下一步的评估。然而，如果患者有特殊的肩部症状（疼痛、肩关节活动度受限），那么肩部需要进行更详细的检查（RMSE）。

接下来让患者仰卧，进行下肢检查，先从髋部检查开始。站在患者右侧，将拇指放在两侧髂前上棘。其余的手指朝向床面，此刻手在两侧大转子正上方（图 3-21A）。

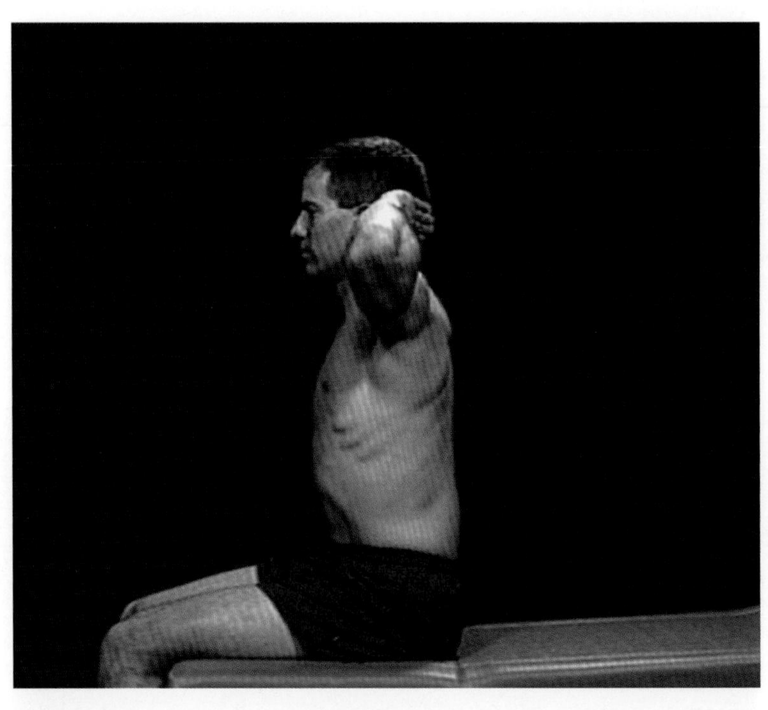

图 3-20

按压大转子周围，检查是否有大转子滑囊炎，注意有无压痛。接下来，用右手握住患者足跟(图 3-21B)，在舒适的体位下控制肢体，用稳定而轻柔的力完成髋关节活动范围检查，同时避免体位多次变动：将大腿移向胸部，评估髋关节屈曲，正常髋关节屈曲末端大腿前部应靠近

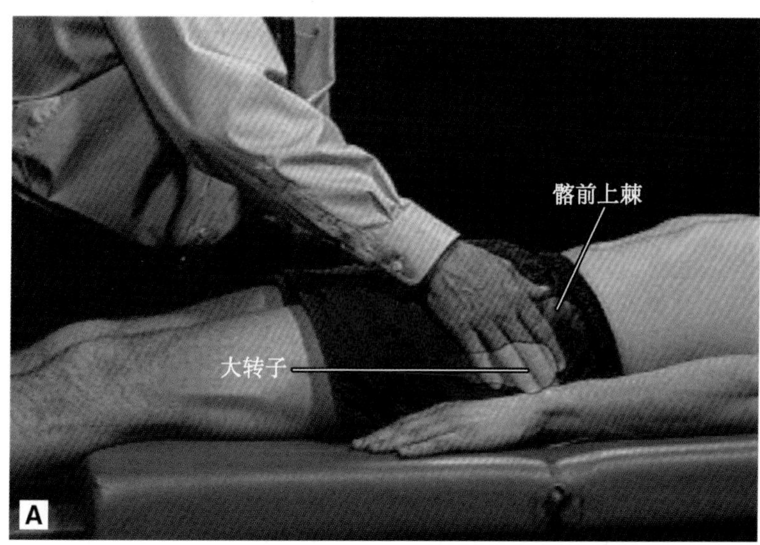

图 3-21

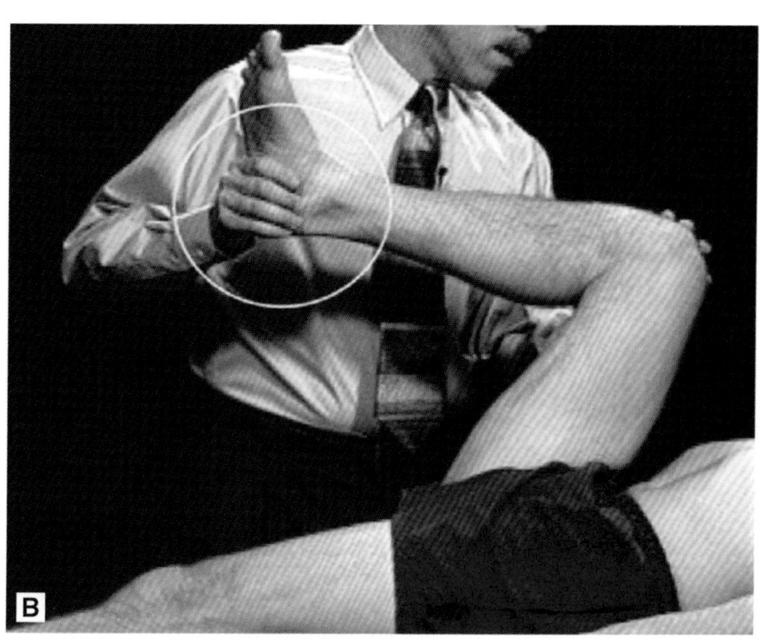

图 3-21

胸部(图 3-22A)。再将髋关节屈曲至 90°(图 3-22B),使大腿垂直于床面,以方便显示运动弧。内移踝部,评估髋关节外旋(图 3-23A)。外移踝部,评估髋关节内旋(图 3-23B)。

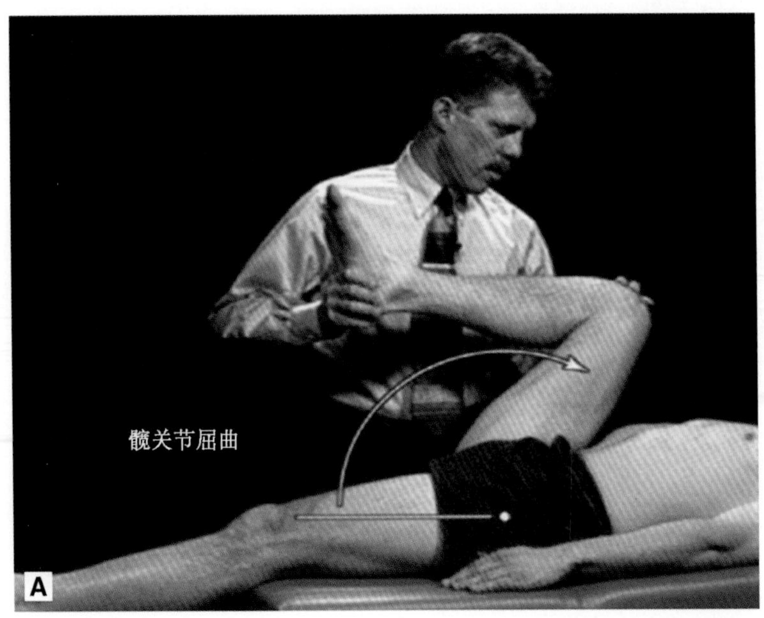

图 3-22

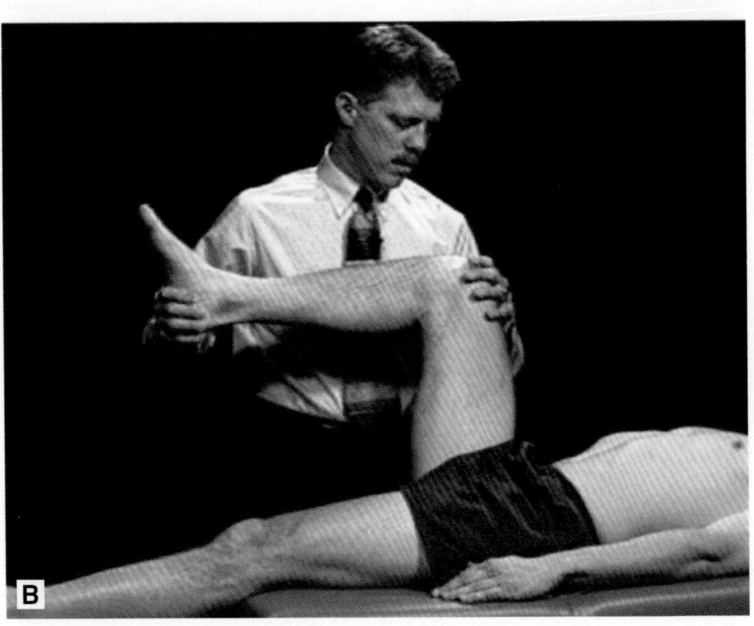

图 3-22

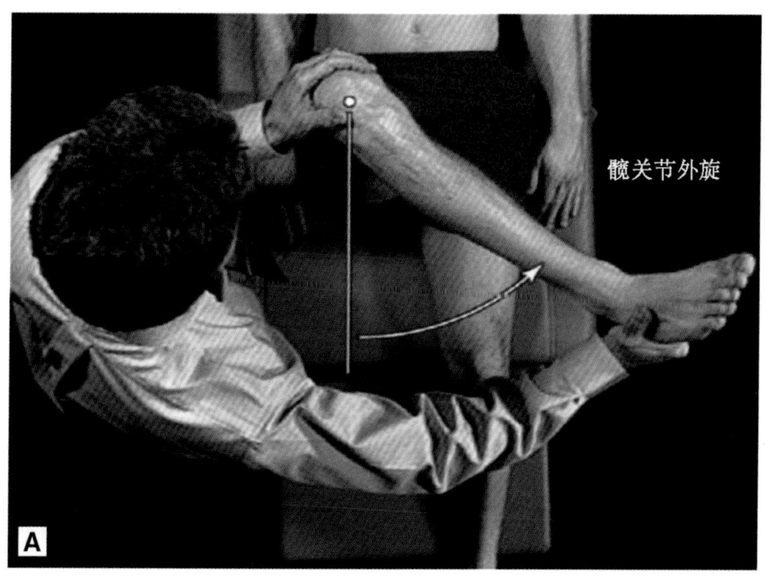

图 3-23

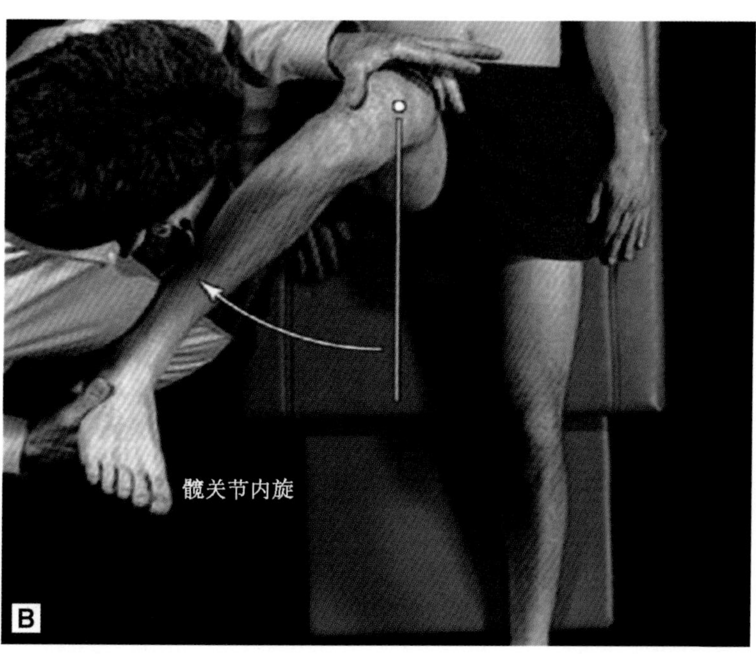

图 3-23

内旋髋关节，同时观察患者的面部表情。面部表情变化可能是提示髋关节活动中存在疼痛的第一迹象。

注：对于全髋关节置换的患者，应谨慎评估髋关节运动度；屈曲、内收和内旋可能使股骨头脱位。

在髋关节检查时，需调整覆盖的床单以减少患者暴露的部分。握住患者的足跟，将大腿向胸部移动。左手放在患者膝下抓住床单（图 3-24A，B），当髋关节完全屈曲时注意遮盖会阴部（图 3-25A，B）。

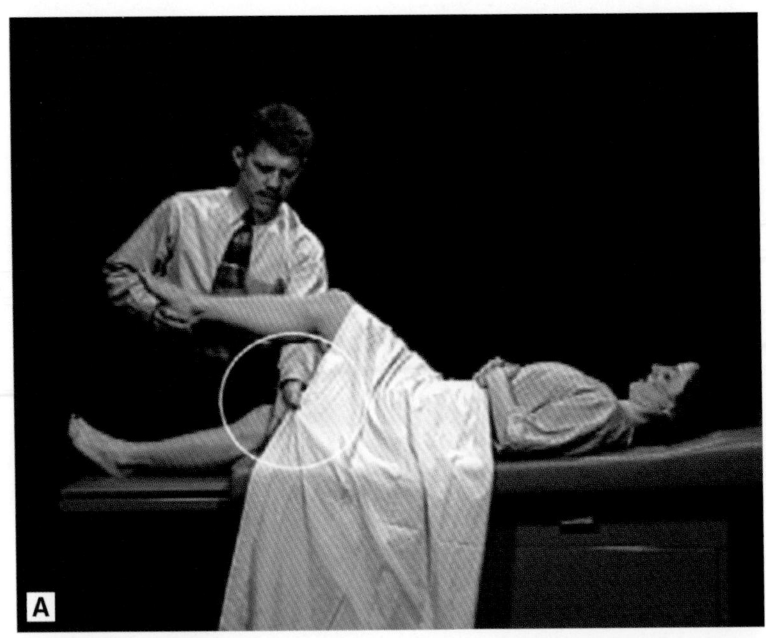

图 3-24

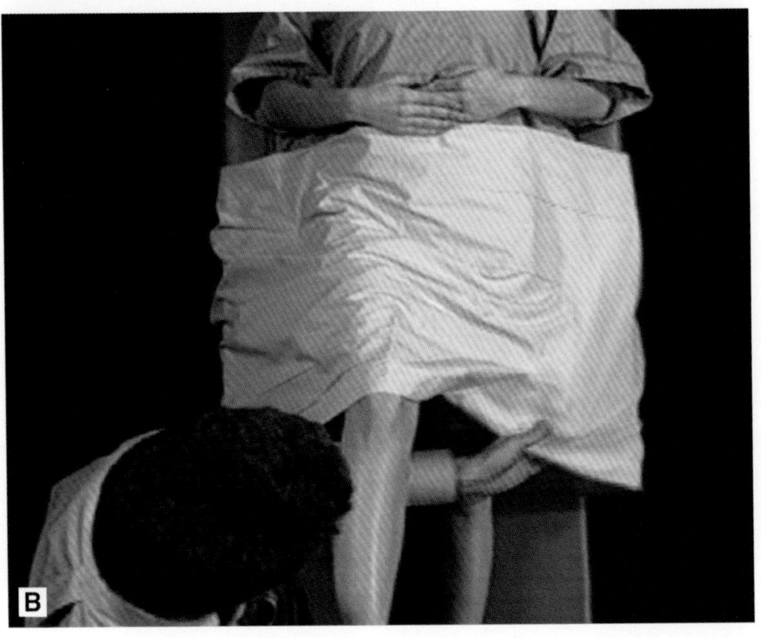

图 3-24

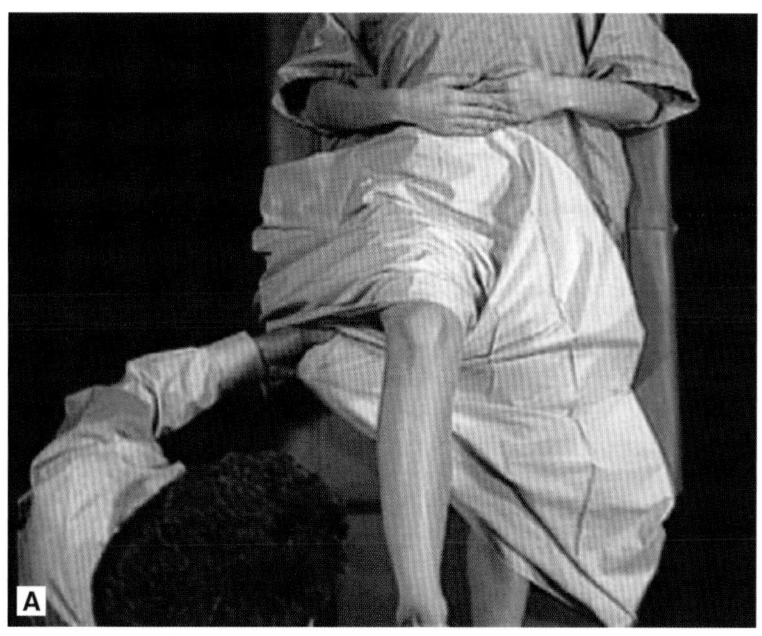

图 3-25

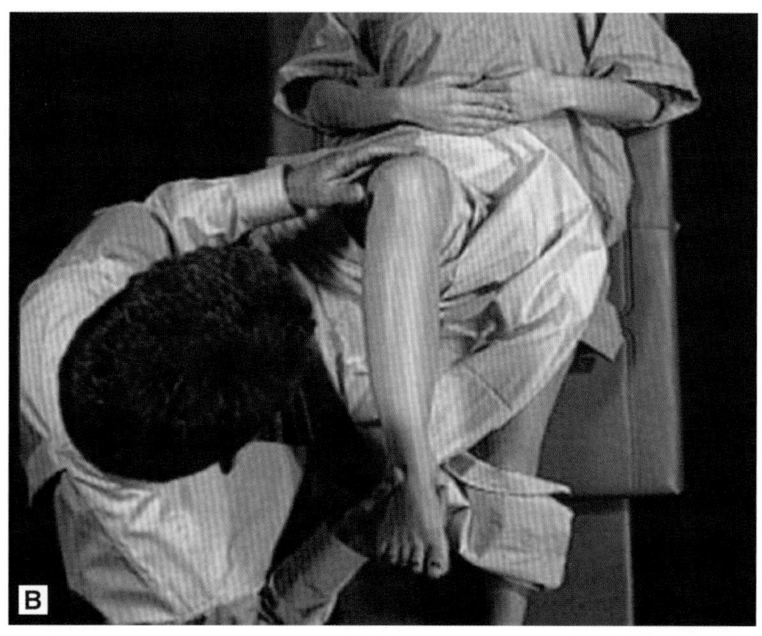

图 3-25

开始检查膝部。检查股四头肌的体积和对称性，注意有无肌肉萎缩。充分伸展腿确保股四头肌放松，检查膝部有无明显的畸形或可见的肿胀。检查髌前囊：若在髌骨前方观察或触及液体滞留即为髌前囊肿胀。注意髌腱两侧髌骨下方突出的软组织，这是正常的髌下脂肪垫，女性通常突出更明显一些(图 3-26A,B)。

接下来，检查是否有膝内存在积液的迹象。正常膝部在髌骨内侧缘和股骨内上髁之间存在一个凹陷。若凹陷消失表明膝内存在积液。

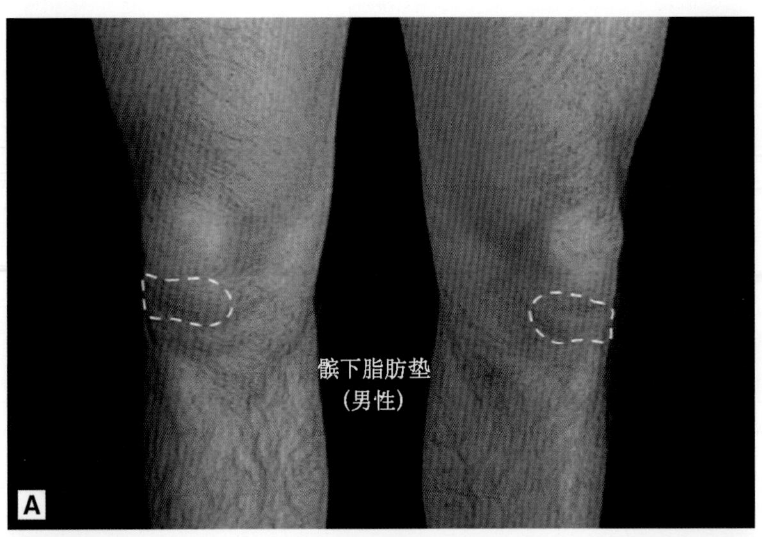

图 3-26

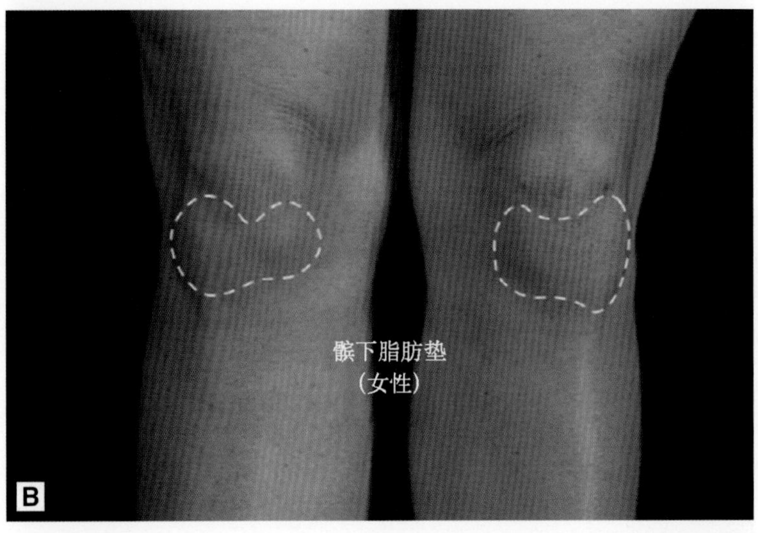

图 3-26

少量积液

少量积液一般集中在膝内侧,造成正常内侧凹陷轻微肿胀(图 3-27A)。出现"膨出征"(也称为"波动感")提示膝内可能存在少量积液。

检查患者左膝的膨出征时,站在床的右侧,把右手环指和小拇指放在胫骨结节上作为支点,拇指放在膝部内侧且对齐髌骨下缘(图 3-27B)。向外上方挤压,把所有可移动的积液从内

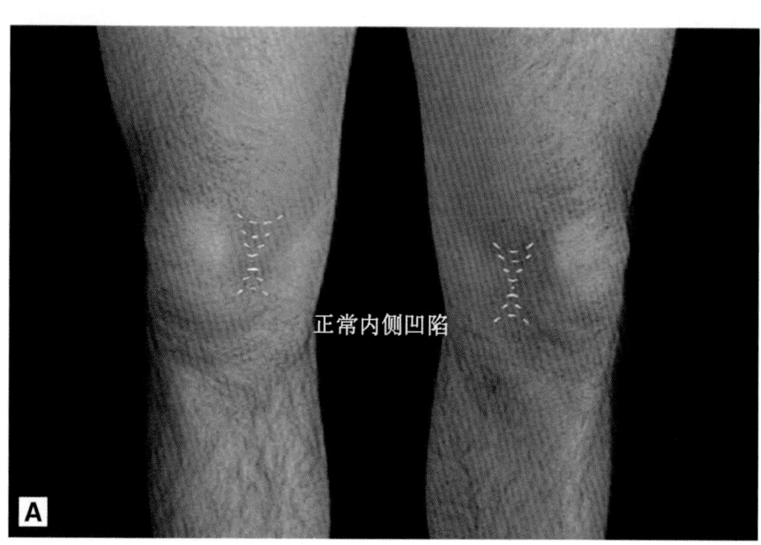

图 3-27

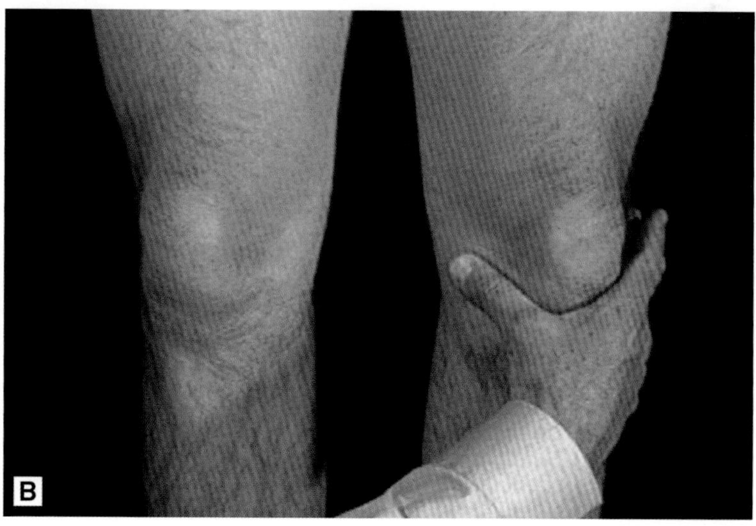

图 3-27

侧关节间隙推到髌上囊的外上侧（图 3-28A），聚集在髌骨上缘与股外侧肌远端之间（图 3-28B）。同时保持示指完全伸展（使大拇指和示指呈“L”型），防止示指无意按压到积液将聚集的部位（图 3-28A，B）。然后将右手手指完全伸展按压膝部髌上囊外上侧使积液通过关节间隙

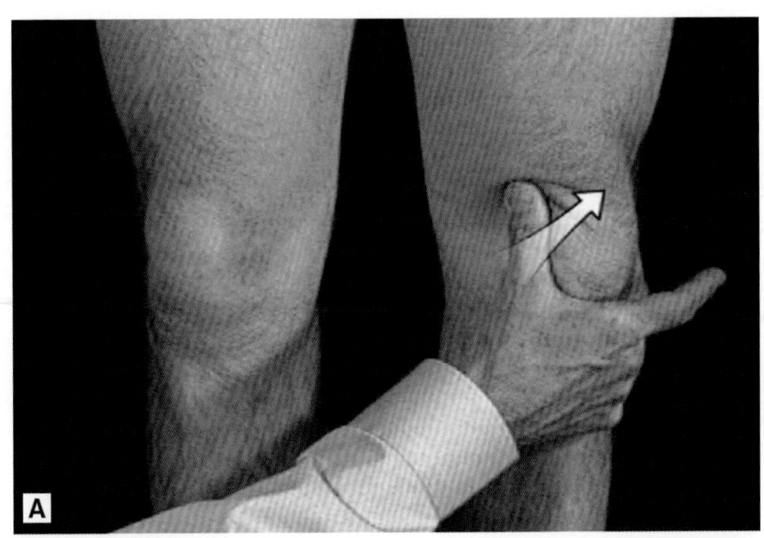

图 3-28

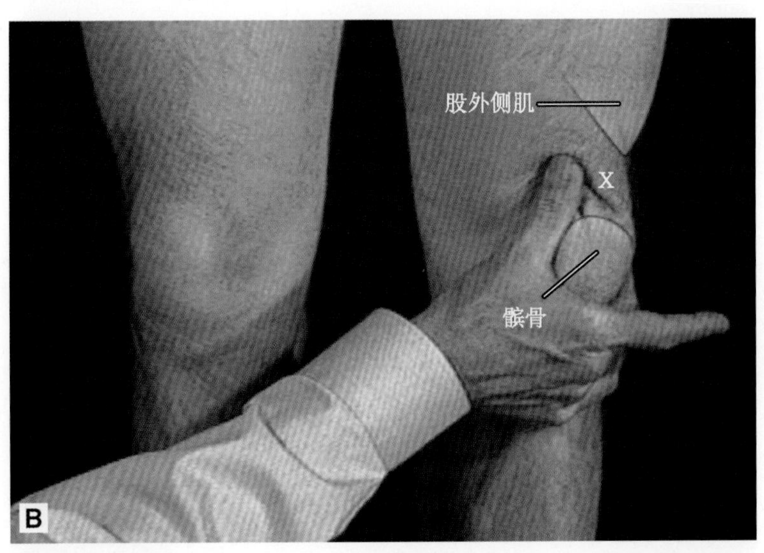

图 3-28

如果在视诊中怀疑有中等量积液，可以用左手缓慢挤压髌上囊并下滑至髌骨。这样可以使积液积聚在髌骨下方，导致髌骨“漂浮”在滑车上方（图 3-33A）。左手固定于髌上囊上方，右手示指和中指迅速向下轻叩髌骨（图 3-33B）。如果能感到髌骨和股骨髁碰撞，松开右手感到髌骨浮起，则表明存在积液。这就是“浮髌试验”（图 3-33C）。

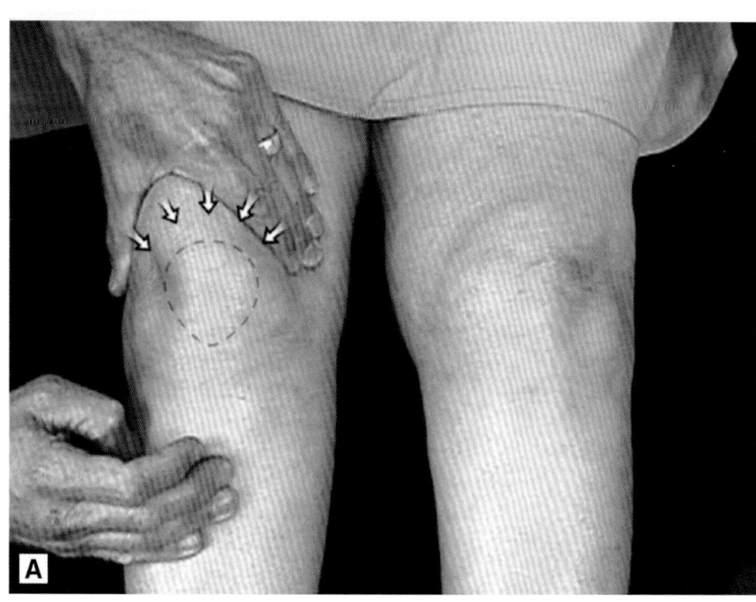

图 3-33

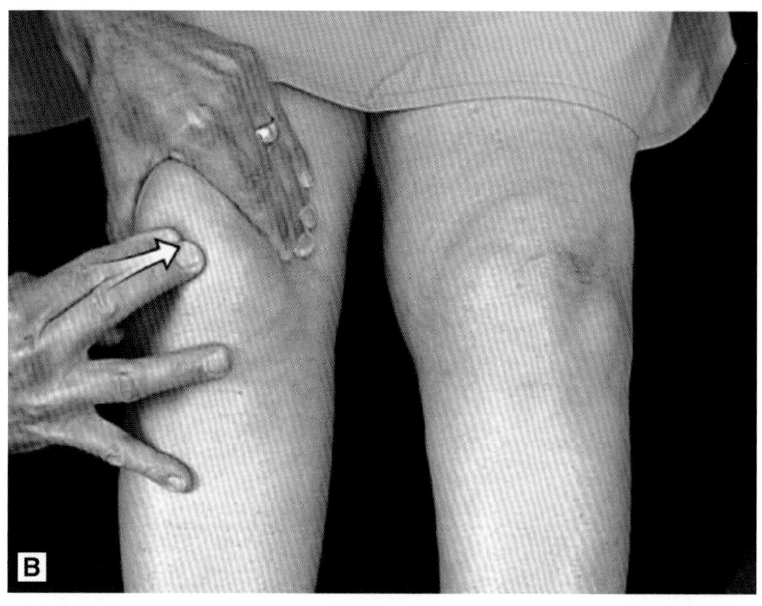

图 3-33

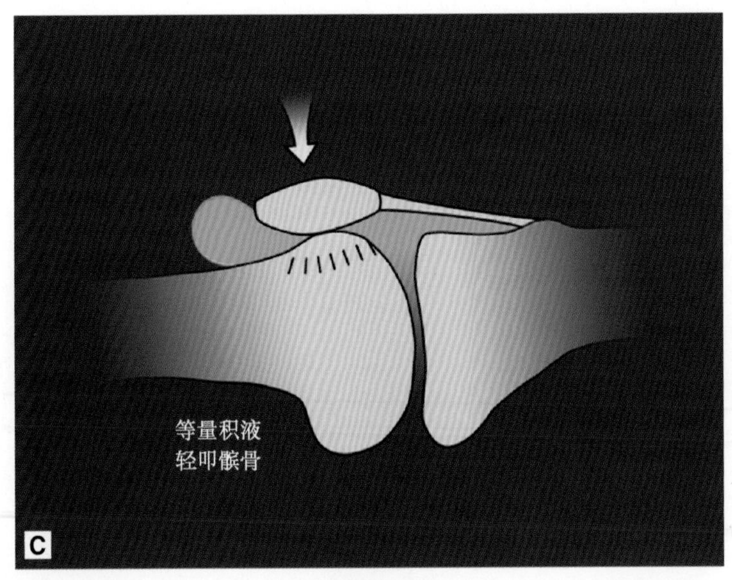

图 3-33

大量积液

通常大量积液视诊时很容易发现。首先大量分泌的滑液会导致膝内侧正常凹陷消失，然后可见外上侧出现肿胀。另外，大量的积液还会导致整个髌上囊内侧、上方、外上侧出现可见的、可触及的明显肿胀（图 3-34A，B）。由于大量积液使得皮肤紧绷，使得检查浮动感或浮髌试验变得困难。

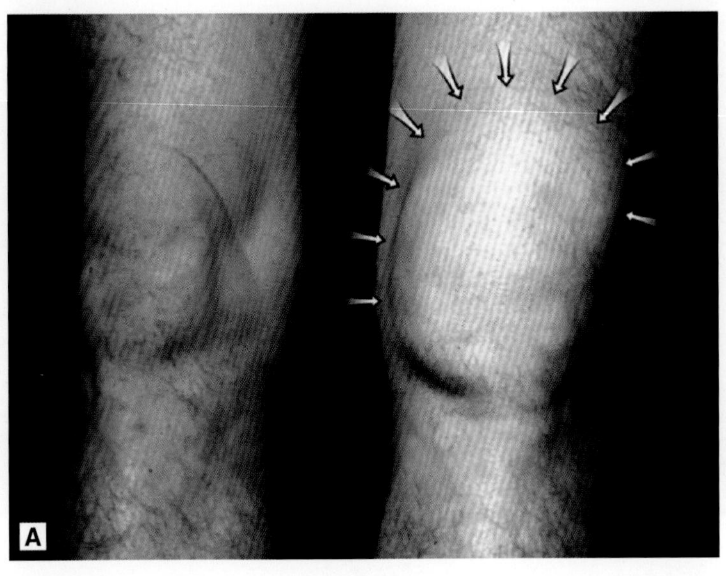

图 3-34

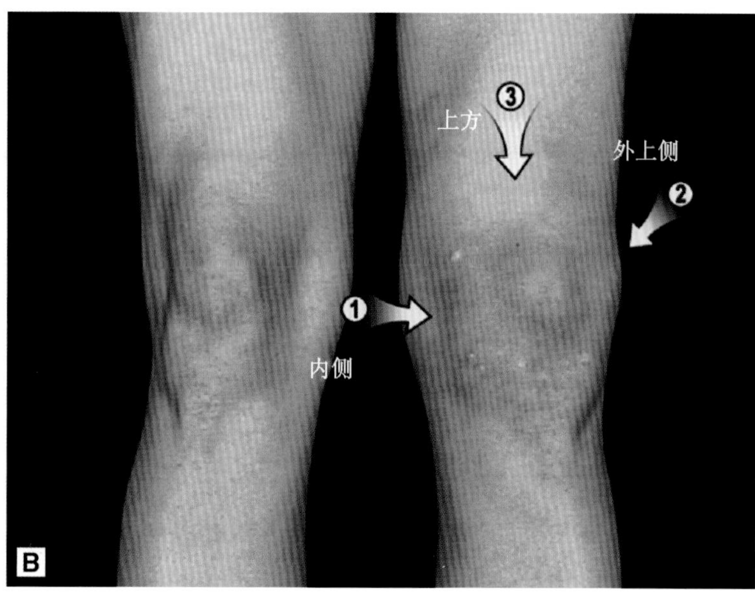

图 3-34

接下来，检查髌股关节。滑动髌骨（图 3-35A），注意有无压痛或捻发音。

然后检查膝关节活动度。屈伸双侧膝关节时，把左手放在髌骨上（图 3-35B），感受髌股关节有无捻发音。膝关节充分屈曲时，小腿后侧肌肉应该紧靠大腿后部。充分伸展时，关节回到解剖的过伸位。将腿抬离床面时，仔细检查有无屈曲挛缩（充分伸展不足）。

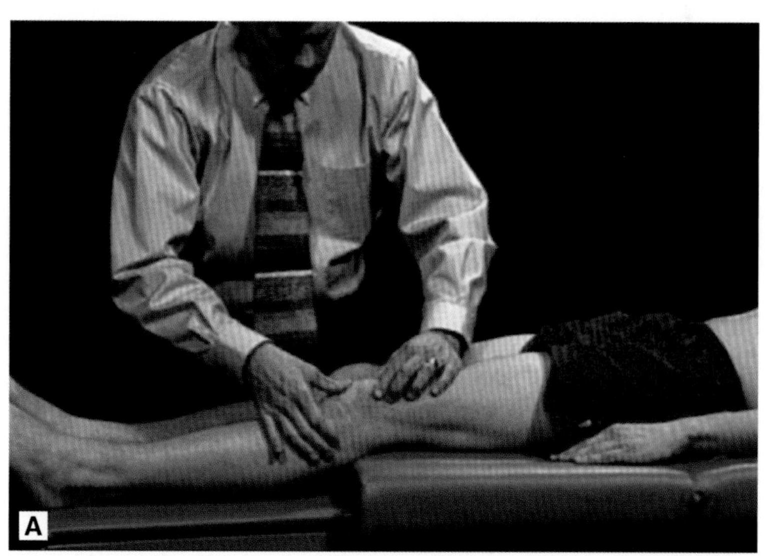

图 3-35

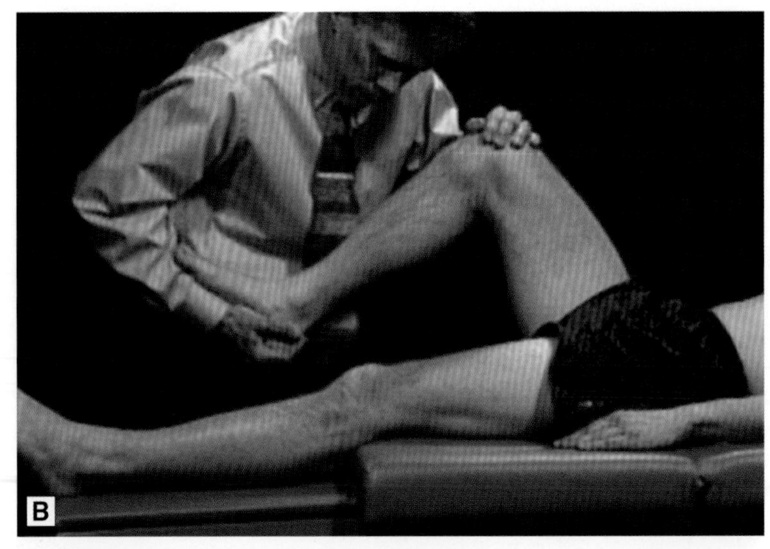

图 3-35

如果没有积液，关节活动充分且不伴随疼痛，那么就没有必要做进一步的评估。然而，如果患者有明确的膝部症状（疼痛或活动度受限），则需要进行一个更详细的膝部的检查（RMSE）。

接下来检查双侧踝部，检查有无明显的畸形或可见的肿胀。首先检查和对比两侧内踝、外踝以及关节间隙前部有无可见肿胀（图 3-36）。检查踝关节背屈和跖屈，评估胫距关节活动度。在前足底施加压力背屈踝关节，在足背施加压力跖屈踝关节。

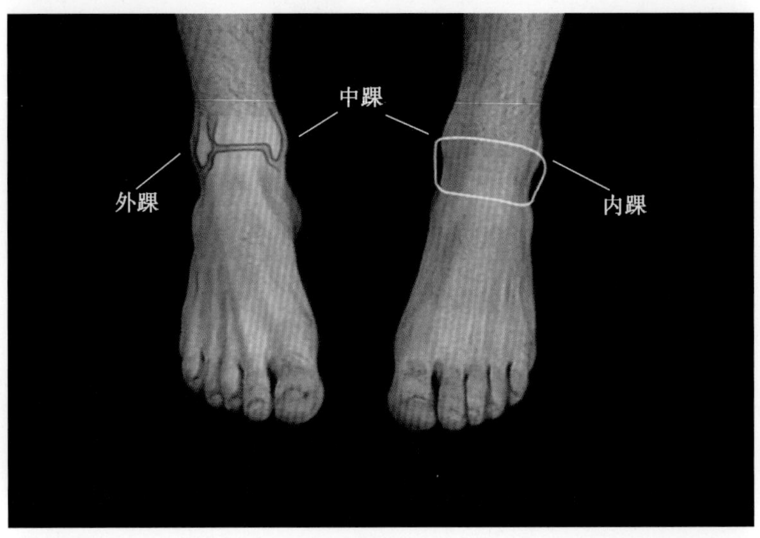

图 3-36

然后使踝关节处于中立位(0 度,即足垂直于胫骨)。右手握住后跟(图 3-37A),前臂靠着前足底给予支持(图 3-37B)。轻轻地内翻(足跟朝里)、外翻(足跟朝外)足跟,检查距骨活动功能(图 3-38)。

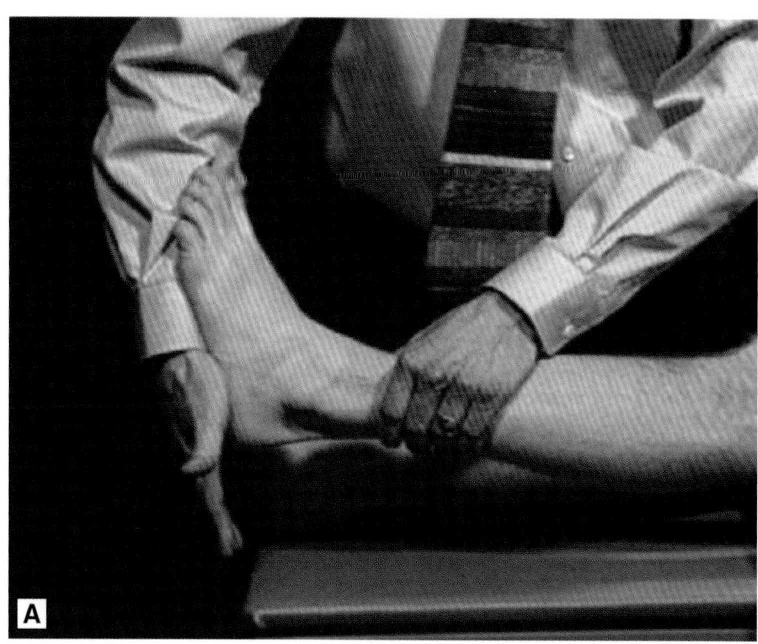

图 3-37

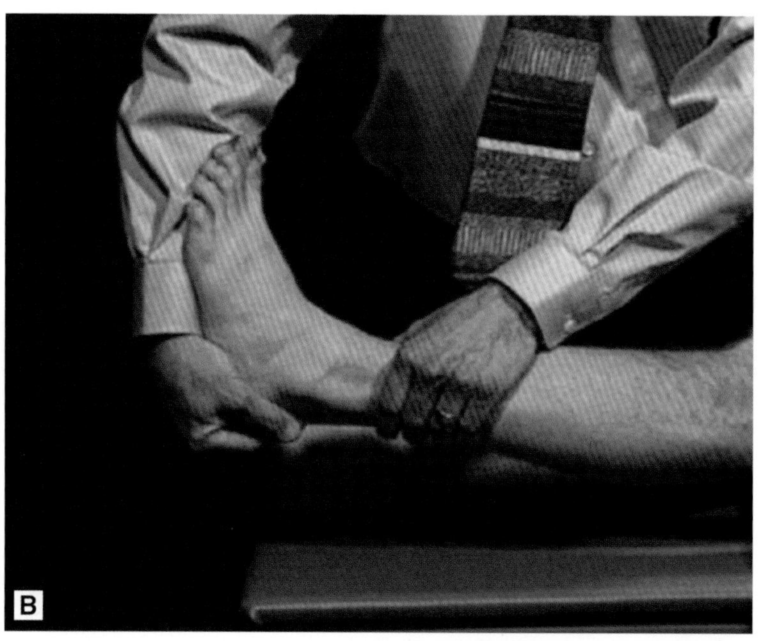

图 3-37

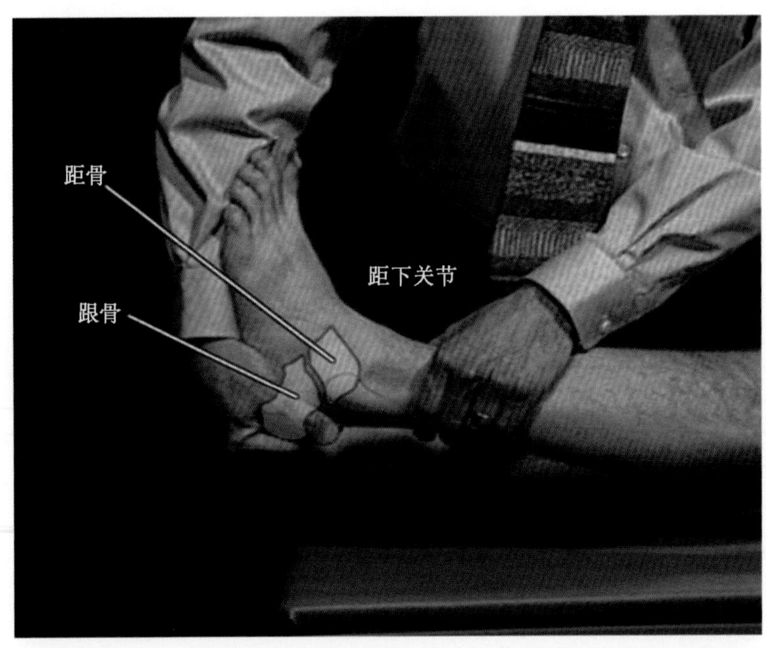

图 3-38

再触诊双侧跟腱和足底筋膜，检查有无压痛点；用示指和中指在跟骨后施加压力触诊跟腱附着点（图 3-39A）；在足底跟骨内侧施加压力触诊足底筋膜附着点（图 3-39B）。

接下来检查双侧中足。检查中足的跗跖关节连接后检查后足和前足（图 3-40）。注意有无不对称或可见肿胀。

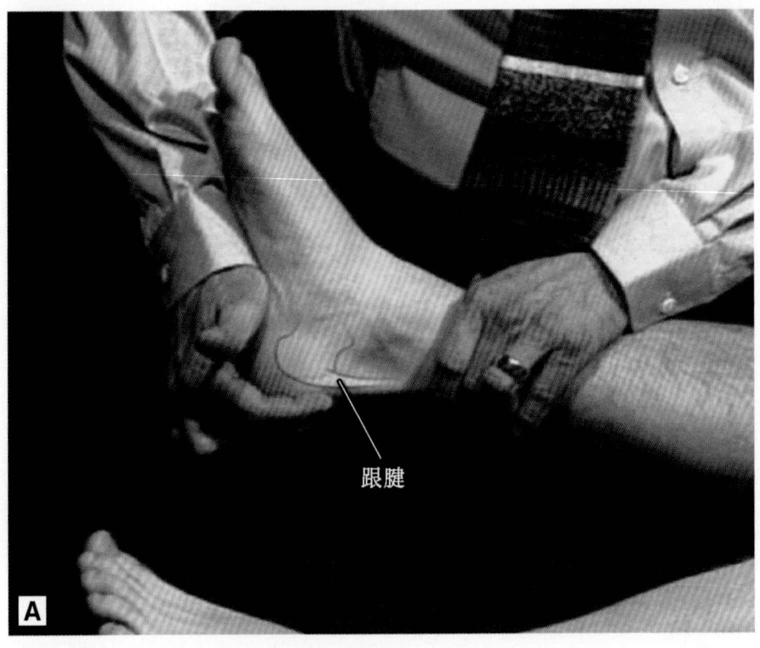

图 3-39

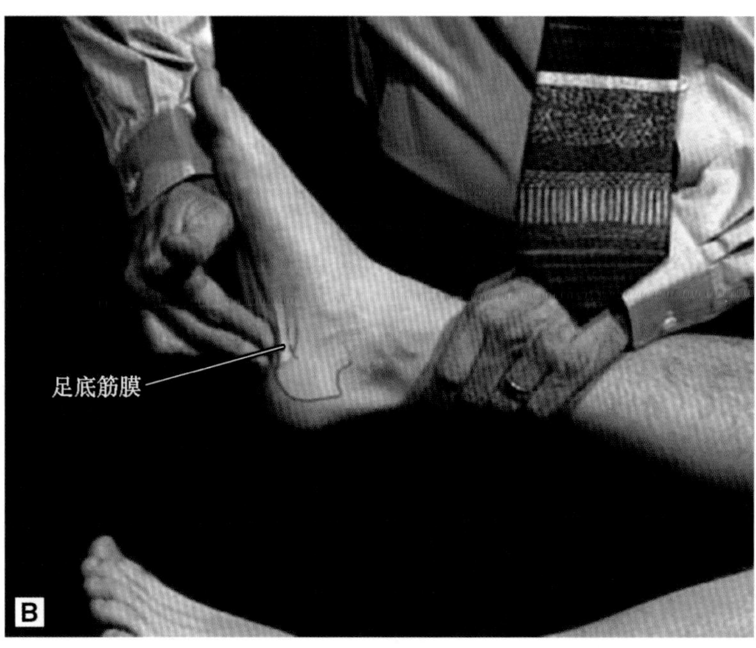

图 3-39

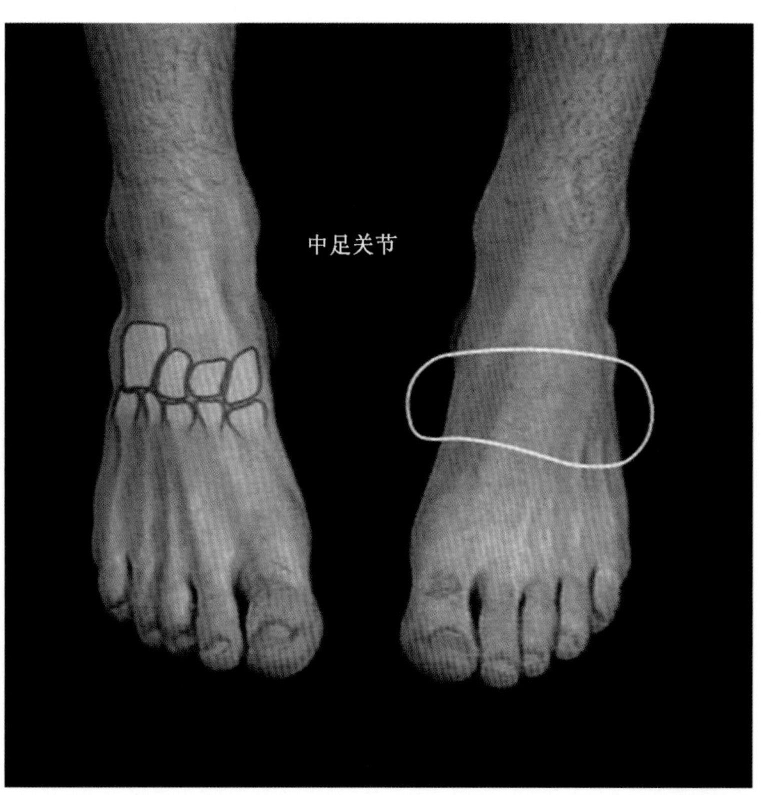

图 3-40

接下来检查双侧前足。注意足背每个脚趾的近端趾蹼(图 3-41A)。由于这一区域直接覆盖着跖趾关节,所以如果掌指间关节有滑膜炎,则这些正常的浅凹就可能消失(图 3-41B)。

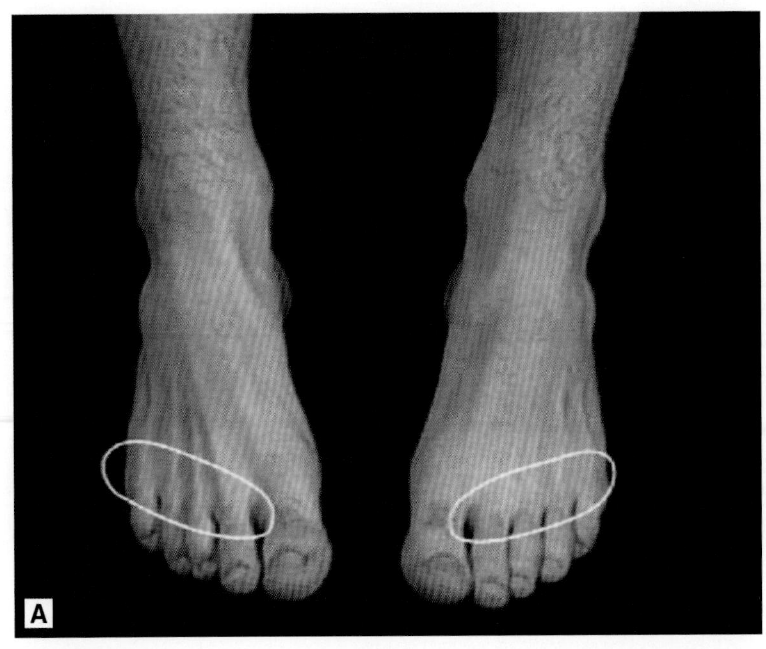

图 3-41

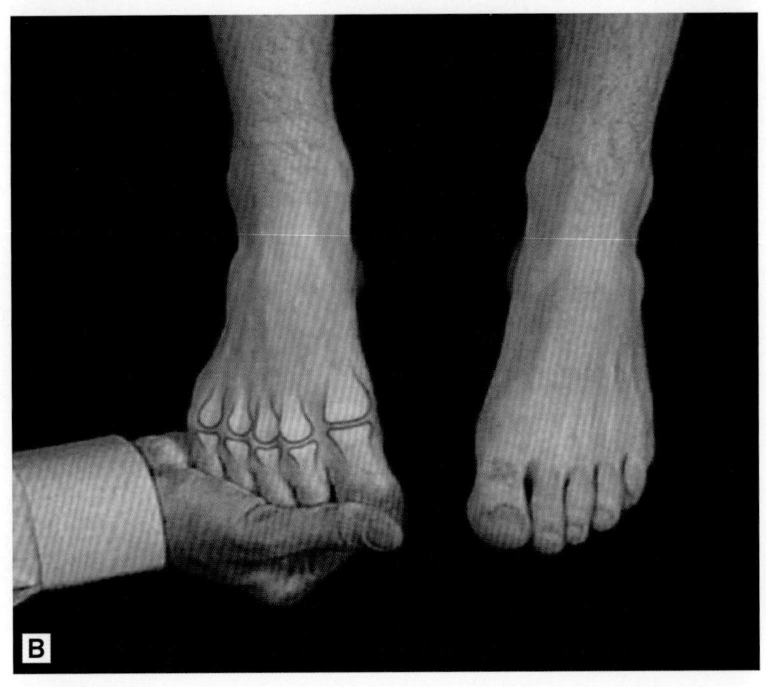

图 3-41

现在站在患者右侧，触诊各足第 5 到第 2 脚趾的跖趾关节。

从第 5 趾开始。用示指向足底的各跖骨头施加稳定的力，使脚趾跖屈，打开背侧的关节间隙。拇指置于伸肌腱的一侧并找到跖骨头，向远端滑动，直接越过关节间隙（图 3-42A）。在背面通常跖趾间关节很明显：是一个垂直于脚趾轴线的小凹陷（图 3-42B，C）。

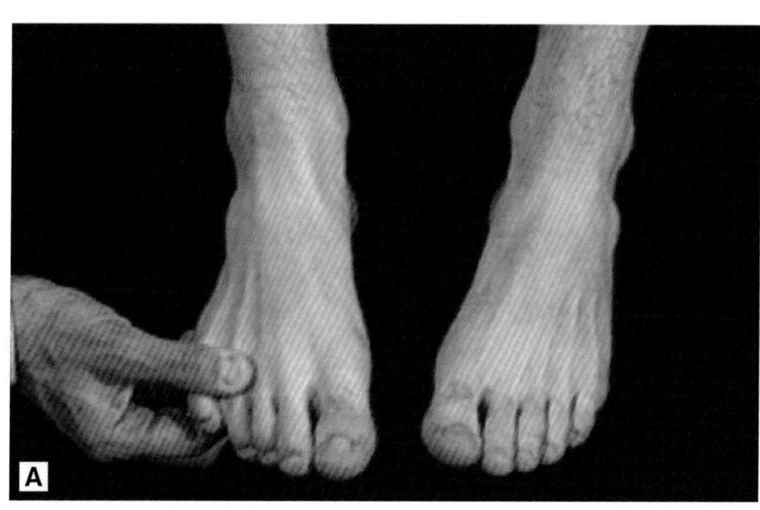

图 3-42

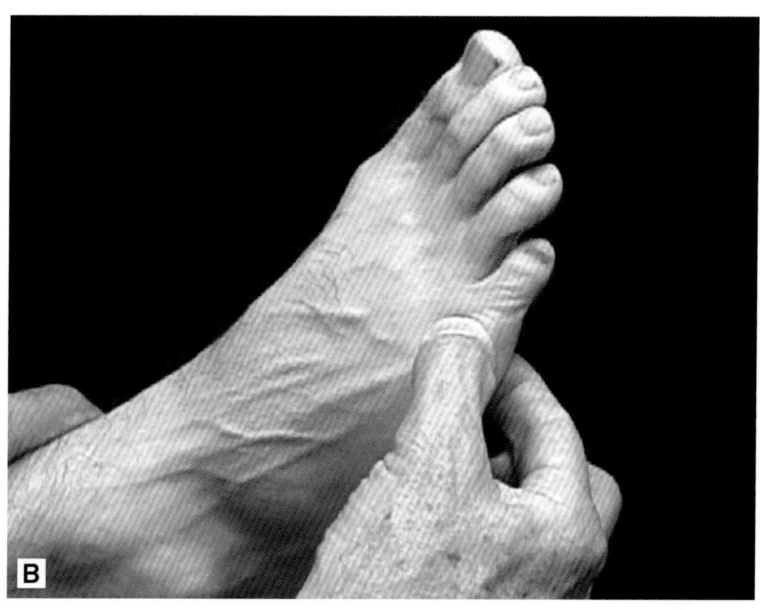

图 3-42

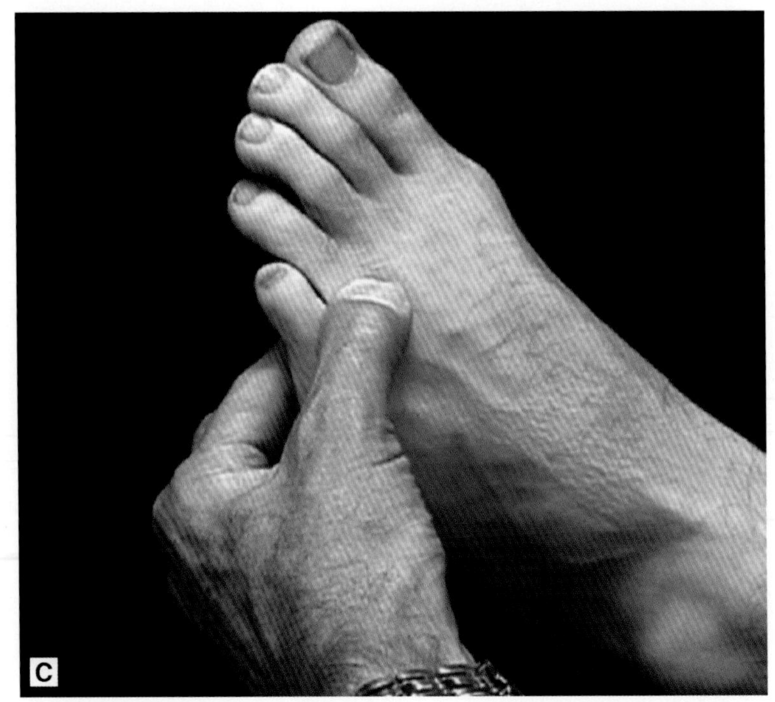

图 3-42

发炎的滑膜通常覆盖在背面明显的骨性边缘上，所以若跖趾关节出现滑膜炎，通常在触诊时可有黏滞感。不过，有时尽管技术恰当，也无法触诊到患者的跖趾关节间隙及黏滞感。

用右手的拇指和示指触诊右前足，用左手的拇指和示指触诊左前足。

注：系统触诊脚趾关节的方法非常重要。我们建议从一侧足的第 5 趾开始，然后是 4，3 和 2 趾，接下来触诊另一侧足的第 5 趾，然后是 4，3 和 2 趾，最后评估踇趾，这样有利于两侧并排有序地比较。

接下来，触诊各踇趾的跖趾关节和趾间关节。部分屈曲第 1 跖趾关节，便于触诊关节间隙（图 3-43A）。

第 1 跖趾关节间隙位于第 1 跖骨头的远端(图 3-43B)。在足底平面，拉动踇趾便于触诊第 1 跖趾关节。然后用拇指和示指触诊踇趾的趾间关节(类似于触诊拇指指间关节的技术)。

接下来，检查第 2 趾到第 5 趾的远端趾间关节和近端趾间关节。左右对比，检查有无畸形、可见肿胀或不对称。通常情况下，第 2 趾到第 5 趾由近到远存在轻微的外倾。远端趾间关节和近端趾间关节的肿胀会破坏正常的外形（例如趾炎）。这些异常除非仔细视诊，否则一般很容易被忽略。如果怀疑有任何异常，就要进行简要的远端趾间关节和近端趾间关节触诊。

检查双侧足底，注意有无跰足或溃疡。

接下来在站立位下检查下肢。从后面观察，负重位下注意膝关节力线。检查小腿后侧肌肉的体积和对称性，注意有无肌肉萎缩。

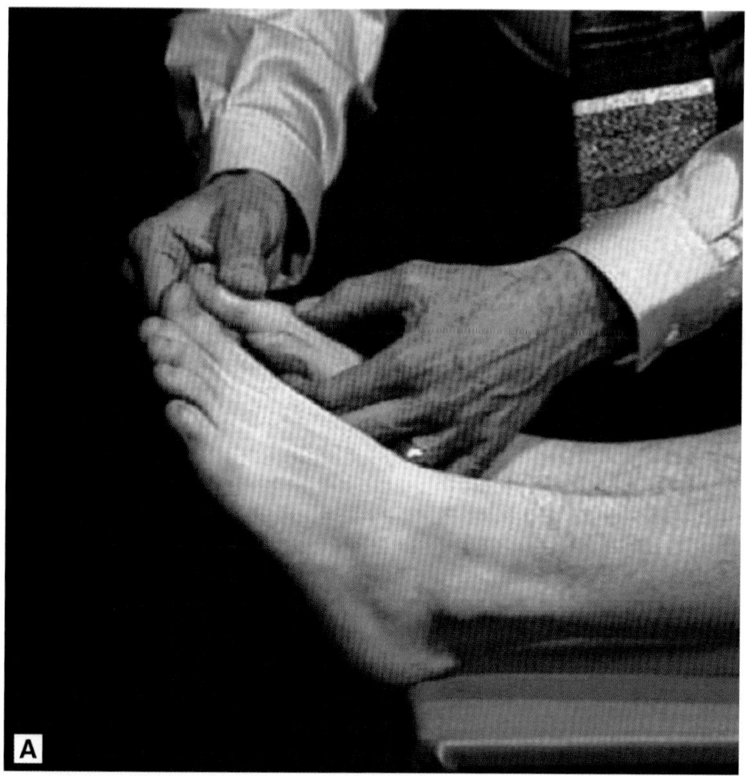

图 3-43

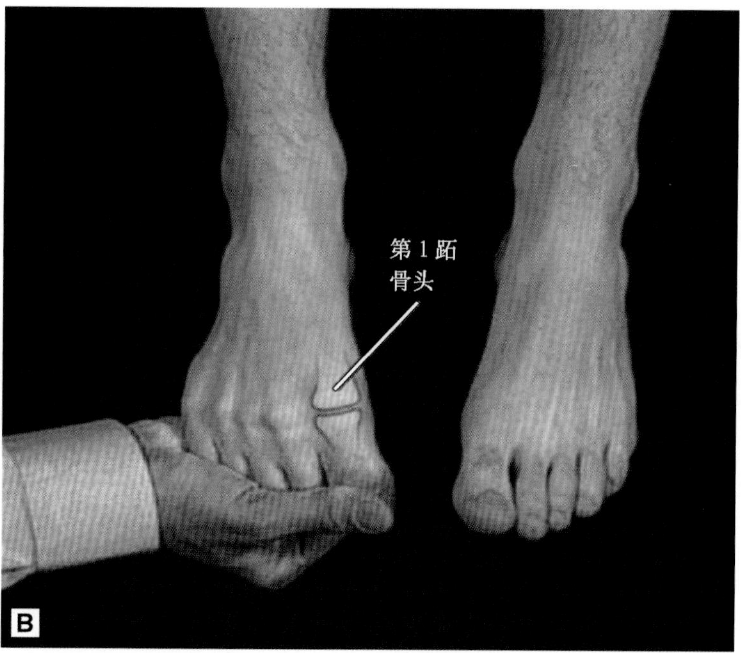

图 3-43

然后检查足跟和足的力线：足跟应该对称并垂直地面。且从后面观察通常应该可看见外侧的两个或三个足趾。

患者继续保持站立位，检查脊柱。

检查头部和颈部的力线并注意有无异常。让患者的下颌接触胸部，评估颈部屈曲功能（图3-44A）。

让患者抬头看天花板，评估颈部的伸展功能（图3-44B）。

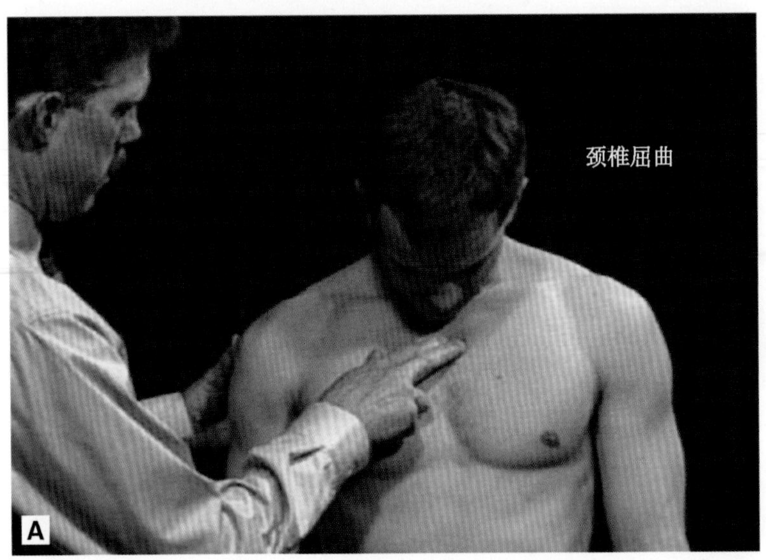

图 3-44

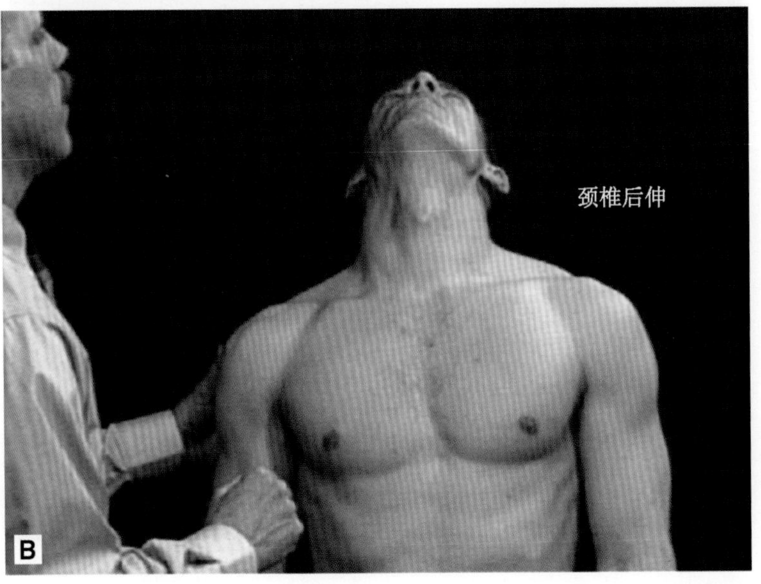

图 3-44

让患者下颌转向双侧肩膀之上，检查左右旋转功能（图 3-45A）；让患者耳朵贴近同侧肩膀，评估侧屈（或侧弯）（图 3-45B）。

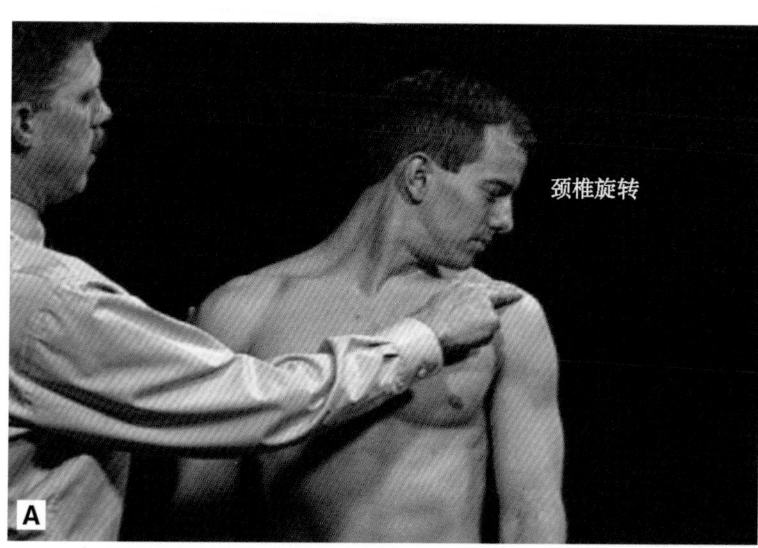

图 3-45

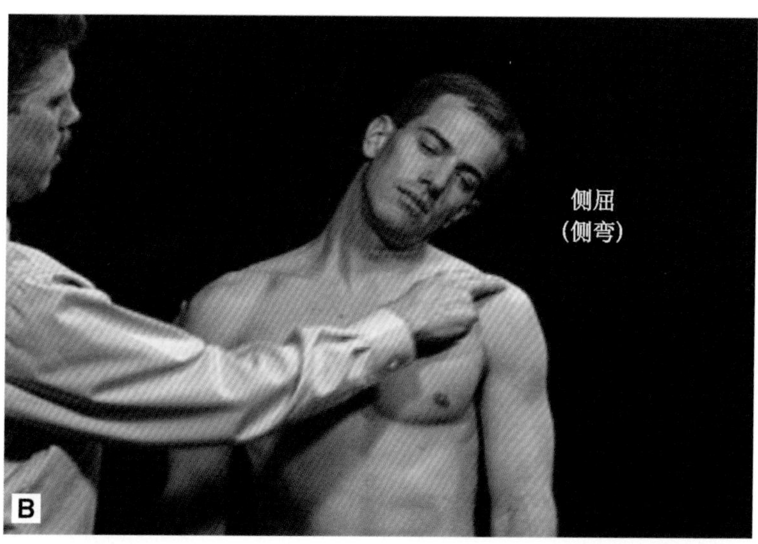

图 3-45

然后从后面观察患者，检查其胸腰椎。注意放松时有无不对称或畸形，并检查正常放松时有无腰椎前凸（图 3-46A）。

指导患者腰部向前弯曲并触摸脚趾来检查其腰椎屈曲。正常腰椎屈曲是腰椎曲度逐渐逆转的过程，包括从站立位的腰椎前凸，到半屈位时腰椎前凸变平（图 3-46B），再到充分屈曲位时轻度腰椎后凸（图 3-47A）（正常腰椎屈曲，手腕要接近膝关节水平，如果合并髋关节屈曲，应加动作如触摸脚趾）。

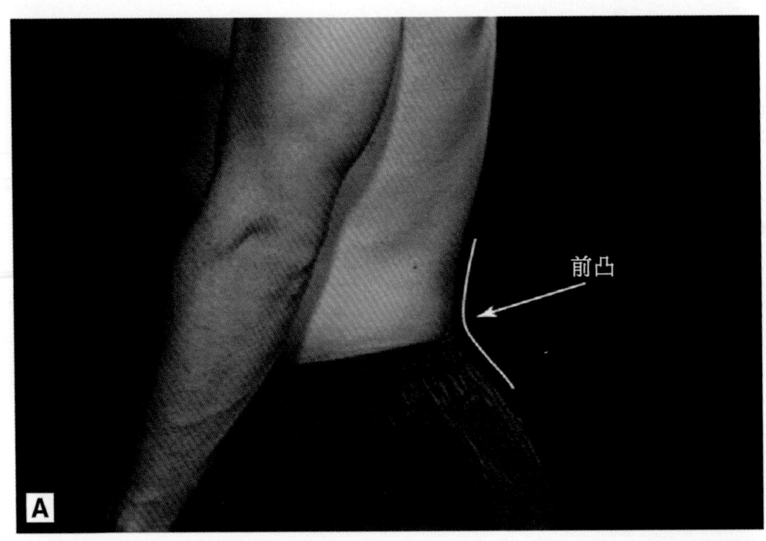

图 3-46

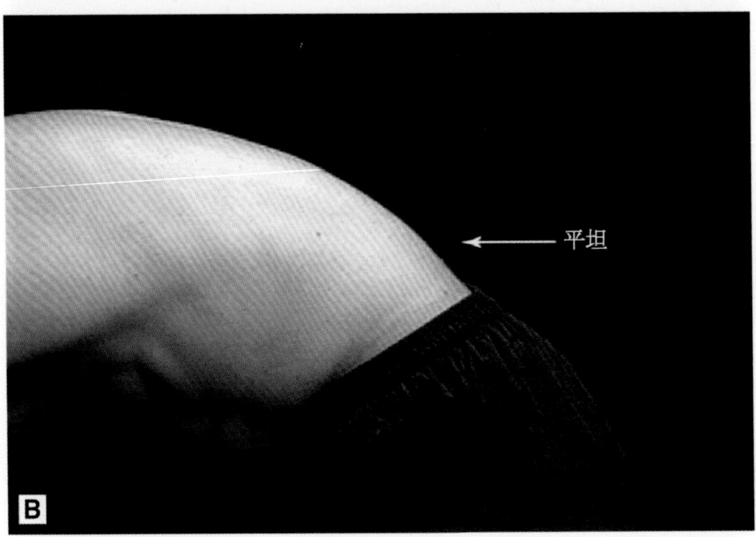

图 3-46

腰椎充分屈曲时从后面观察患者,查看两侧后胸腔有无不对称或突出,从而判断有无脊柱侧弯的迹象(由脊柱侧弯造成的显著旋转引起的)(图 3-47B)。

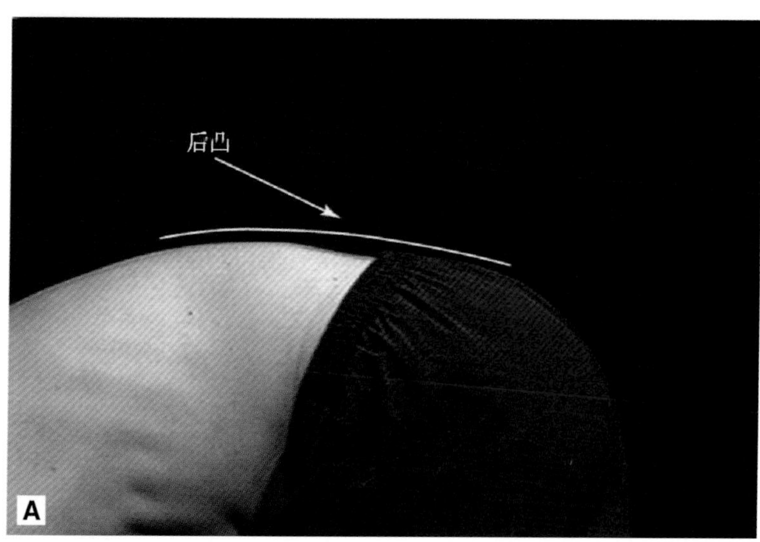

图 3-47

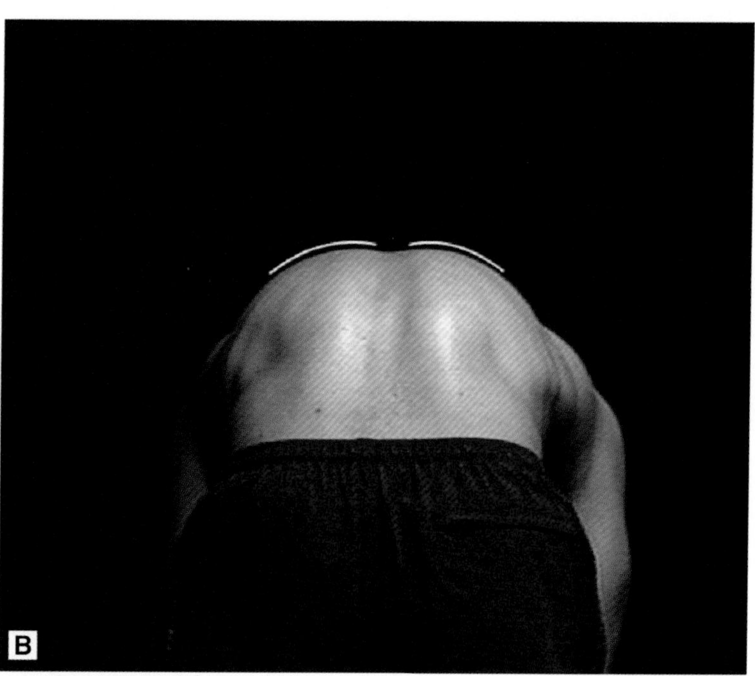

图 3-47

让患者向后弯腰，评估腰椎的伸展功能。同时要求测试者固定患者腰段并帮助其充分后伸(图 3-48A)。让患者弯向右侧和左侧，评估腰椎的侧屈(侧弯)功能。正常情况下，每侧要求手指接近膝关节水平(图 3-48B)。

接下来观察病人的步态。正常步行周期可分为两个阶段：当脚向前摆动的摆动相和脚与地面接触的站立相。观察摆动相和站立相时检查有无跛行，节律不齐，或步态不对称(图 3-49)。

如果需要，针对弥漫性肌肉骨骼疼痛或疑似纤维肌痛的患者，需要评估有无成对的纤维肌

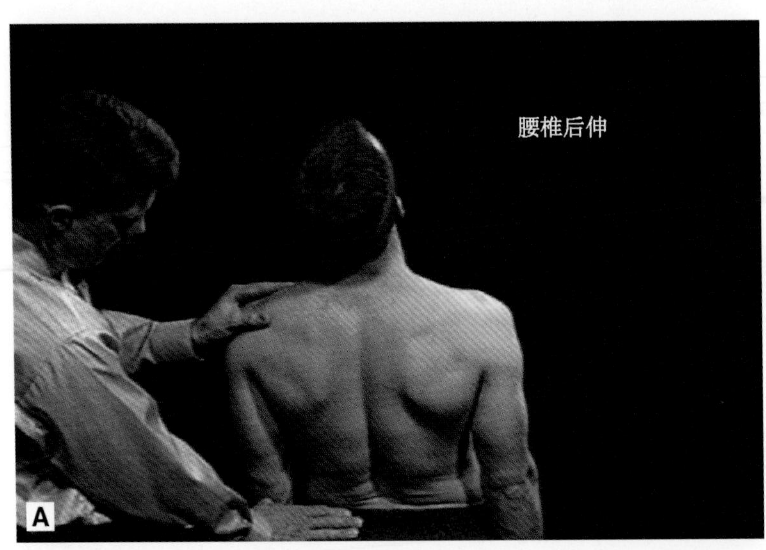

图 3-48

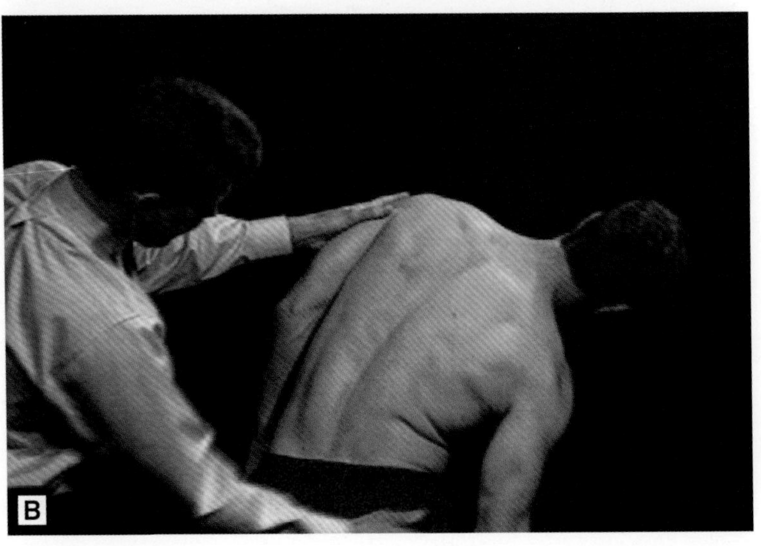

图 3-48

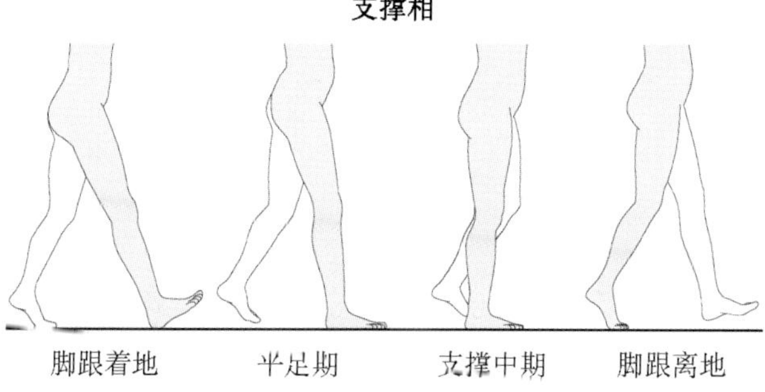

图 3-49

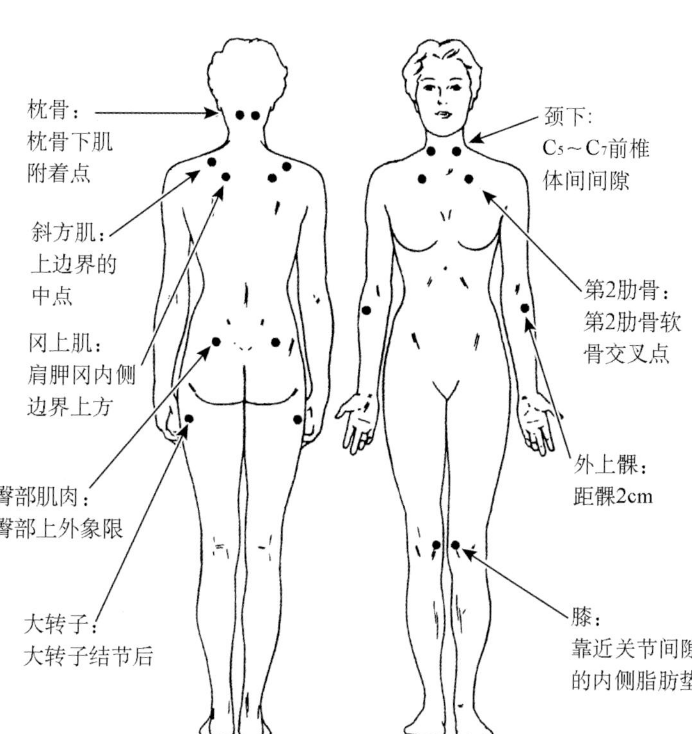

图 3-50 1990 年美国风湿病学会(ACR)纤维肌痛的分类标准中定义的九对压痛点的部位，基础风湿学，第 12 版，2001：188.(Reprinted with permission of the Arthritis Foundation 1330W. Peachtree St. Atlanta，GA 30309.)

痛压痛点(图 3-50)。以一种简单、连续、有效的方式检查纤维肌痛压痛点:首先确定患者总体疼痛阈值:拇指下压前臂远端肘部伸肌表面的两个或三个点(图 3-52A)[压力需恰当,至检测者甲床变白即可(图 3-51A,B)]。

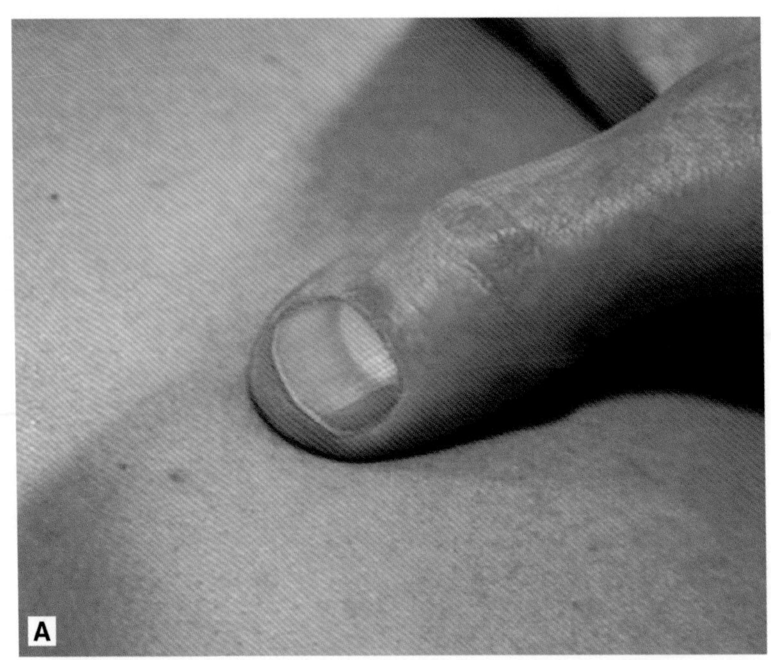

图 3-51

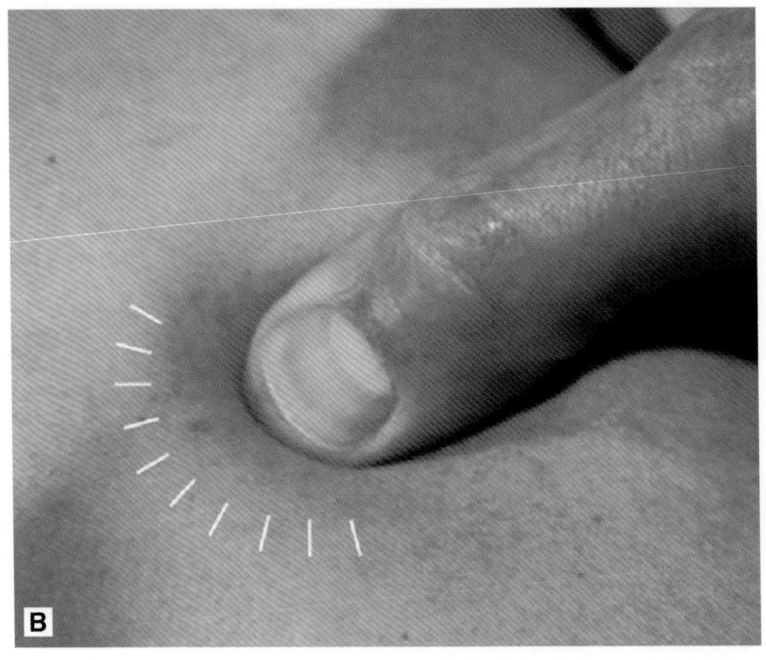

图 3-51

当触诊压痛时，要询问患者："感觉到压力还是疼痛？"大多数纤维肌痛患者的前臂伸肌压痛点处均有明显的压痛，且压痛点恰好位于肱骨外上髁远端（图 3-52B）。接下来，评估胸骨柄

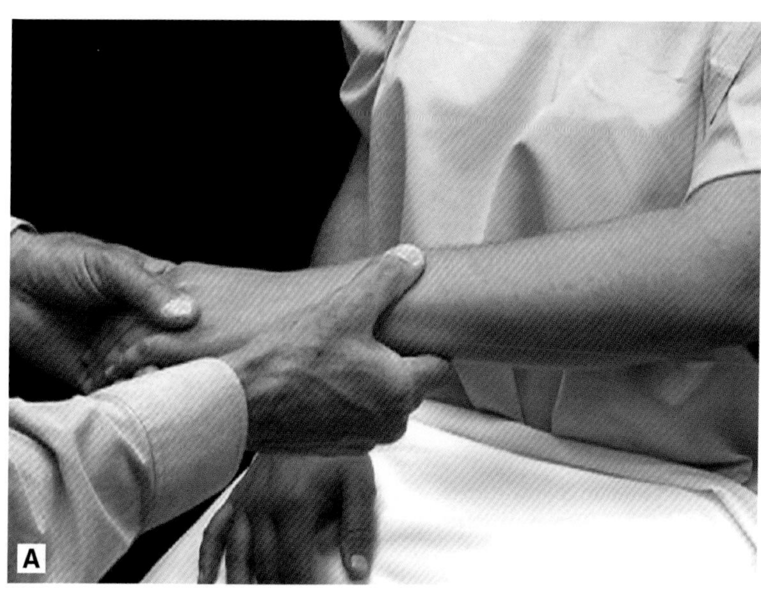

图 3-52

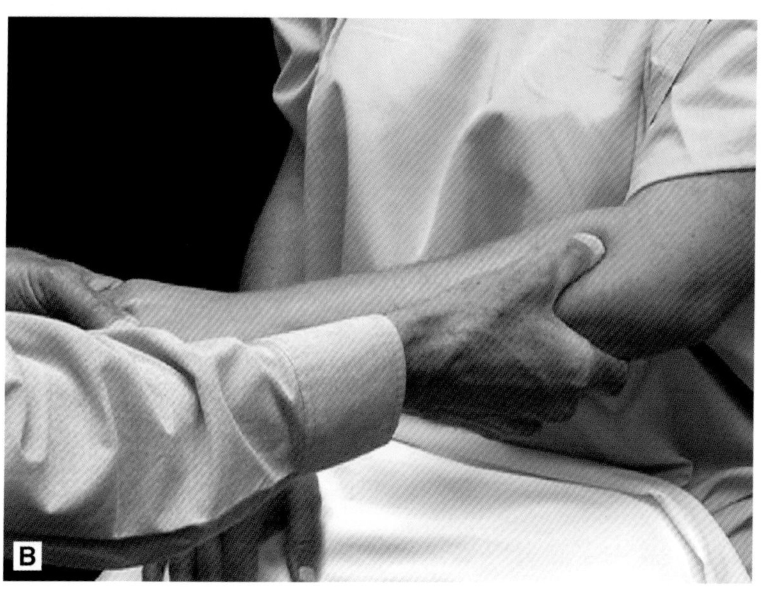

图 3-52

胸骨关节的压痛。施加恰当压力于正中线(图 3-53A),患者常常仅感到为压力,然后向外侧移动以评估第 2 胸肋关节,纤维肌痛患者常常在检查时后缩(图 3-53B)。接下来,触诊枕骨下肌的附着点及冈上肌中部(图 3-54)。注意有无压痛。

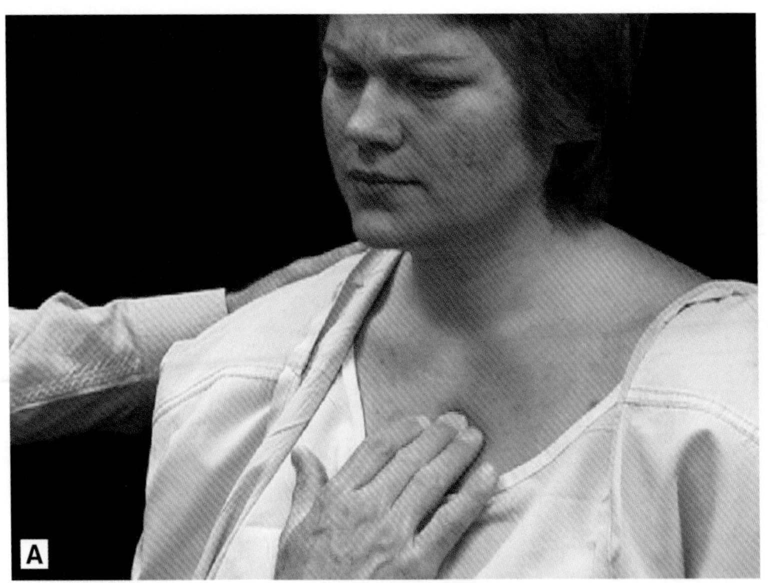

图 3-53

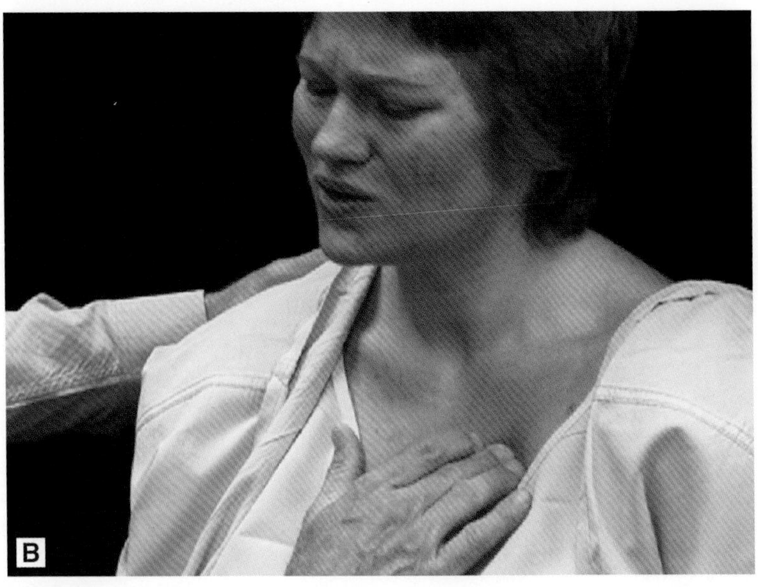

图 3-53

将手指移至双侧上斜方肌中点并评估局部压痛(图 3-55)。接下来,稍向侧下方移动手指,至肩胛冈上的冈上肌起点(图 3-56),注意有无压痛。然后手指移至肩胛骨内侧缘并评估两侧有无压痛(图 3-57)(作者注:由于发现按压颈动脉和颈根部时,大部分患者出现明显不适,我用这个部位替代颈前下方椎体间隙压痛点)。

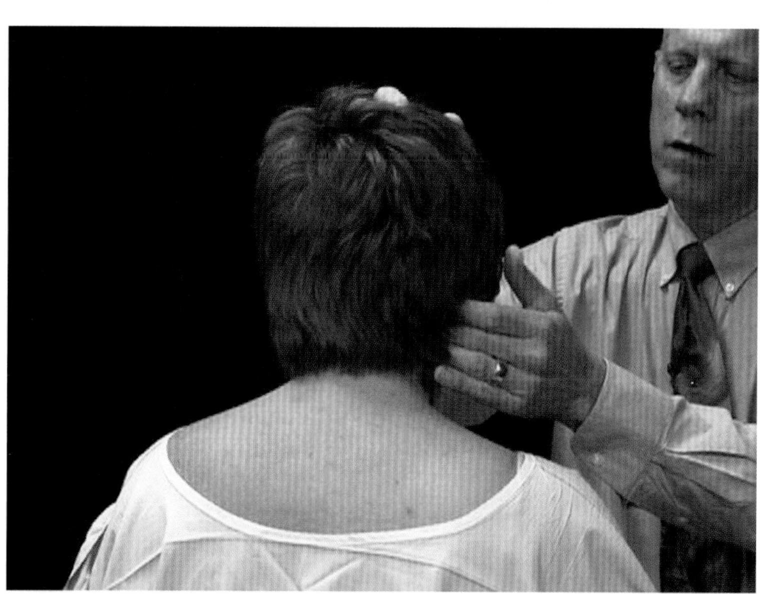

图 3-54

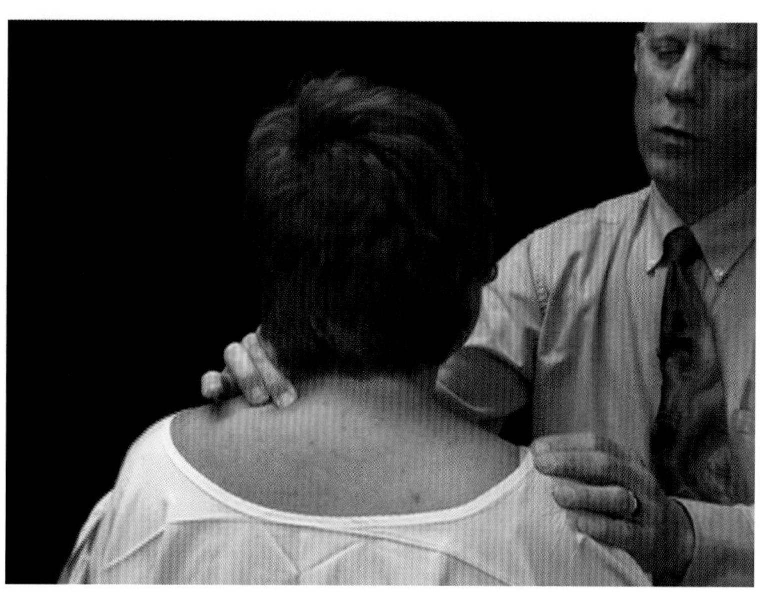

图 3-55

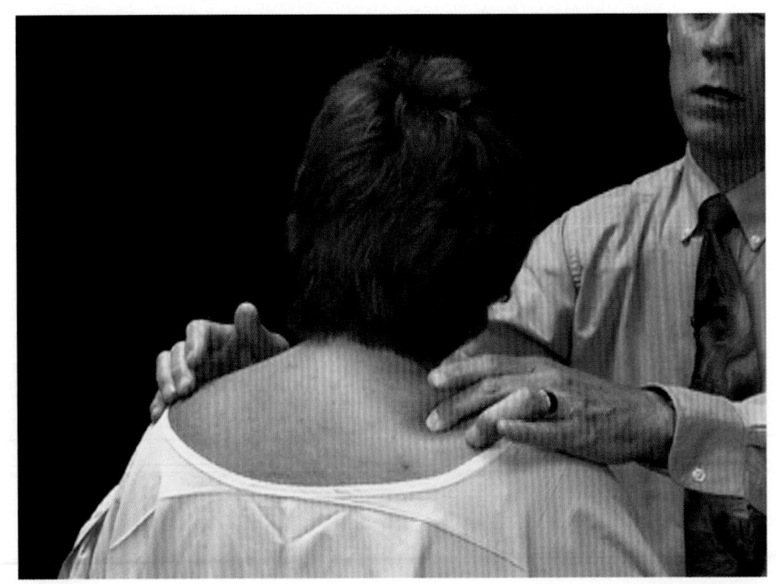

图 3-56

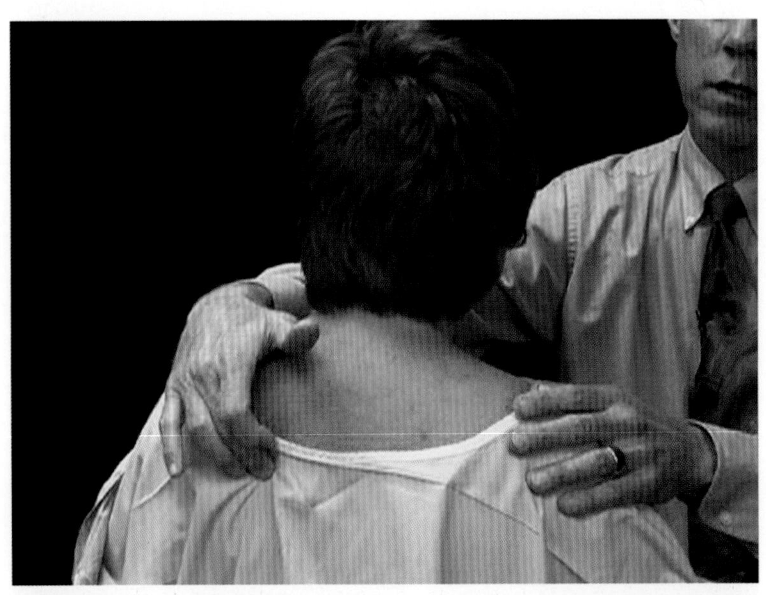

图 3-57

接下来，检查腰骶段骶骨裂孔连线之间中点的压痛。通常患者仅感到压力(图 3-58A)，然后向侧方移动手指并按压髂后上棘附近(图 3-58B)。注意有无压痛。接下来，评估每侧股骨大转子的压痛(图 3-59)，注意有无压痛。最后，按压膝关节内侧关节间隙附近(图 3-60)。评估有无压痛。这就完成了压痛点的评估。

最后，如果需要，GMSE 包含一个神经血管评估。

触诊外周脉搏和评估远端血灌注量是否充足。

通过握力（远端）评估近端和远端力量，颈部屈曲抗阻，肩关节外展抗阻，大腿屈曲（近端）抗阻和用足跟走路及踮脚走路（远端）。

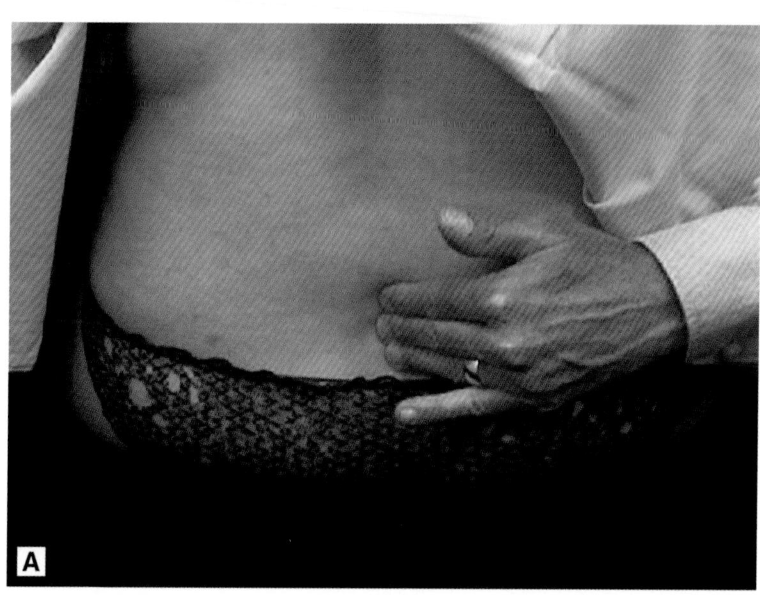

图 3-58

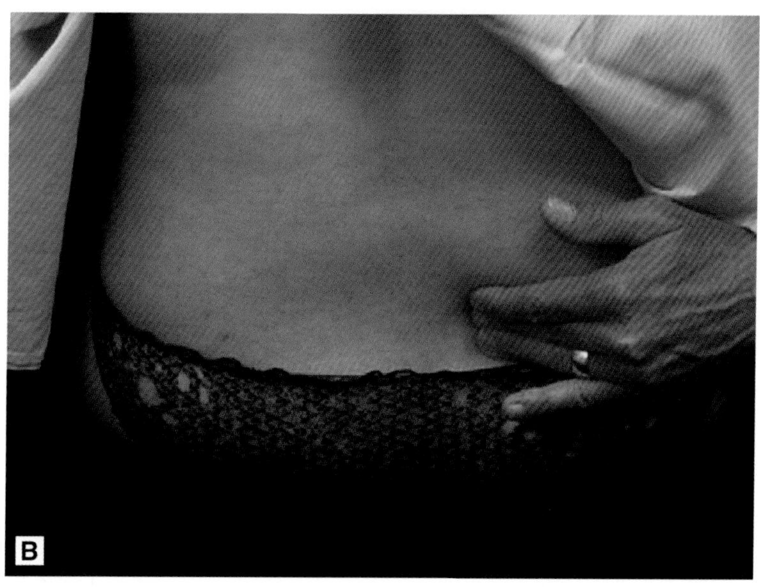

图 3-58

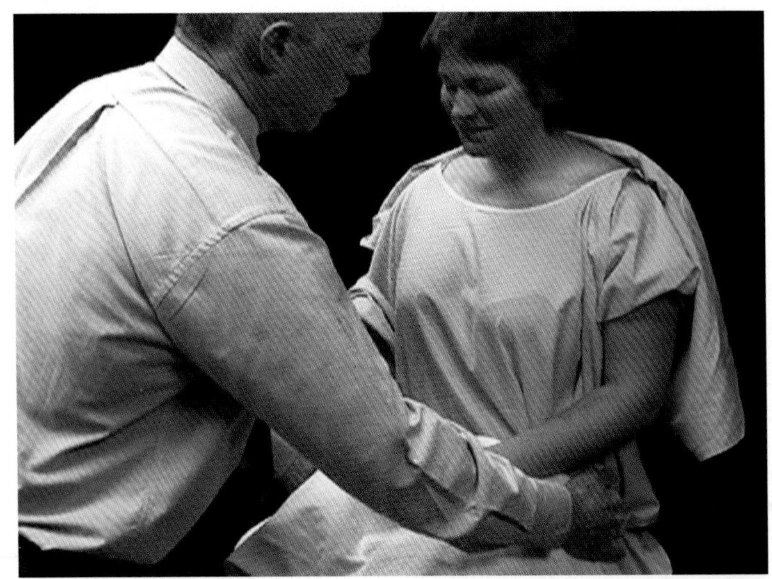

图 3-59

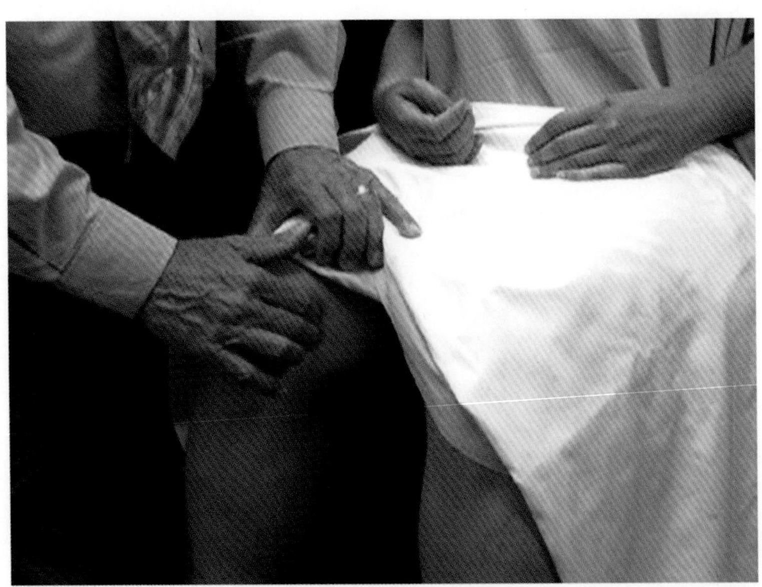

图 3-60

评估双侧肱二头肌、肱桡肌、肱三头肌、膝、踝、足底的腱反射。

检查上下肢的感觉。

注：在创伤急性期，神经血管检查需要优先完成，随后开始肌肉骨骼检查的其他检查内容，以确保在其操作过程中不损伤神经血管结构。

肌肉骨骼全身检查
练习项目列表

坐位

____检查手背侧面和手掌侧面

____伸展手指/握拳

____检查拳头/使掌心向上，前臂旋前

____触诊第 5 指到第 2 指的远端指间关节

____触诊第 5 指到第 2 指的近端指间关节

____触诊第 5 指到第 2 指的掌指关节

____触诊拇指的指间关节，掌指关节和第 1 腕掌关节

____检查腕部

____触诊腕关节(背侧面)

____腕关节伸展

____腕关节屈曲

____检查肘部

____触诊鹰嘴

____触诊肘关节

____肘关节屈曲

____肘关节伸展

____检查并触诊胸锁关节

____检查并触诊肩锁关节

____检查三角肌和三角肌胸大肌间沟

____肩关节屈曲

____肩关节内旋

____肩关节外旋

患者卧位

____触诊股骨大转子

____髋关节屈曲

____髋关节外旋

____髋关节内旋

____检查股四头肌

____检查膝部

____检查膨出征

____按压髌骨(评估髌股关节)

____膝关节屈曲

____膝关节伸展

____检查踝部

____踝关节背屈

____踝关节跖屈

____活动距下关节

____触诊后跟骨

____触诊足底跟骨

____检查中足

____检查前足和脚趾

____触诊第 5 至第 2 跖趾关节

____触诊踇趾趾间关节和跖趾关节

____检查脚趾近端趾间关节和远端趾间关节

____检查足底

站立位

____检查膝关节力线，小腿后侧肌肉和足跟/足的力线（从后面）

____颈椎屈曲

____颈椎伸展

____颈椎右旋和左旋

____颈椎侧屈（侧弯），右侧和左侧

____检查胸腰椎和腰椎前凸

____腰骶椎屈曲

____腰骶椎伸展

____腰椎侧屈（侧弯），右侧和左侧

____观察步态（摆动相和站立相）

纤维肌痛压痛点

____前臂近端

____第 2 胸肋交界处

____枕骨下肌附着点

____斜方肌

____冈上肌

____肩胛骨内侧缘

____腰骶段，髂后上棘

____股骨大转子

____膝关节内侧（关节间隙附近）

神经血管评估

____检查脉搏/血灌注量

____检查近端和远端的力量，反射和感觉

记录肌肉骨骼检查结果

为了以快速简单的形式来记录肌肉骨骼筛查的结果，这里把检查分成了四个主要部分：UE（上肢检查），LE（下肢检查），脊柱和步态。

UE：手指，腕，肘和肩

LE：髋，膝，踝和足

脊柱：颈椎，胸椎，腰椎

步态：视诊

如果检查结果正常，则应该做如下记录：

MS 检查：没有滑膜炎或畸形；关节活动度充分；脊柱和步态正常。

如果检查显示异常，记录畸形、肌肉萎缩、关节压痛和（或）肿胀以及关节活动度的变化，具体如下（以存在多处病变的活动性类风湿关节炎患者为例）。

UE：轻微压痛，R&L2、3、4 PIP，R1、2、3、5&L2、3 MCP 肿胀，皮温正常；R 腕肿胀伴皮温↑；L 肘中度疼痛性肿胀并伴 20°屈曲挛缩；肩主动活动度充分但有轻微疼痛；冈上肌和冈下肌轻微萎缩。

LE：R 髋屈曲 90°，外旋 40°，内旋 10°，屈曲和内旋末端腹股沟疼痛；L 髋屈曲 120°，外旋 60°，内旋 40°；R 膝浮髌试验阳性，左膝髌骨有中度积液/可触诊并伴有 20°屈曲挛缩；两侧皮温↑，踝中度肿胀伴距下关节活动度↓；R&L2、3 跖趾关节轻度肿胀。

脊柱：活动度充分且无痛。

步态：由于膝和踝疼痛而导致的疼痛步态。

技能培养

GMSE 以 SMSE 所教的检查顺序和手法为基础，涉及的技术比 SMSE 更复杂，但普通人仍然可以熟练掌握关节触诊技术。通过不断的实践，很快您就可以流畅自信地运用 GMSE。您可以留出一些时间与朋友、室友或配偶来进行检查练习。使用上面的实践表，可以更容易地进行检查顺序和内容的练习。

当对自己的技能感到满意，有了更多自信，在患者存在其他问题时，您应该定期对其进行 GMSE 检查。在对患者日常护理中进行练习，进一步提升肌肉骨骼检查技能。付出的时间会给以丰厚的回报，经过不懈的练习，您的检查技术将越来越精湛。

总结

次序明确、连贯地完成一个快速而全面的肌肉骨骼检查是诊断肌肉骨骼问题的关键。GMSE 对关节炎有效的综合评估，并为您在以后的教学中学习更详细的 RMSEs 提供了基础。

第四章

肩部肌肉骨骼局部检查

前言

肩部肌肉骨骼局部检查(RMSE)是建立在 SMSE 和 GMSE 所教的检查顺序和手法的基础上,通过特定试验对结构和功能进行综合评估的检查。可以用于常见的主要肩部肌肉骨骼问题的门诊评估。掌握这些评估方法需要大量的练习和细心的观察,在经过实践之后,不难掌握。

临床应用

临床上,针对病史明确提示具有独立的肩部问题的患者,肩部 RMSE 作为初始检查非常有效。一些患者的病情与病史无直接联系(患者的肩部问题与之前的肌肉骨骼疾病无明显的联系),那么最好首先做一套快速的 SMSE。如果发现明显的,且可能与之相关的异常情况(患者的肩部不适也许是更加广泛的肌肉骨骼疾病部分表现),那么最好再做一套 GMSE。

经过练习,一套系统、高效的肩部 RMSE 可以在 3~4 分钟完成。

此外,肩部 RMSE 为学习其他诊断技术提供了基础。以后可通过接触其他涉及肩部问题诊断和治疗的专科人士,如矫形外科医师、风湿病学家、理疗师、物理治疗师等,学习更精细的诊断技术。

教学目标

本次教学计划是认识肩关节解剖、功能和病理之间的关键联系,包括:

- 颈椎活动度
- 胸锁关节(SC)
- 肩锁关节(AC)
- 肩峰下滑囊、肩袖及肱二头肌肌腱
- 撞击试验
- 盂肱关节(GH)活动度

最重要的是，为在临床上完成一套次序明确的、综合性的、有效的肩部局部检查做好准备。

基本概念

结构及功能解剖 肩胛骨是一个薄而扁平的骨，它作为肩部肌肉的附着点(肩袖、三角肌和其他)，通过肩胛胸壁关节与胸壁相关联，通过肩锁关节与锁骨相关联，并为肱骨头提供浅窝——关节盂(图 4-1)。

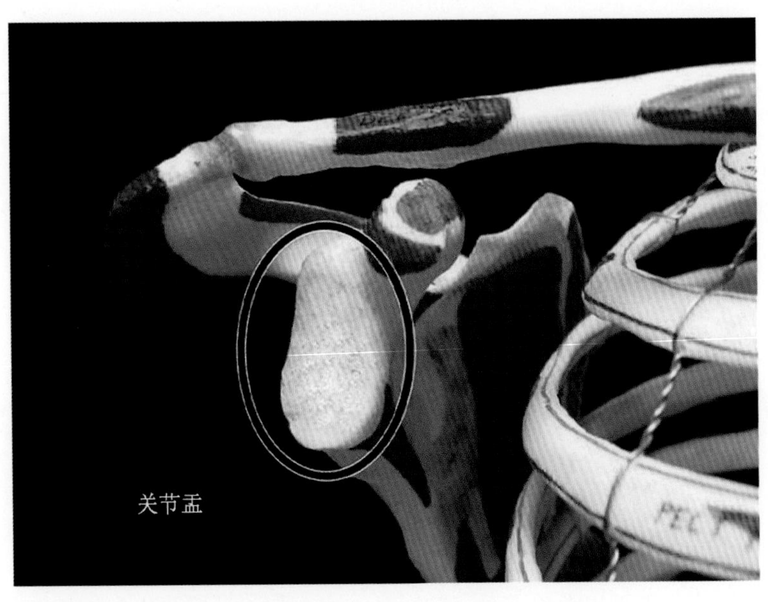

图 4-1

此外，肩胛骨在肩关节上方提供骨性的“屋顶”样的保护，即肩峰(图 4-2)；前部的钩状突是肌腱和韧带的附着点，即喙突(图 4-3)。

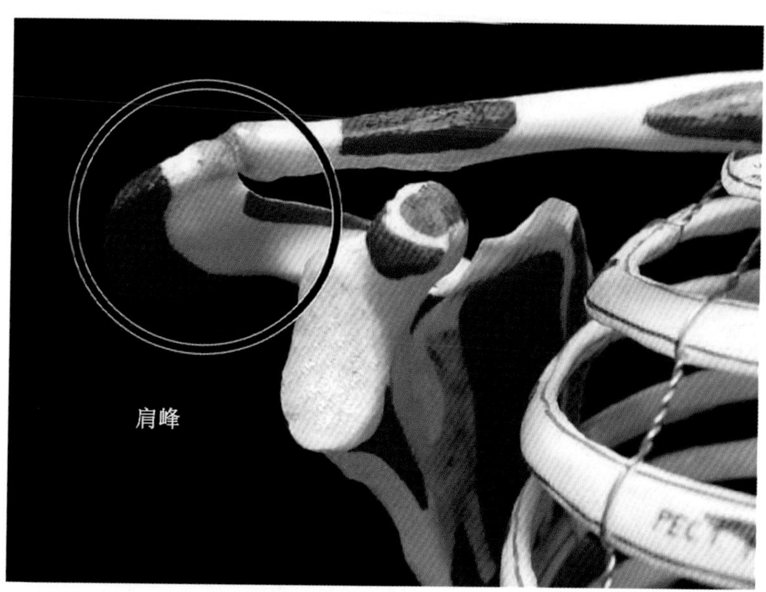

图 4-2

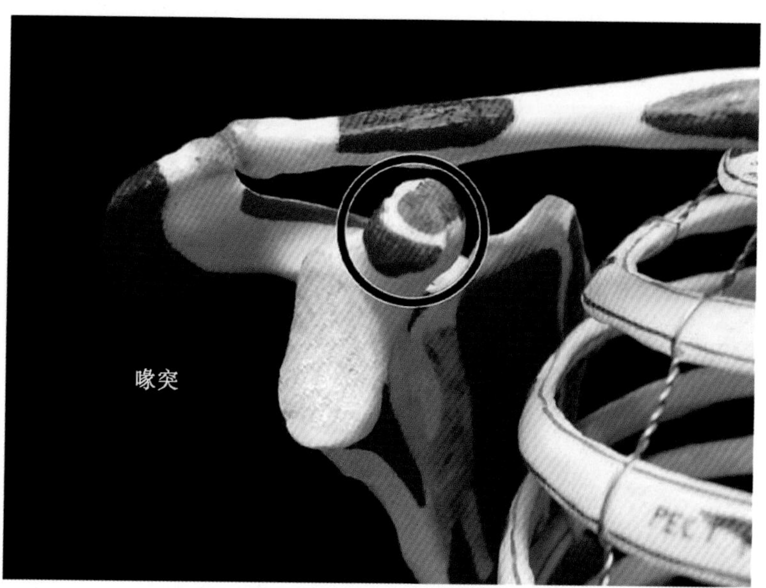

图 4-3

盂肱关节不像髋关节这种杵臼关节一样的球和窝，更像"高尔夫球"（肱骨头）位于高尔夫球座（关节盂）上（图 4-4）。这个浅窝以牺牲关节稳定性为代价，获得大范围的关节活动度。一圈纤维软骨（盂唇）环绕在关节盂周围，加深关节盂（图 4-5）。锁骨近端通过胸锁关节连接胸骨，远端通过肩锁关节连接肩胛骨。

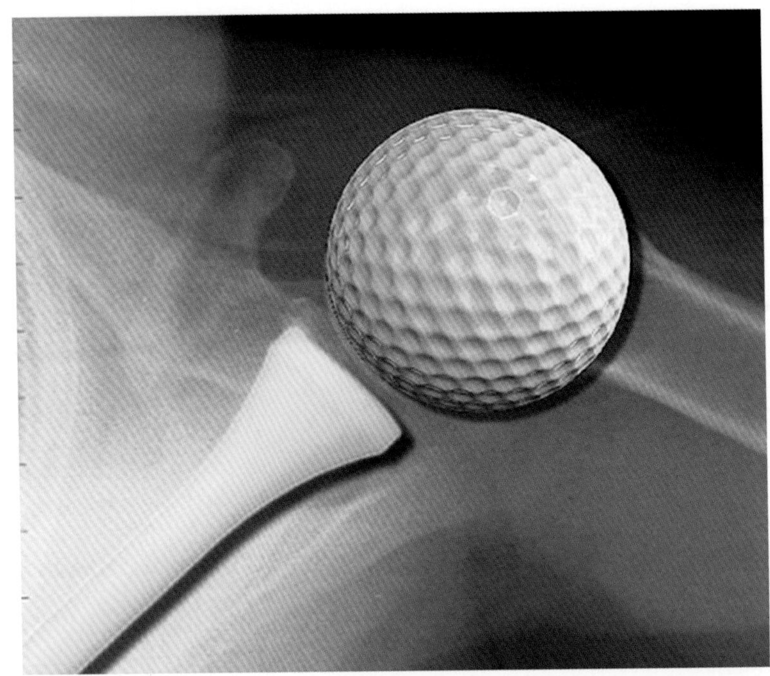

图 4-4

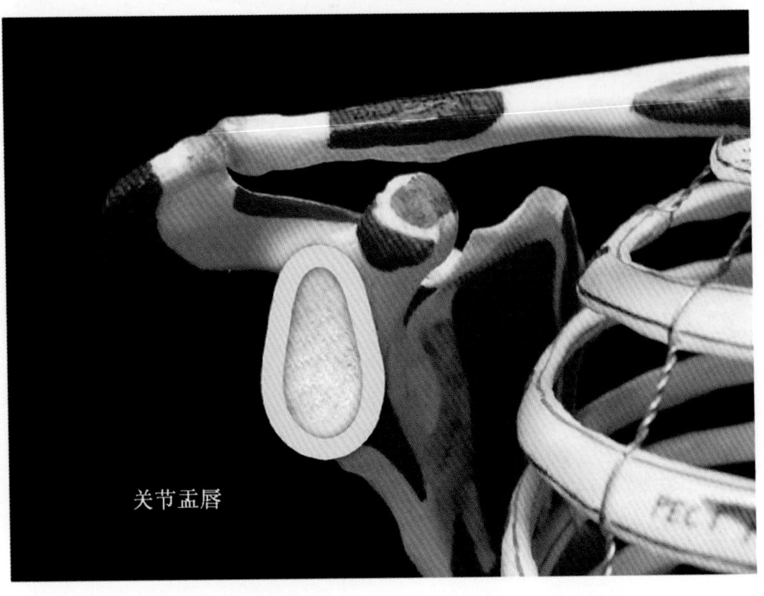

图 4-5

肩峰下-三角肌下滑囊是一个薄薄的滑膜衬垫，位于肩峰下和三角肌近端(图 4-6A)，在肩关节抬高(屈曲和外展)超过 90°时，可减少肱骨头与肩峰之间的挤压(图 4-6B)。

肩袖是由肌腱联合在一起的四块肌肉组成，并形成杯状包绕在肱骨头周围(图 4-7)。

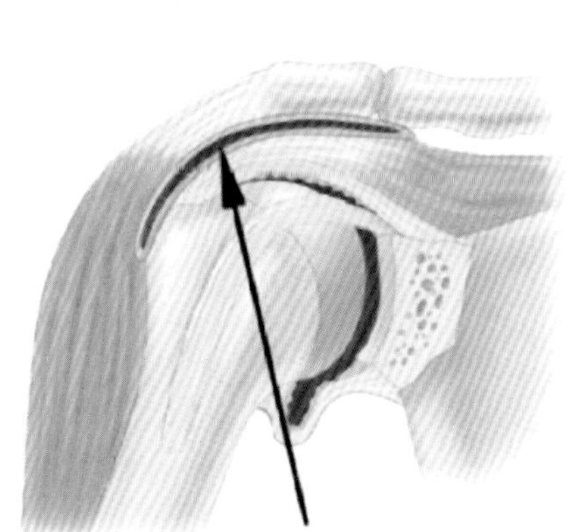

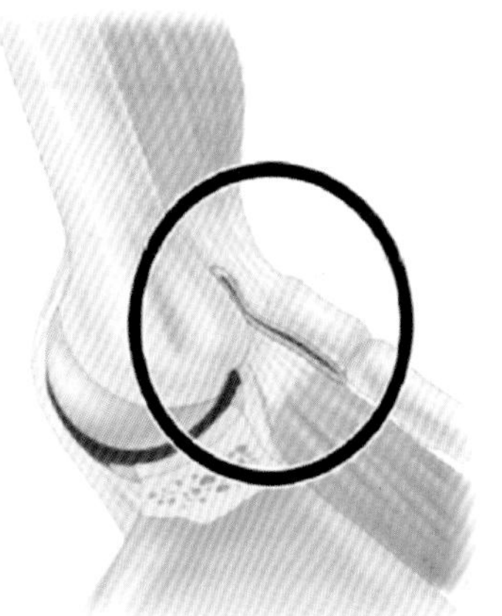

A 肩峰下-三角肌下滑囊 **B** 肩峰下-三角肌下滑囊

图 4-6 (Modified with permission from Fam AG, Lawry GV, Kreder HJ. Musculoskeletal Examination and Joint Techniques, 1st ed. Mosby/Elsevier 2006, p. 8.)

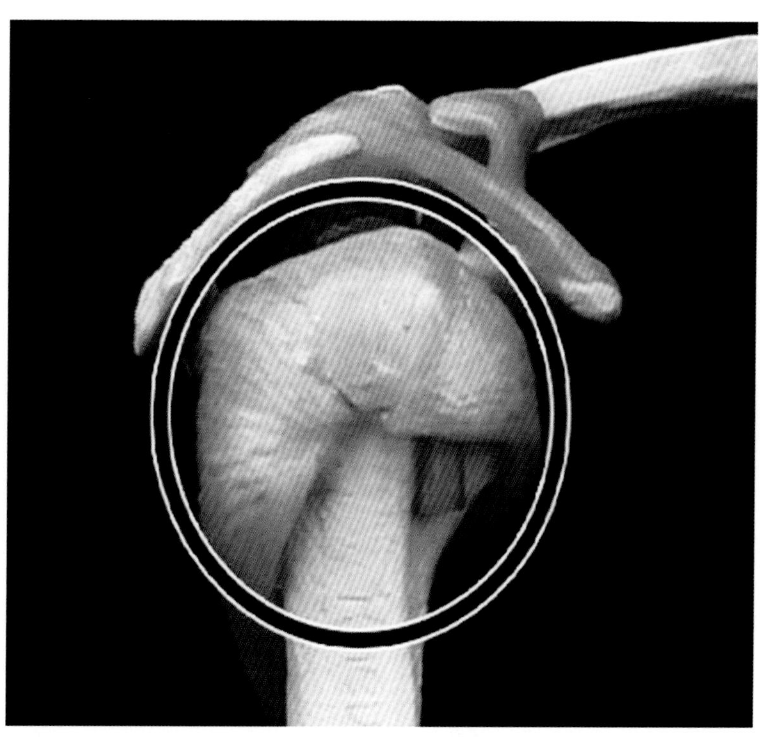

图 4-7

肩袖可将肱骨头稳定在关节盂内并旋转肱骨(因此得名“肩袖”)。肱骨头外侧突起(结节)为肩袖肌腱的骨性附着点(图 4-8A)。另外,肱骨结节间沟(图 4-8B)将结节分成前 1/3(小结节)和后 2/3(大结节)(图 4-8C)。

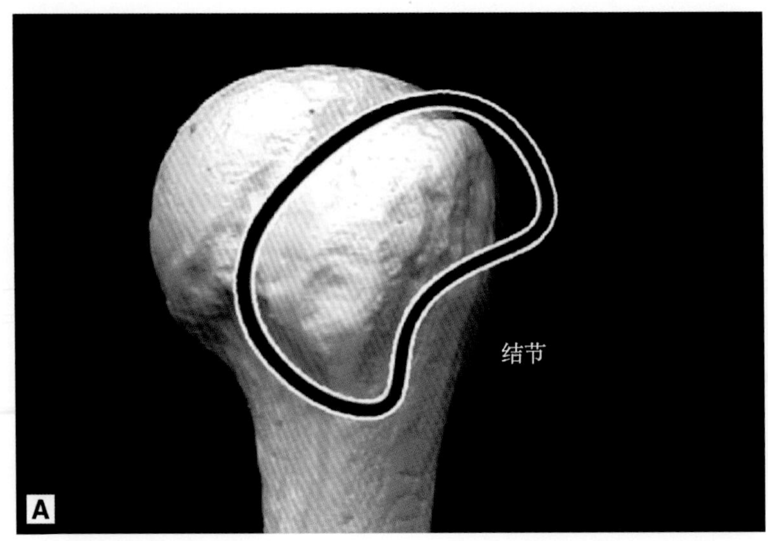

图 4-8

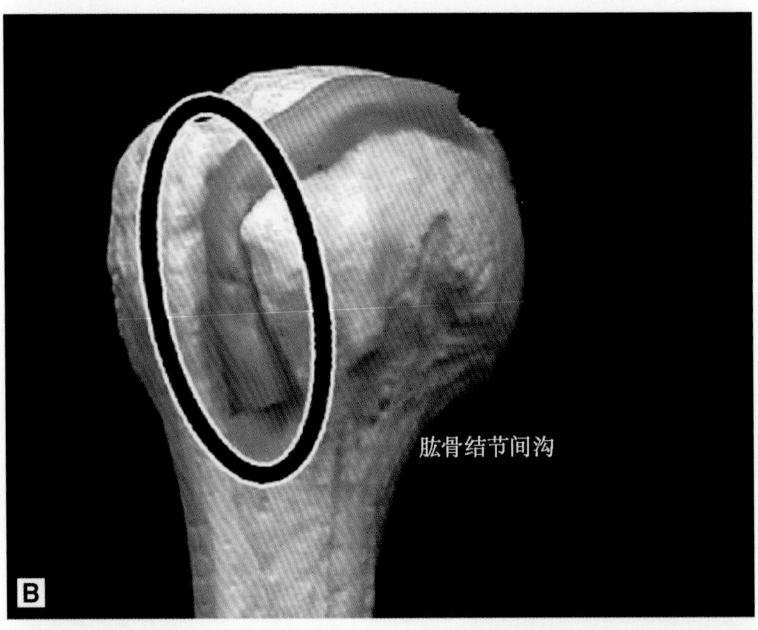

图 4-8

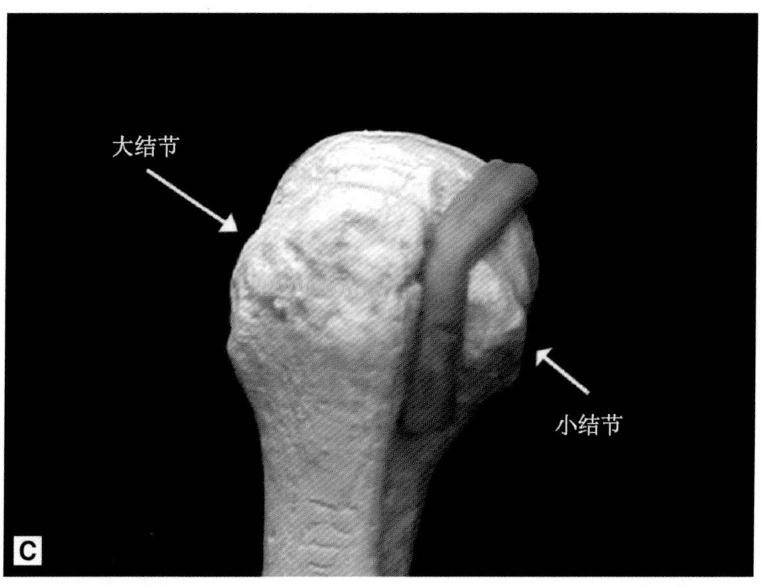

图 4-8

肱骨结节间沟为肱二头肌长头肌腱提供滑动的通道。冈上肌起自冈上窝（在肩胛冈上方）（图 4-9A），止于肱骨大结节上部，功能是使肩关节外展（图 4-9B）。

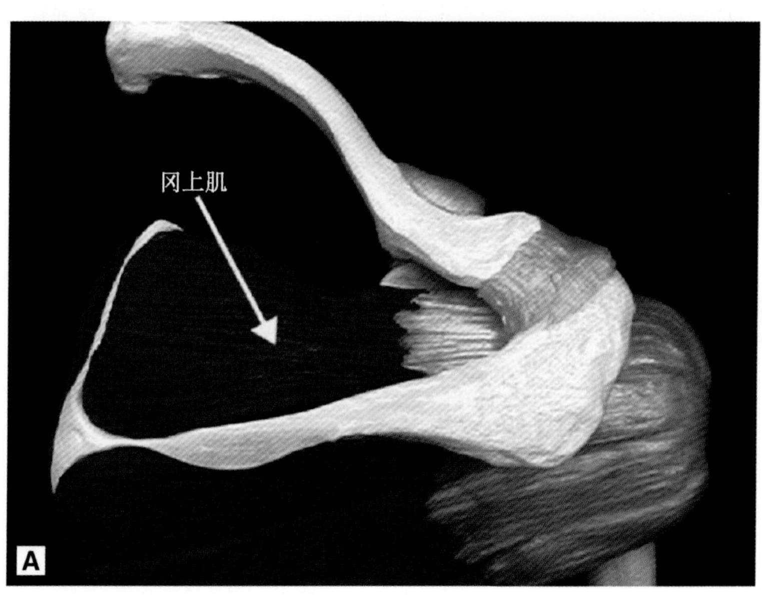

图 4-9

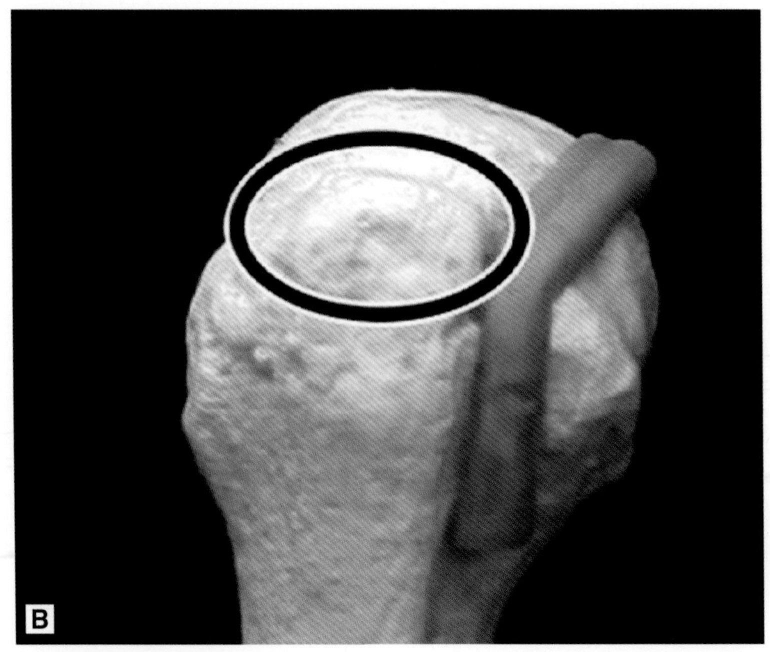

图 4-9

冈下肌起自冈下窝(在肩胛冈下方)(图 4-10A),止于大结节后部,功能是使肩关节外旋(图 4-10B)。

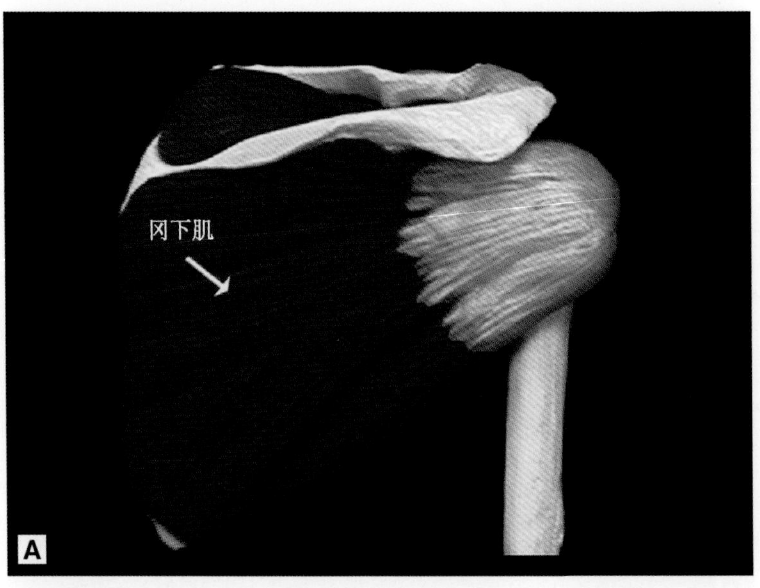

图 4-10

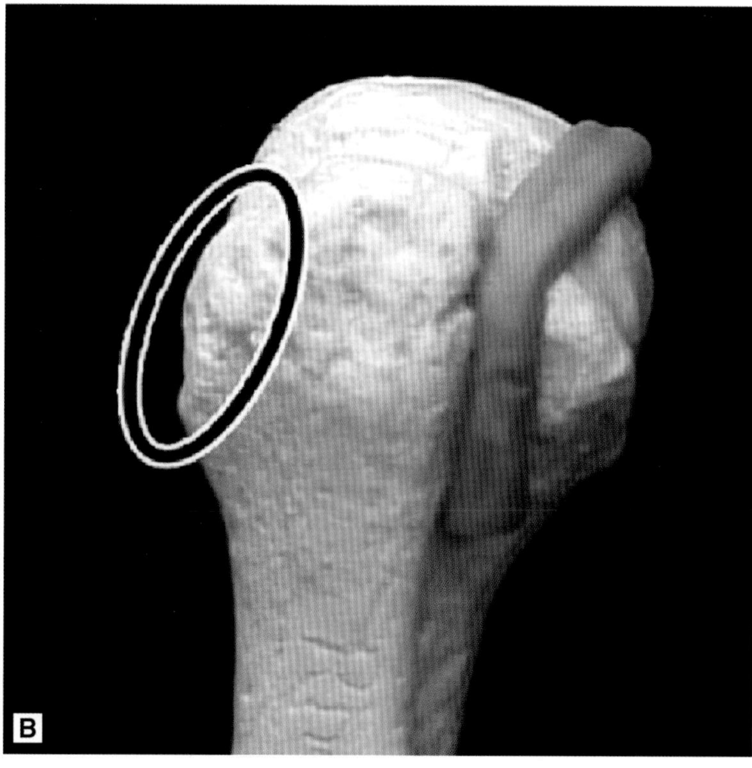

图 4-10

小圆肌起自冈下肌下方，也止于大结节后部，功能是使肩关节外旋（图 4-11A，B）。

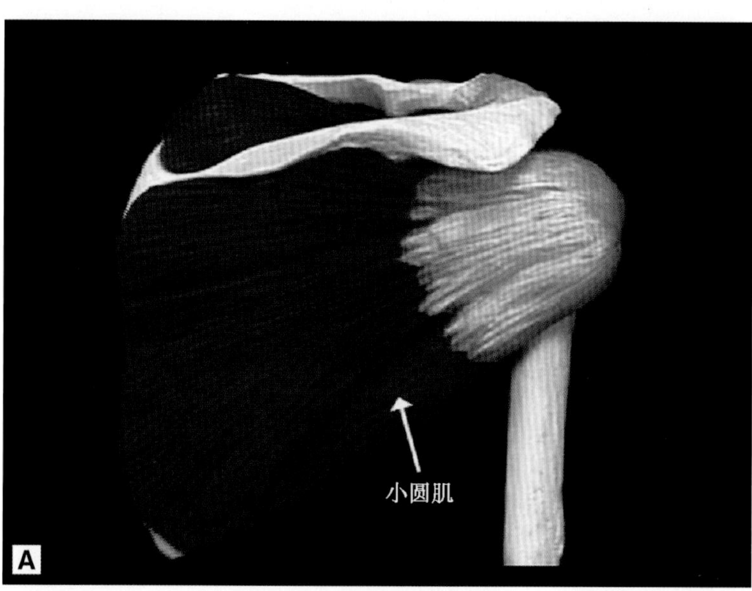

图 4-11

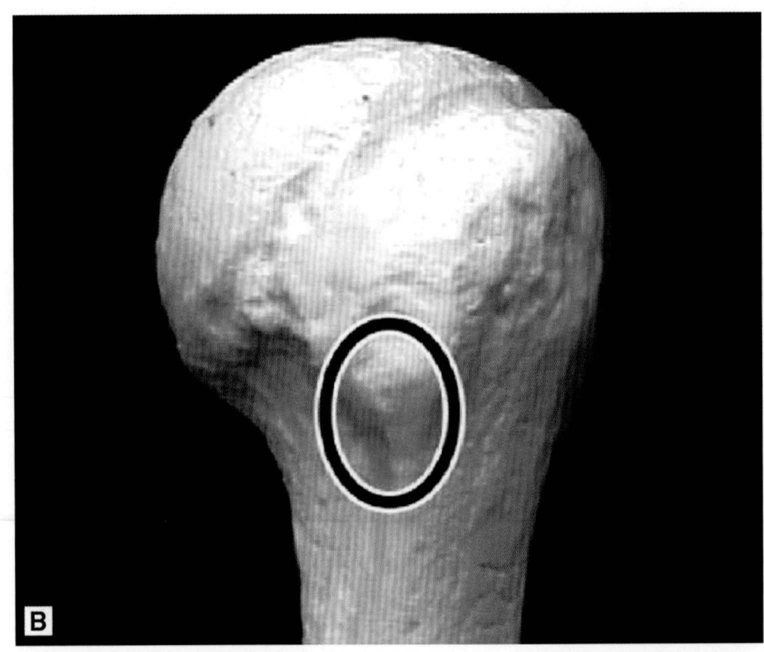

图 4-11

肩胛下肌起自肩胛骨内表面，走行于肱骨头前方，止于肱骨头前部的小结节，功能是使肩关节内旋（图 4-12A，B）。

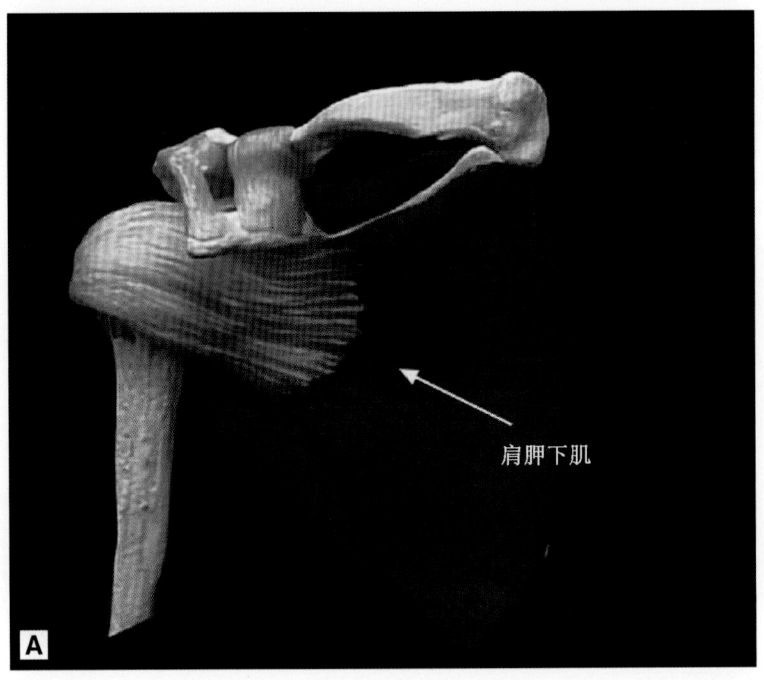

图 4-12

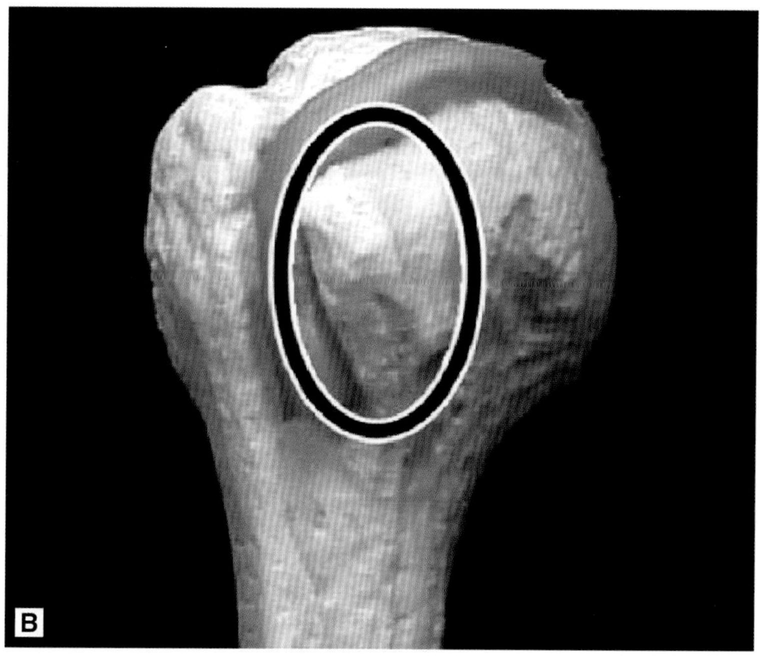

图 4-12

肩袖最重要的功能是稳定肩关节，使肱骨头在肩关节运动时处于关节盂内（图 4-13）。强有力的胸大肌、背阔肌和三角肌提供了额外的支持和稳定。

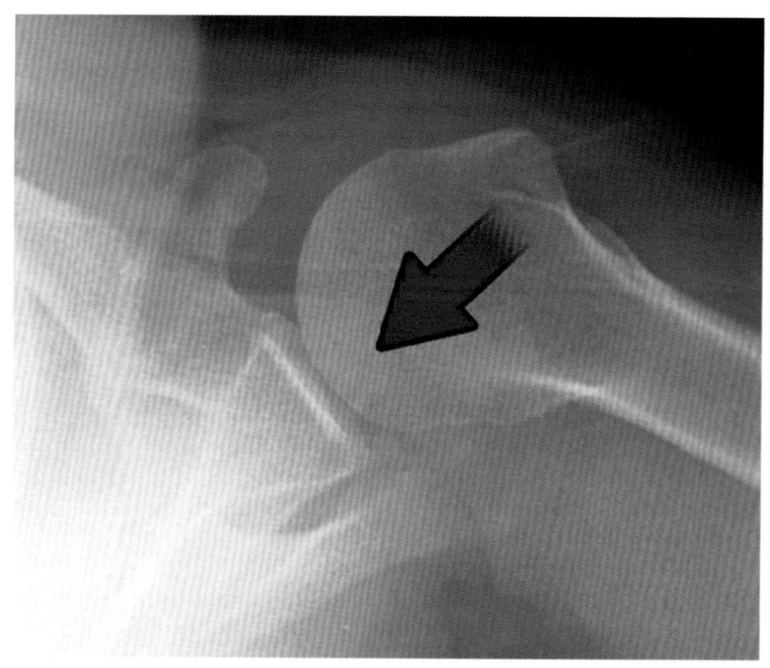

图 4-13

肱二头肌是由两个头组成，可屈肘及旋后前臂。短头（内侧）走行于桡骨近端和喙突之间（图 4-14A，B），长头走行于桡骨近端和关节盂唇上粗隆之间（图 4-15A，B）。

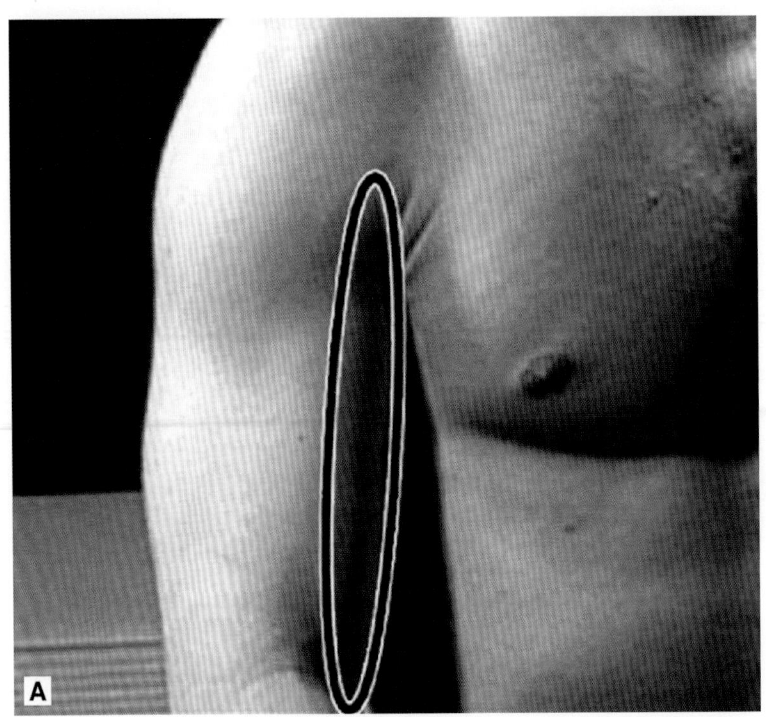

图 4-14

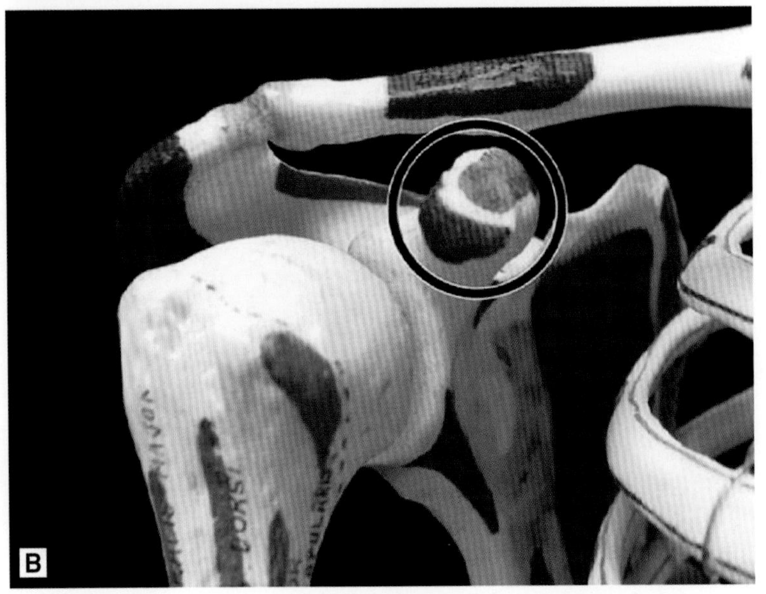

图 4-14

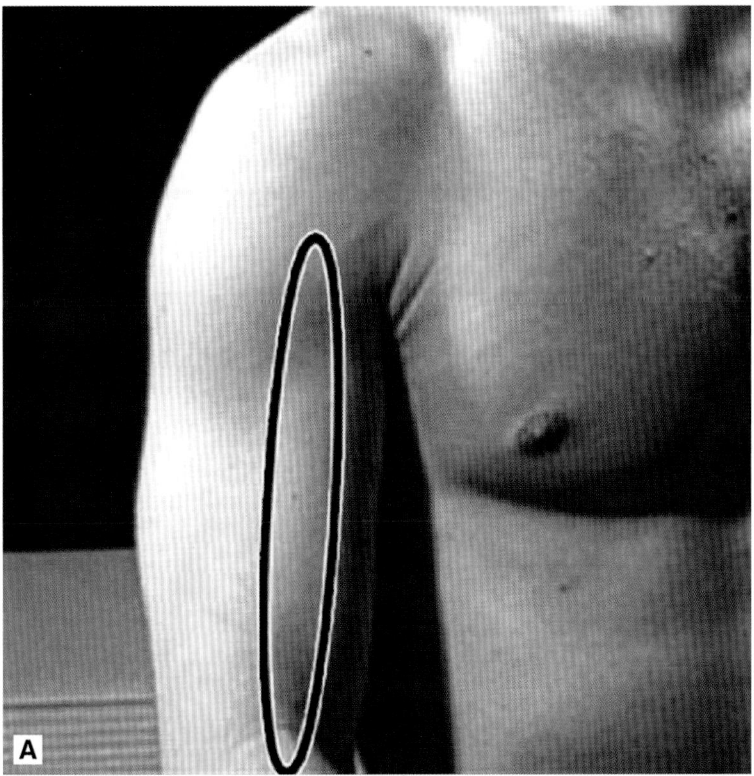

图 4-15

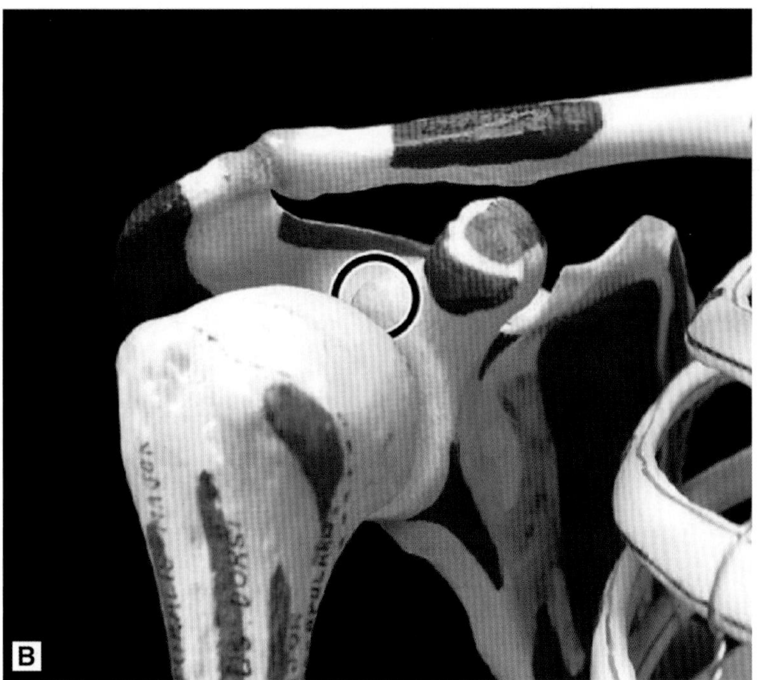

图 4-15

因此，肱二头肌长头腱进入肩关节囊的前方，包绕肱骨头并附着于关节盂唇上，位于关节内。它是一块强有力的前臂旋后肌；同时，也提供了使肱骨向下的力，使肱骨头在上举过程中保持在关节盂内（图 4-16）。

肩部的三个重要软组织结构存在于"骨性三明治"内——肩峰和肱骨头之间（图 4-17）：肩峰下滑囊、冈上肌肌腱和肱二头肌肌腱（图 4-18A、B、C）。每当上肢上举超过 90°，这些组织就会在肩峰和肱骨头之间受到挤压（图 4-19）。重复过顶运动或一些体育运动，特别是游泳、投掷和挥拍类运动，常常引起撞击综合征。从这些解剖学和生理学知识中，我们可以预先推断门诊患者肩部疼痛最常见的三种情况：肩峰下滑囊炎、冈上肌肌腱炎和肱二头肌肌腱炎。

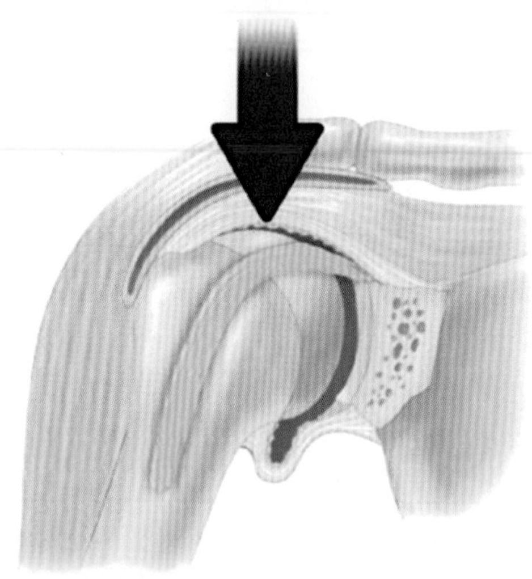

图 4-16 (Modified with permission from Fam AG, Lawry GV, Kreder HJ. Musculoskeletal Examination and Joint Techniques, 1st ed. Mosby/Elsevier 2006, p. 8)

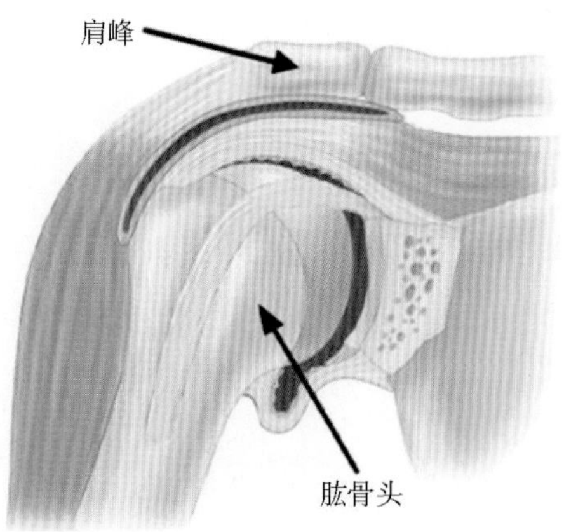

图 4-17 (Modified with permission from Fam AG, Lawry GV, Kreder HJ. Musculoskeletal Examination and Joint Techniques, 1st ed. Mosby/Elsevier 2006, p. 8.)

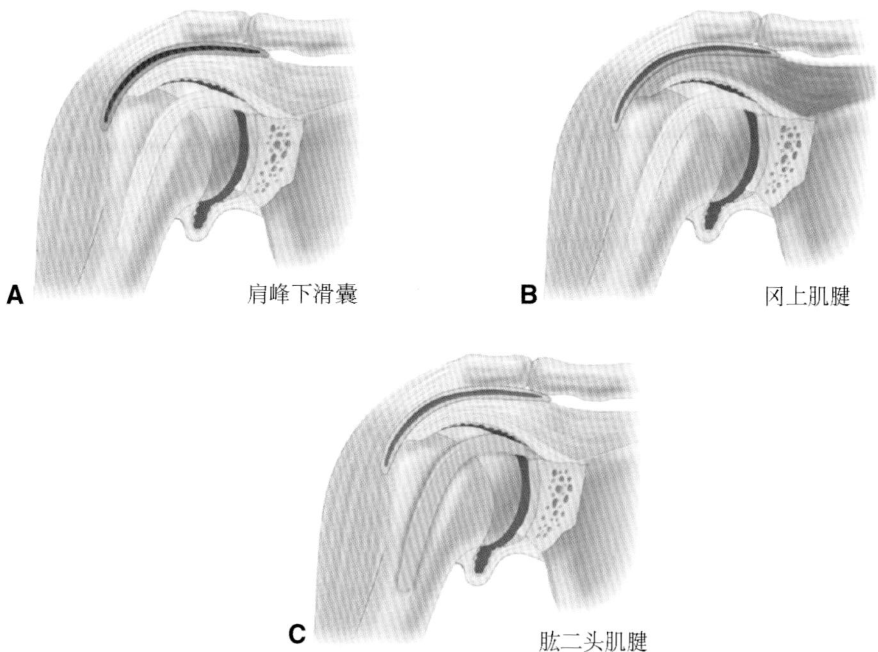

图 4-18 (Modified with permission from Fam AG, Lawry GV. Kreder HJ. Musculoskeletal Examination and Joint Techniques, 1st ed. Mosby/Elsevier 2006,p.8.)

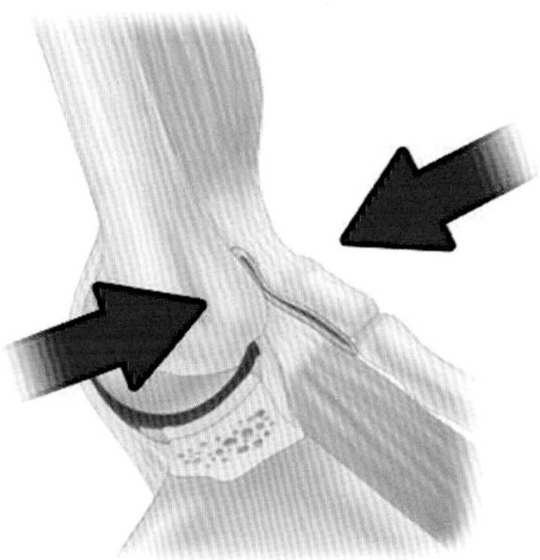

图 4-19 (Modified with permission from Fam AG, Lawry GV, Kreder HJ. Musculoskeletal Examination and Joint Techniques, 1st ed. Mosby/Elsevier 2006,p.8.)

临床病史 在肌肉骨骼检查中采集患者的病史是重要的第一步，对体格检查有重要的指导意义：综合考虑病史进行肌肉骨骼检查有利于做出假设诊断，然后利用体格检查证实或反驳假设诊断。

可以通过 OPQRSTU 进行初始的疼痛评估：O＝Onset 发作，P ＝Precipitating (and ameliorating)诱发(和缓解)因素，Q＝Quality 性质，R＝Radiation 放射部位，S＝Severity 严重程度，T＝Timing 持续时间。这些信息对肩部问题的初步鉴别诊断、缩小诊断范围很有帮助。另外，在评估肩痛方面特别有用的信息还包括年龄、惯用手，职业、娱乐活动，有无重复的上举运动以及是否有肩关节不稳、受伤史或先前存在肩部问题的病史。

检查，概述

患者坐位或站位，从后面观察肩部。检查冈上肌、冈下肌、三角肌。观察上臂抬起和肩胛骨的运动。接下来，观察肩前方。检查三角肌和胸肌。观察三角肌胸大肌间沟。

检查颈椎。通过指导患者将下颌贴近胸部来评估颈椎屈曲；抬头看天花板来评估颈椎伸展；将下颌分别移向两侧肩来评估颈椎左右旋转；将耳朵贴向同侧肩来评估颈椎侧屈。

然后，检查和触诊胸锁关节。检查和触诊肩锁关节。

接下来，触诊肩峰下滑囊外侧三角肌下区，然后触诊肩峰下前侧区。用"冈上肌试验"评估肩外展抗阻的能力。接下来，通过检查肩外旋抗阻来评估肩袖的完整性。检查和触诊肱二头肌肌腱，并评估前臂的旋后抗阻能力。

接下来，检查有无撞击征。评估 Neer 撞击征：一只手固定住肩胛骨同时被动屈曲肩关节。评估 Hawkins 征：将肩关节屈曲、内收并加压内旋。

接下来，通过被动外展、内旋和外旋肩关节来完成盂肱关节的运动评估。如果评估到这个时候已经出现疼痛或自我防护的动作，让患者仰卧完成盂肱关节内旋和外旋的检查。留意患者在外展位被动外旋时出现的停顿。

检查，组成部分

检查 患者坐位或站位，从后面观察肩部。注意皮肤有无皮疹或其他异常；检查有无畸形或休息位的不对称；检查冈上肌、冈下肌是否萎缩(常伴有肩袖肌的病变或肩关节炎)(图 4-20)。

然后，让患者缓慢地将手臂举过头顶，观察肩关节的运动节律、时间和对称性。肩关节上抬(屈曲和外展)是盂肱关节与肩胛骨在胸壁上运动的共同结果，通常为 2∶1的比例。注意有无不对称或关节活动度受限的情况(图 4-21)。

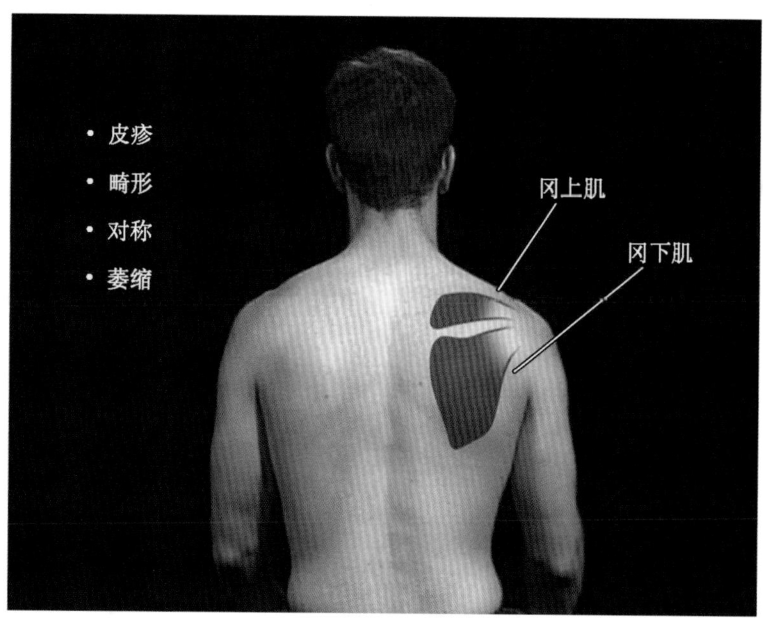

图 4-20

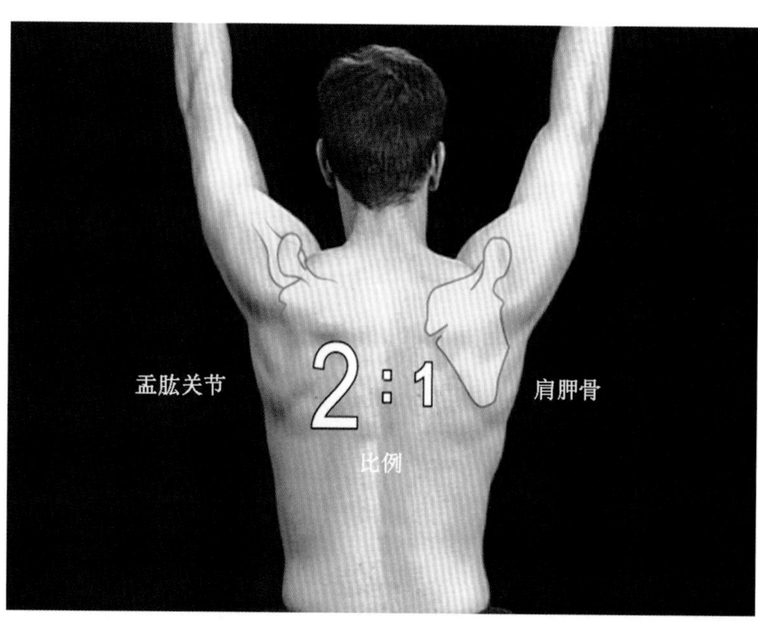

图 4-21

接下来，观察肩部前方，注意有无皮肤异常、畸形或休息位的不对称。检查三角肌或胸肌有无萎缩。检查并对比两侧三角肌胸大肌间沟来评估有无肩关节积液（图 4-22）（盂肱关节积液可能导致正常的三角肌和胸大肌之间的间沟消失）。

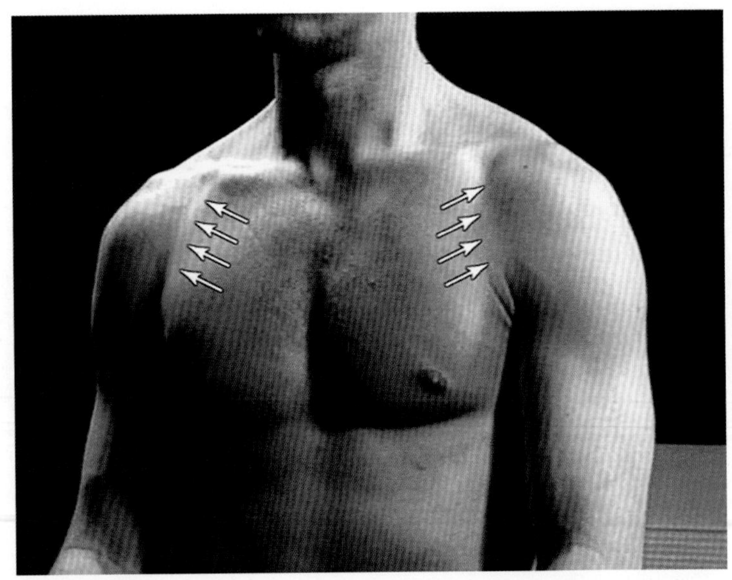

图 4-22

颈椎 接下来，检查颈椎活动度来排查患者肩部症状是否源自颈椎，是否是颈椎导致的肩部放射痛：让患者的下颌去接触胸部来评估颈椎的屈曲活动（图 4-23A）。让患者抬头看天花板来评估颈椎的伸展活动（图 4-23B）。让患者将下颌分别移向两侧的肩膀来评估颈椎的左右旋转活动（图 4-23C）。让患者的耳朵分别贴向两侧的肩膀来评估颈椎的侧屈（或侧弯）活动（图 4-23D）。

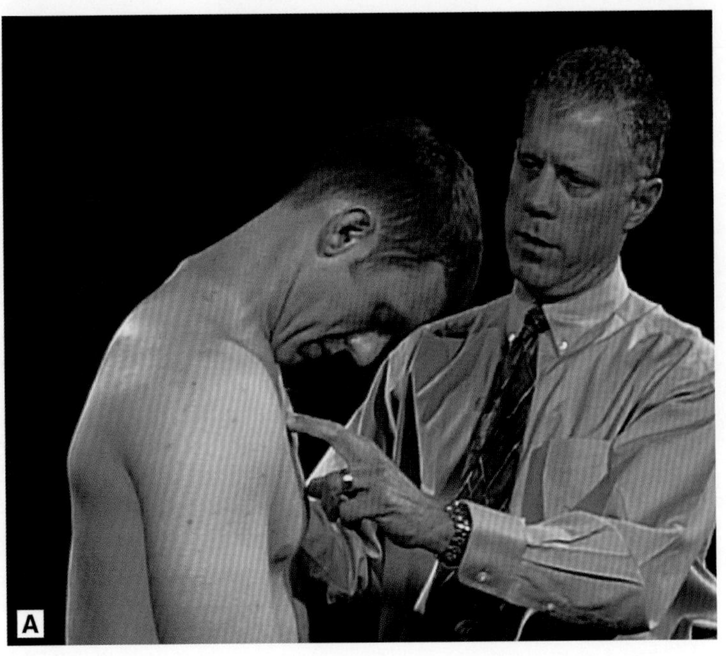

图 4-23

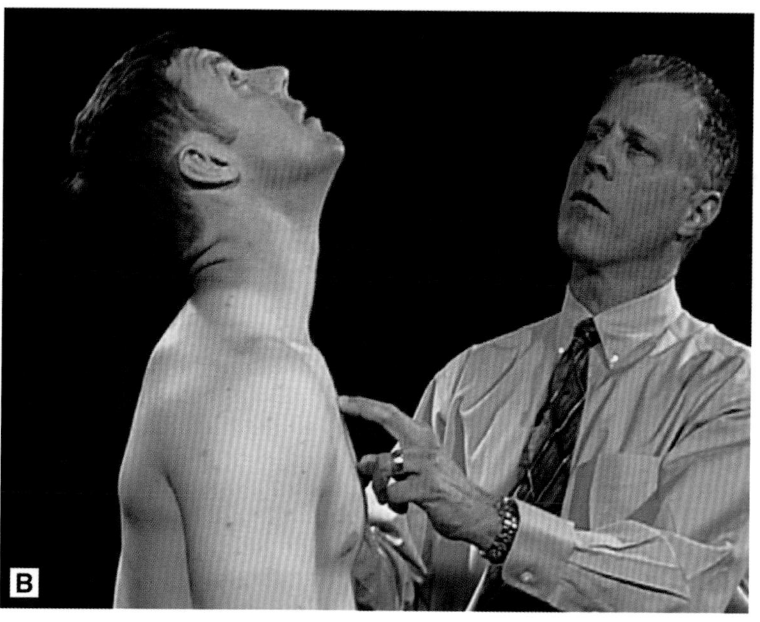

图 4-23

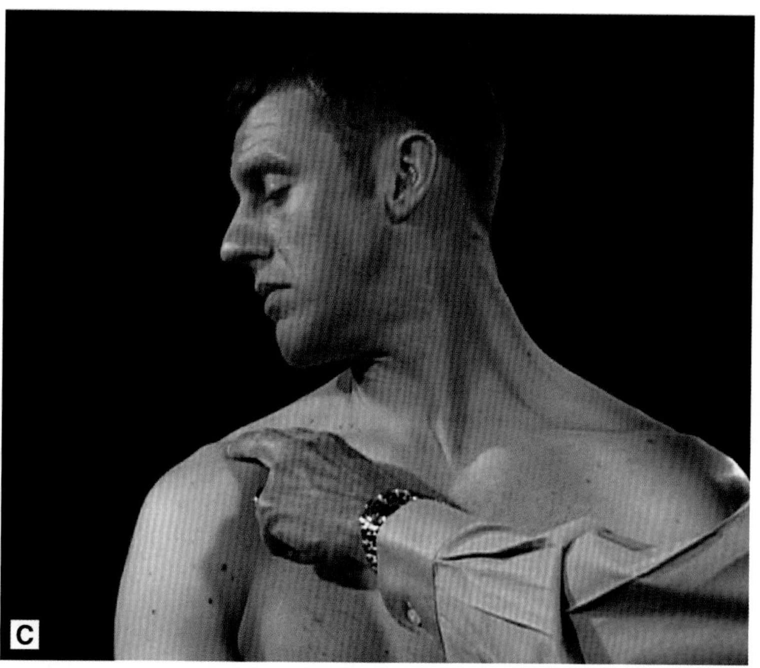

图 4-23

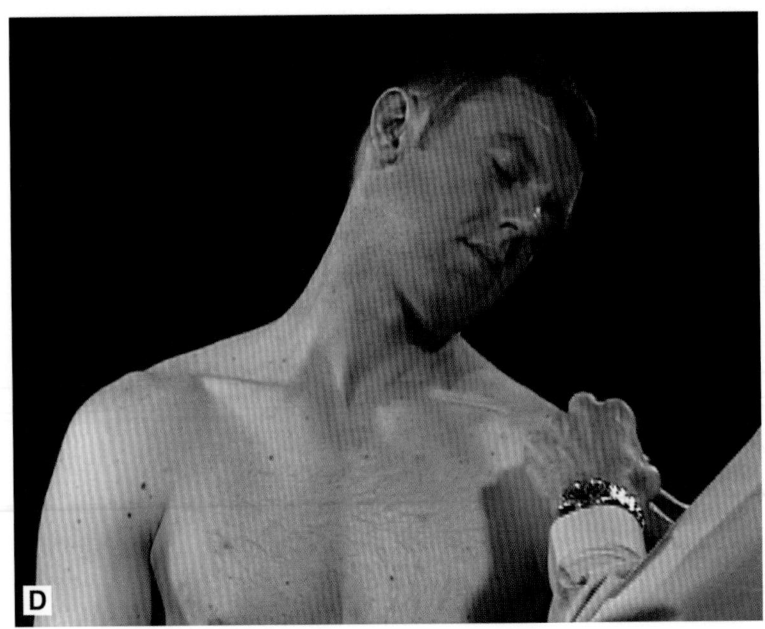

图 4-23

胸锁关节 接下来，观察肩前方。检查胸锁关节(SC)有否存在肿胀或不对称。示指或中指触诊颈静脉切迹，然后轻轻向外滑动(<1cm)可触及胸锁关节线(图 4-24)。关节位于皮下，锁骨近端和胸骨柄的上外侧是很容易被触及的骨性标志，注意这里有无压痛或肿胀。

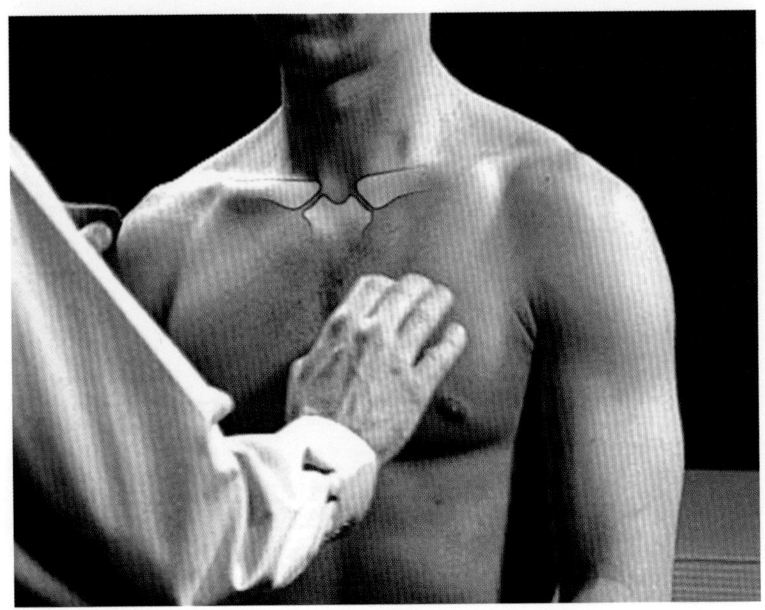

图 4-24

肩锁关节 接下来，检查肩锁关节(AC)有无不对称或肿胀。在肩膀后外侧缘找到肩峰后角(图 4-25A)(无论是大体重还是肌肉发达的人，这个骨性的“角”都是很容易被触到的)，一旦确认，向前方移动手指找到肩峰外侧缘(图 4-25B)，然后用示指和中指按压肩部顶端(大约在肩峰外侧缘内侧 2cm 处)，触诊肩锁关节。

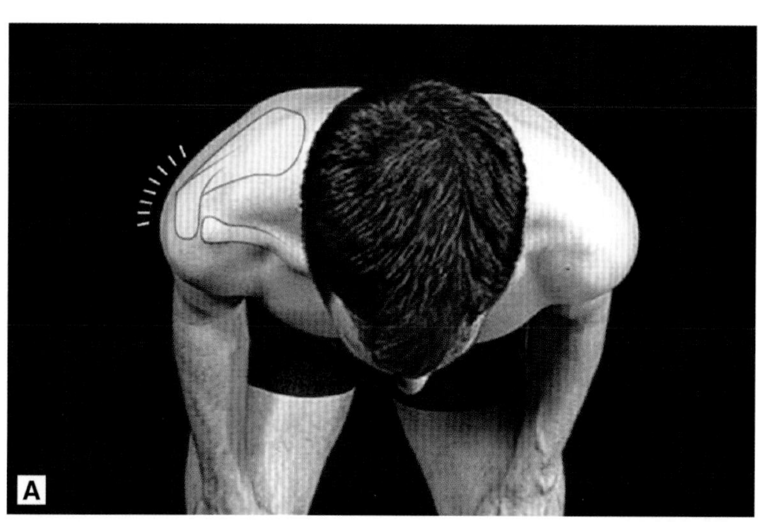

图 4-25

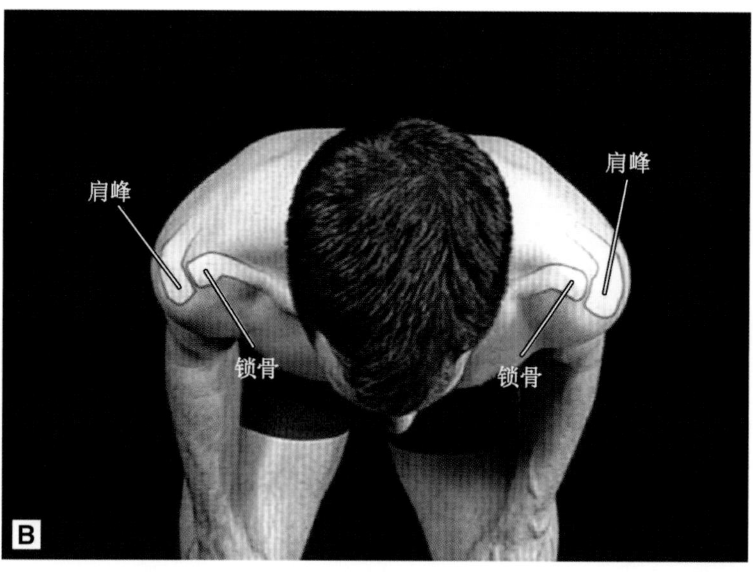

图 4-25

肩锁关节可以通过以下两种方法来更精确地定位:第一种,确定肩胛冈的位置。定位冈上窝,并沿着肩胛冈的上侧缘触诊直到感受到肩峰的外侧。此时,手指即触到肩锁关节线的后侧。继续向前触诊,可触及肩锁关节的正上方(图 4-26)。

第二种方法,沿锁骨远端前侧触诊,感受锁骨远端和肩峰前方连接处的凹陷。此时,手指即触及肩锁关节线的前方(图 4-27A)。让患者把手放在髋部,肘指向身后,使肩关节伸展并使肩锁关节的前侧打开,帮助确定关节线的位置(图 4-27B)。检查者继续触诊上方和后方,可触及肩锁关节(图 4-27C)。

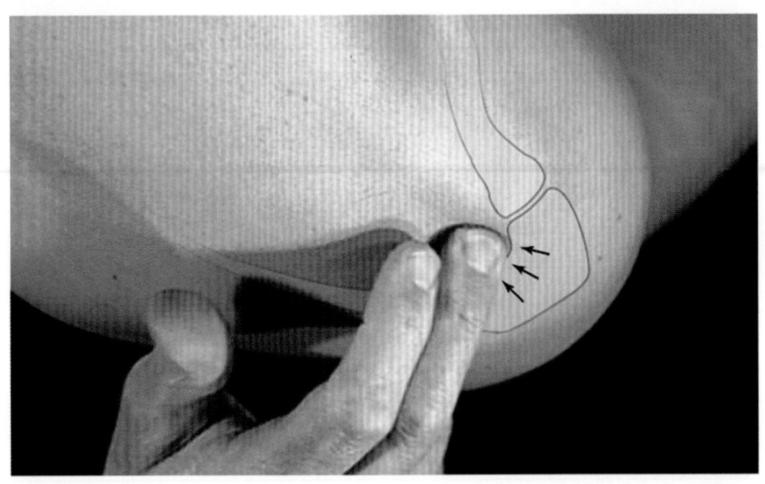

图 4-26

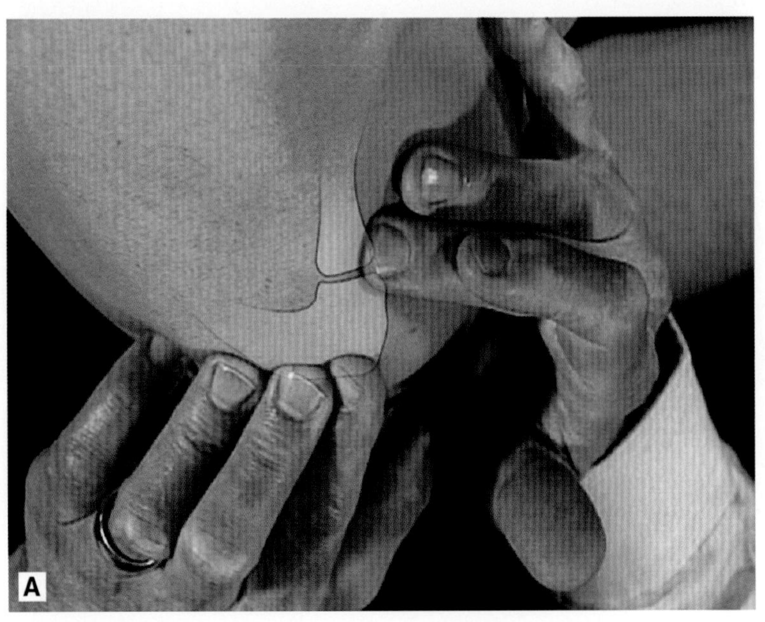

图 4-27

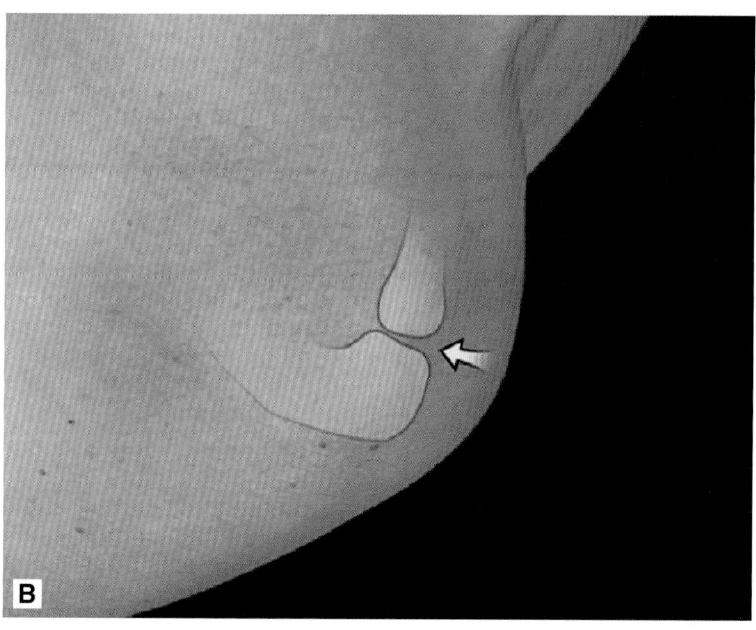

图 4-27

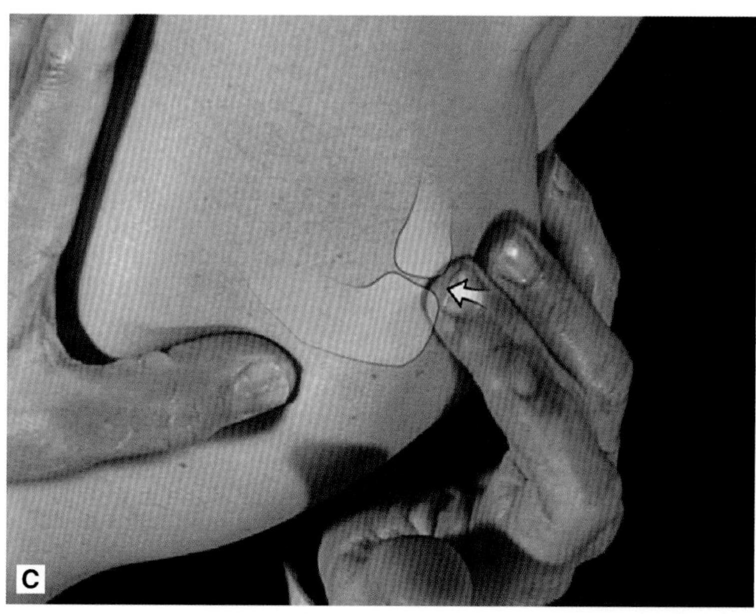

图 4-27

依据病史和局部有无压痛可判断肩锁关节有无异常。此外，若怀疑肩锁关节病变，可以通过被动内收手臂至胸前来验证：若肩峰与锁骨远端挤压可引起疼痛。来源于肩锁关节的疼痛通常症状出现在肩关节上方，很少或者基本不会放射至其他部位。

（任何可观察到或可触及的骨突通常都是锁骨远端或锁骨远端的骨刺）。

三角肌和肩峰下滑囊　患者的上臂处于休息位，触诊肩峰下方到外侧缘，评估三角肌下方有无压痛。这个区域的压痛提示有三角肌下滑囊炎（图 4-28A）。接下来，让患者双手置于髋部，肘部指向身后。这个动作使肩关节伸展，暴露出肩峰下滑囊的上部和前部（图4-28B），并

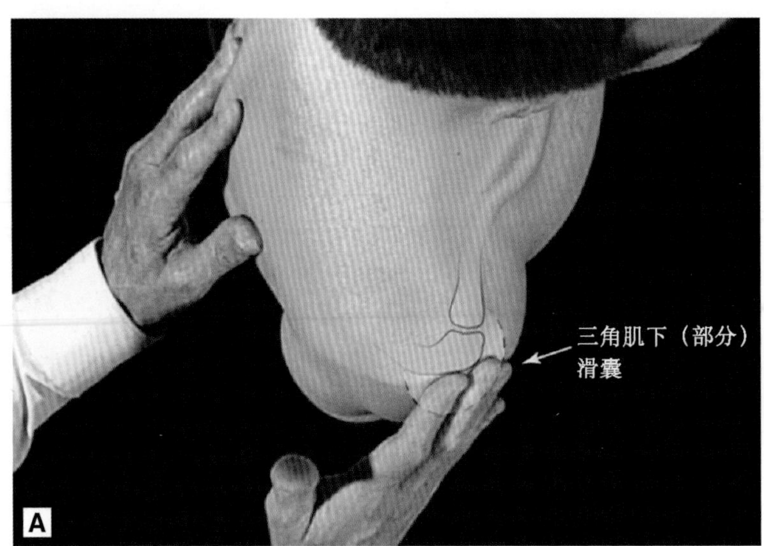

图 4-28

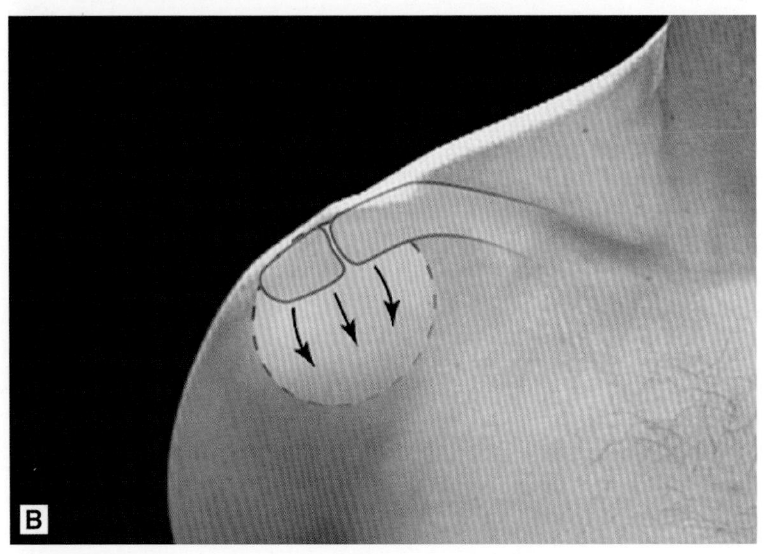

图 4-28

向肩峰下滑囊前部施加压力，肱骨头恰好位于其后，注意有无压痛（虽然滑囊炎的临床特征一般是明显的，但可见或可触及的三角肌下和肩峰下滑囊肿胀是非常少见的）。

冈上肌和冈下肌肌腱　通过检查冈上肌和冈下肌来评估肩袖的疼痛或无力。

让患者在肩胛平面内（肩关节外展 70°～80°、水平内收 30°）肘关节完全伸展（图 4-29A），然后翻转手，使人拇指指向地板（就好像倒空罐子或杯子里的水）。嘱咐患者手臂保持在这个位置，同时检查者向肘部施加向下、向内的压力（图 4-29B）。

这个动作使冈上肌肌腱（肩袖上方）受到牵拉，被称为“冈上肌试验”。试验中注意有无疼痛或无力。冈上肌肌腱炎相关的疼痛通常向下放射到三角肌、肩部前外侧到肱骨中段（图 4-29C）（冈上肌无力提示可能存在肩袖撕裂。如果抗阻试验出现疼痛，那么应最大限度地避免冈上肌的力量评估，以防发生继发性疼痛）。

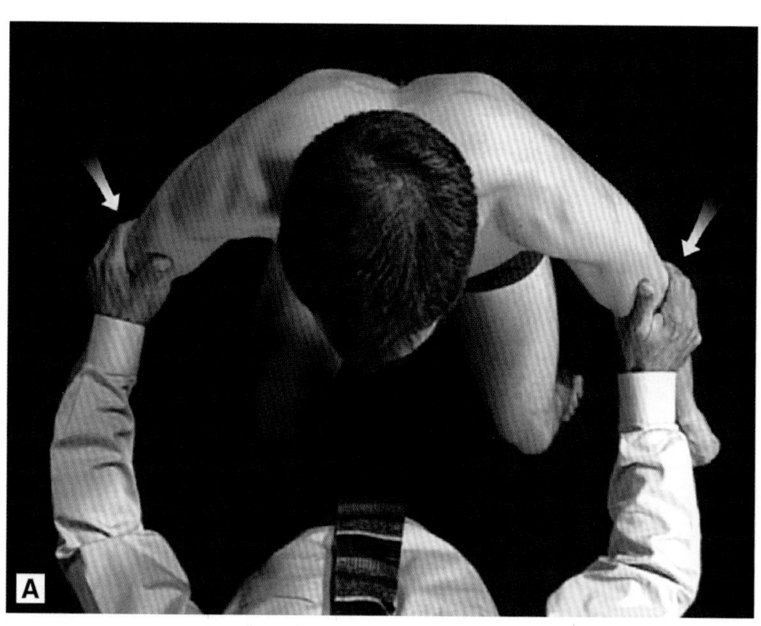

图 4-29

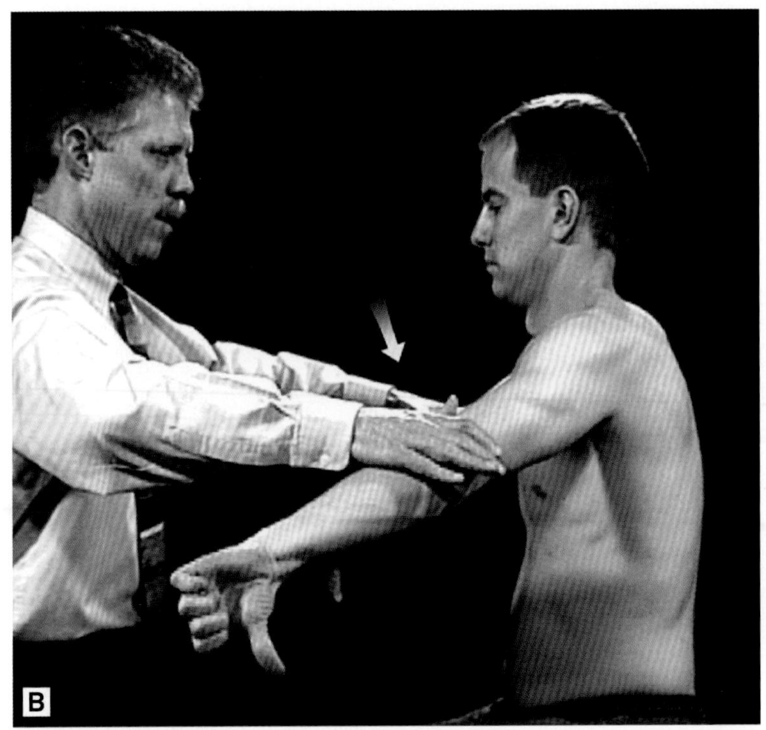

图 4-29

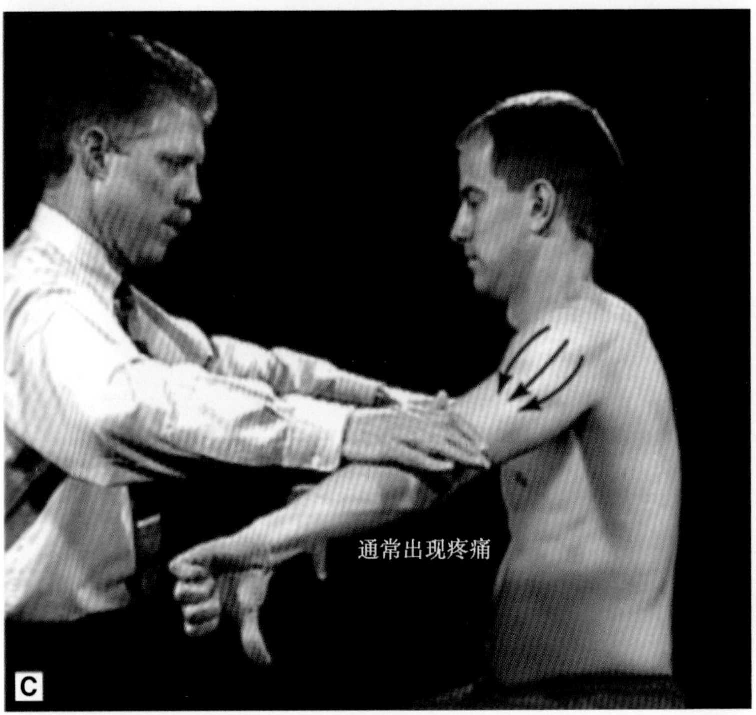

图 4-29

将患者上臂置于体侧，肘屈曲 90°，前臂向前。检查者给患者前臂远端施加向中间的压力，让患者抵抗。对抗外旋时无力强烈提示有肩袖撕裂或退行性变（图 4-30）（对抗外旋可牵拉到冈下肌和小圆肌肌腱，有助于检查肩袖的完整性。有临床意义的肩袖撕裂通常累及冈上肌纤维，并使冈下肌和小圆肌处于机械力学功能不良的状态）。

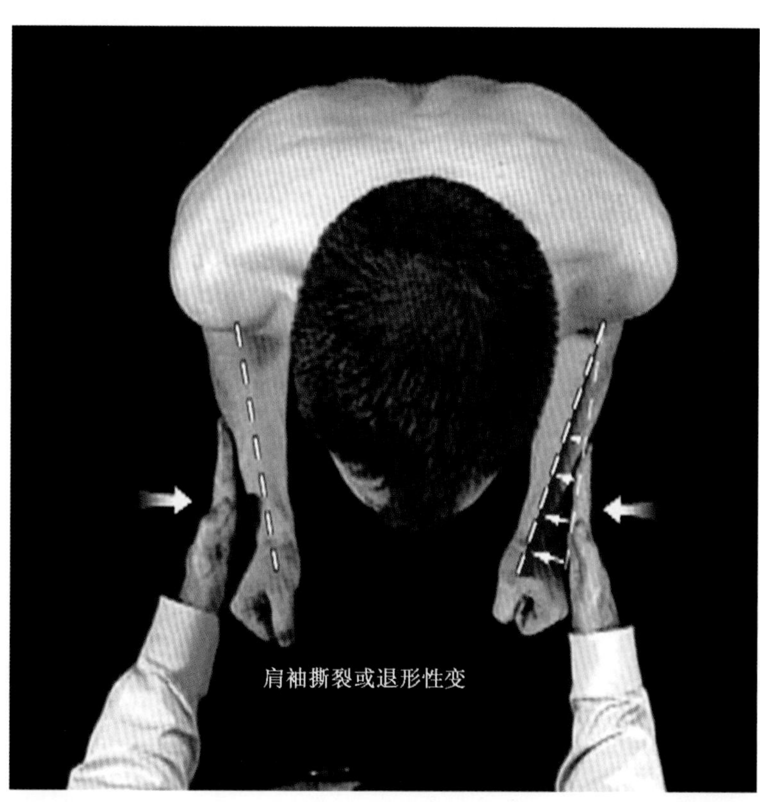

图 4-30

肱二头肌肌腱　接下来,检查并触诊肱二头肌肌腱。肱骨结节间沟垂直走行于肱骨头表面前方(图 4-31A),检查者的手指沿着肱二头肌移到肱骨头,以此定位肱二头肌肌腱。然后,找到喙突(图 4-31B)。在喙突水平,触诊肱骨头前方,将触诊的手指直接放于肱骨结节间沟上(图 4-31C)。当触诊到肱骨结节间沟时,许多正常、无炎症的肱二头肌肌腱也会出现压痛,一定要双侧对比评估压痛的差异。肱二头肌肌腱的压痛,提示可能有肌腱炎,需要用另一种方法来确诊,排除按压导致的疼痛。

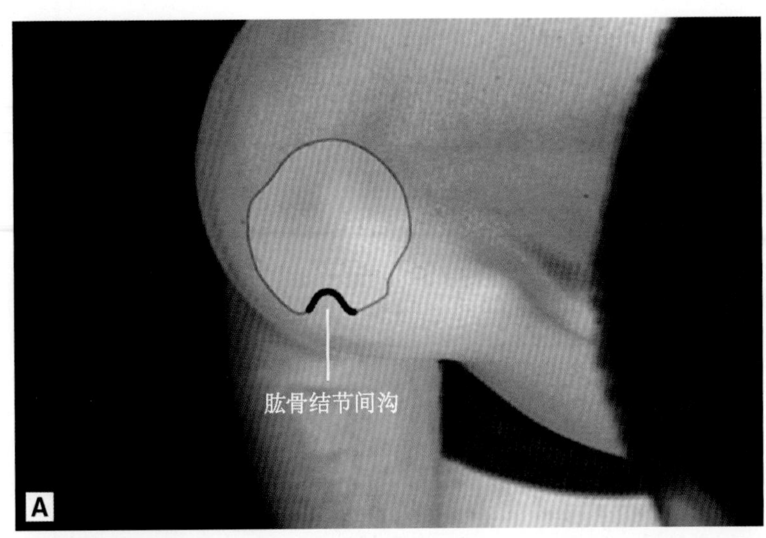

图 4-31

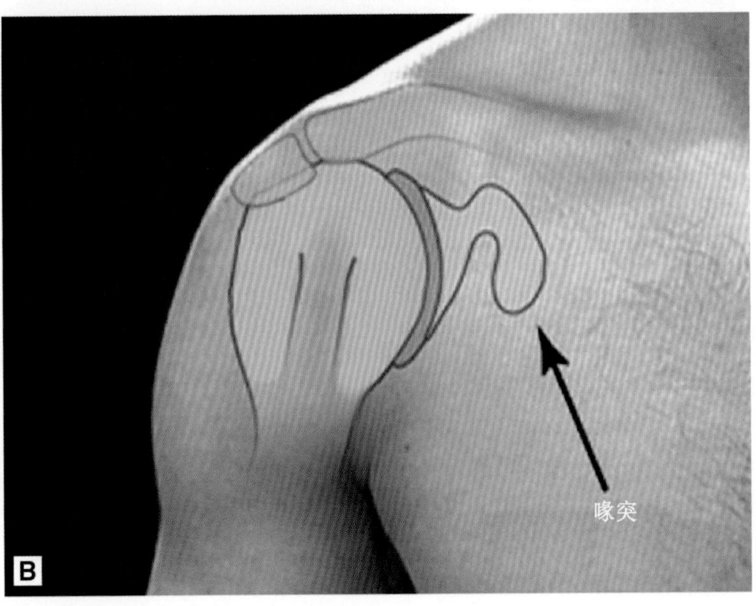

图 4-31

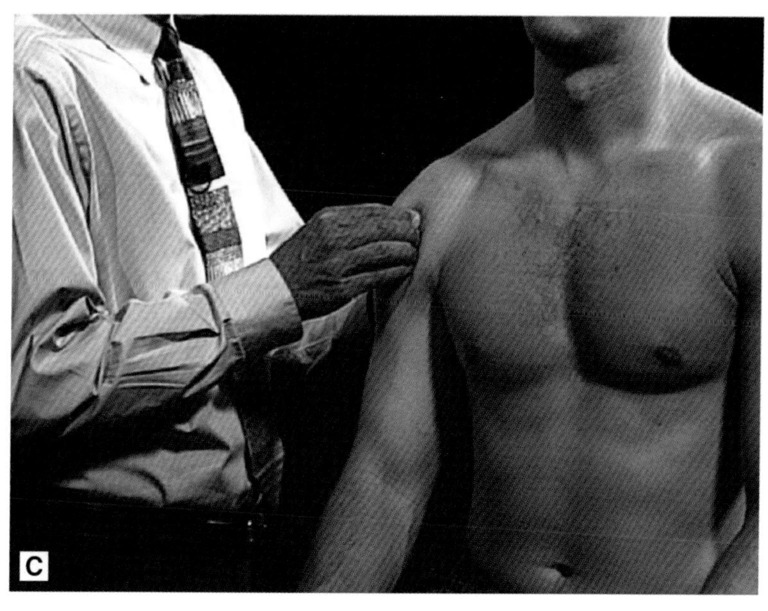

图 4-31

让患者前臂抗阻旋后，对肱二头肌肌腱产生牵拉，从而评估肱二头肌肌腱炎。患者掌心向上，检查者将患者的手握于自己的同侧手中（用右手握患者的右手，反之亦然），并用另一只手给予患者手背和手腕一定的支持，避免对患者的手指产生不必要的挤压（图 4-32A，B）。

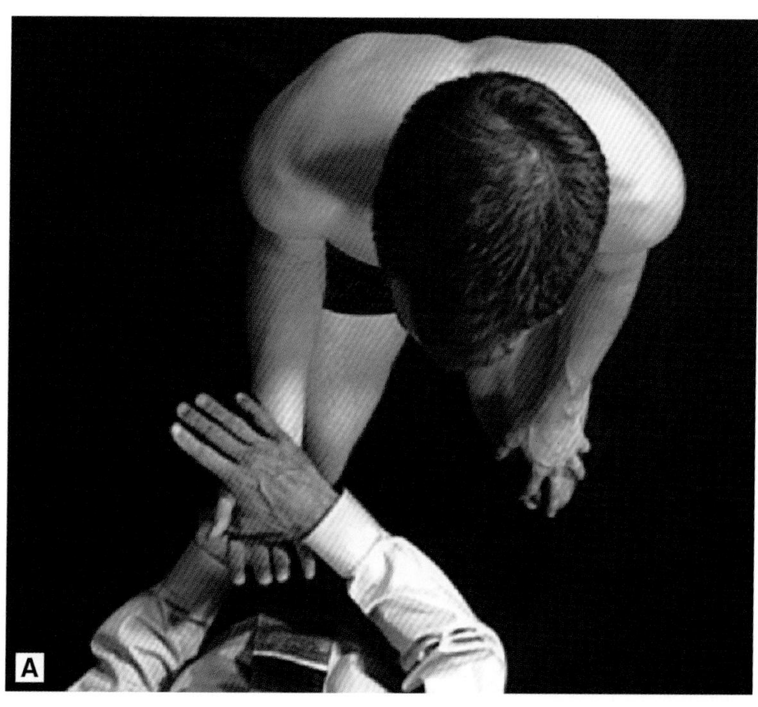

图 4-32

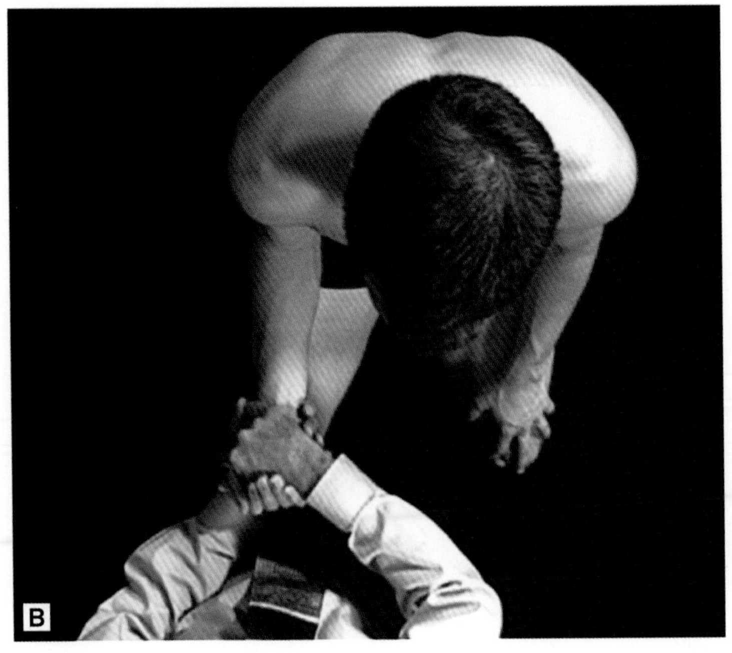

图 4-32

施力时让患者的手旋前(手掌向下),同时指导患者"让您的手保持平放,不要让我把它翻过来"(图 4-33A,B)。

这个动作称为 Yerguson 试验。如果肱二头肌肌腱存在炎症,此试验呈阳性,产生的疼痛正好在肱骨结节间沟上方 (图 4-33C)。

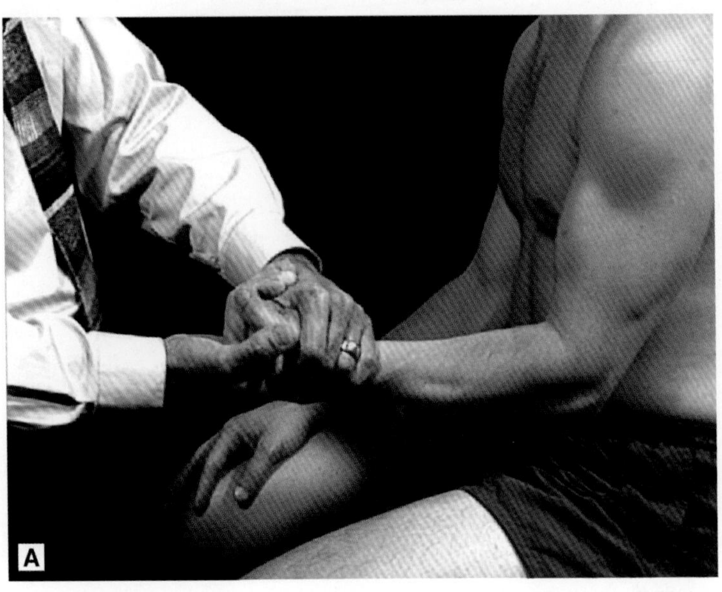

图 4-33

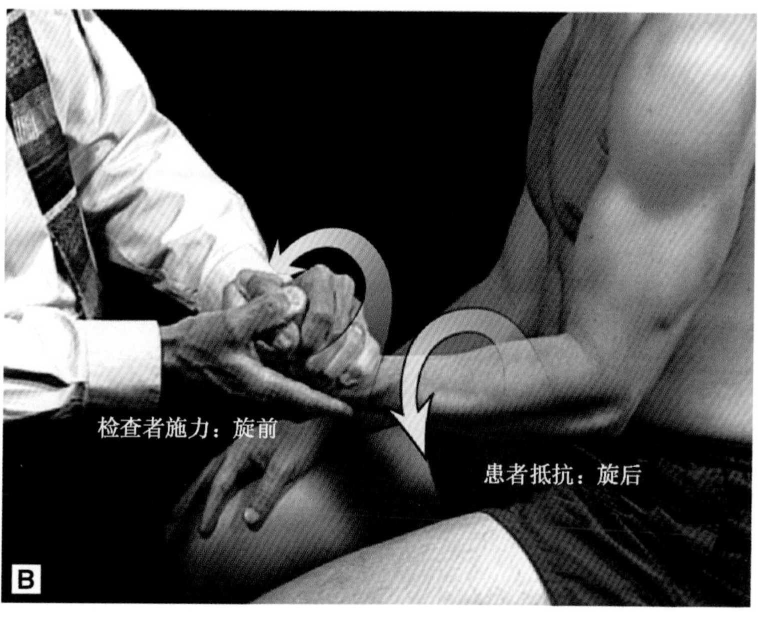

图 4-33

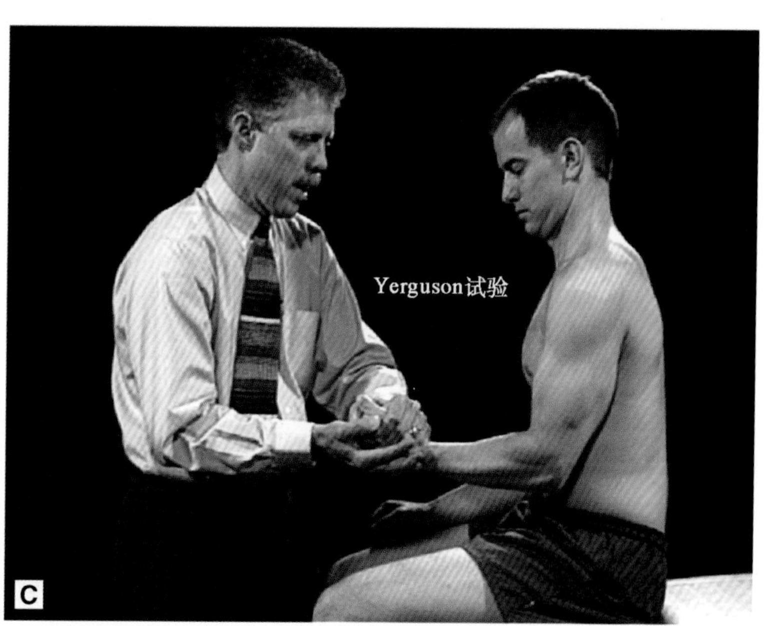

图 4-33

Neer **撞击征**　一只手放在肩峰顶部以稳定肩胛骨，另一只手抓住患者前臂(图 4-34A)。患者手臂放松，手掌向下，肩关节被动屈曲，手臂举过头顶(图 4-34B)。这个动作使肱骨大结节与肩峰前下表面相靠近，同时挤压肩袖上方(冈上肌腱)止点附近(图 4-34C)。注意有无疼痛或压痛。若产生疼痛，即被认为检查阳性，通常向下放射到三角肌和肩前外侧到肱骨中段的水平，提示肩袖可能有炎症、劳损或撕裂的情况（图 4-35）。

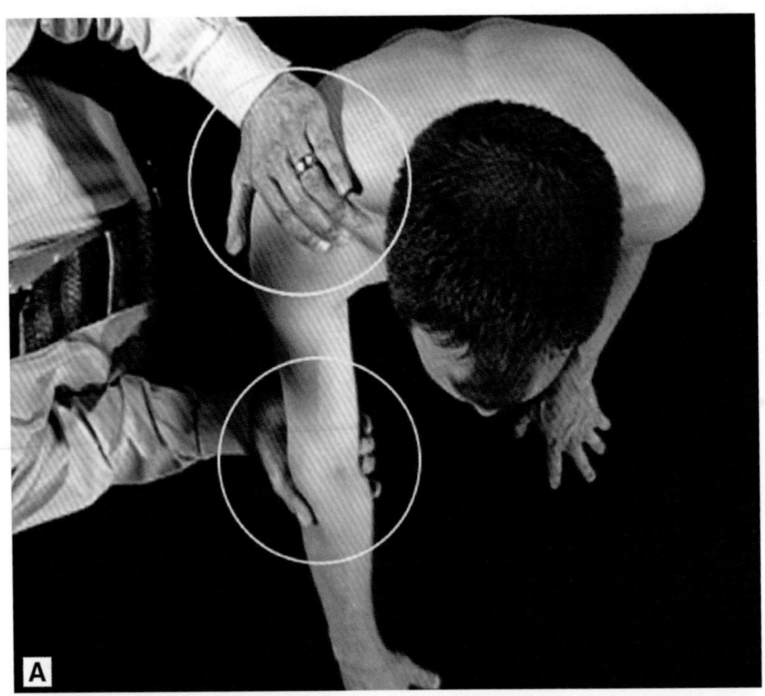

图 4-34

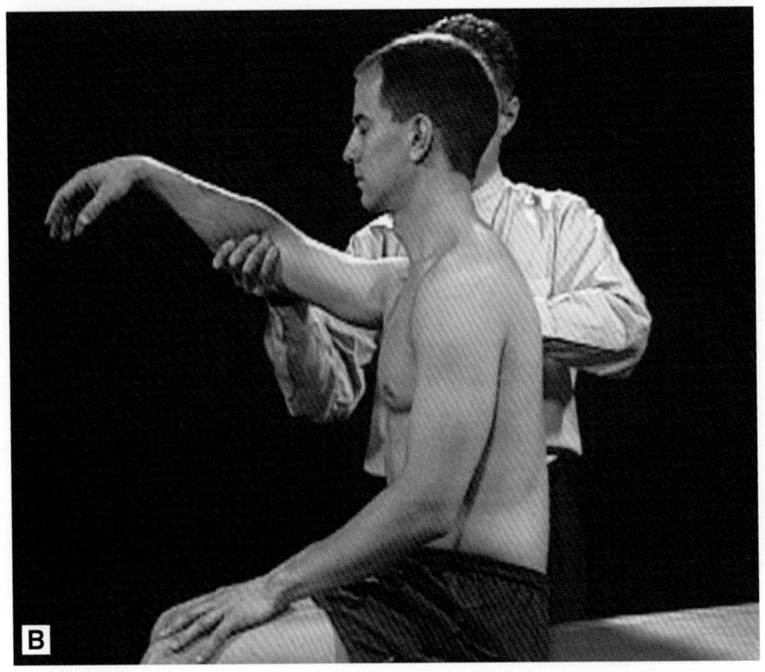

图 4-34

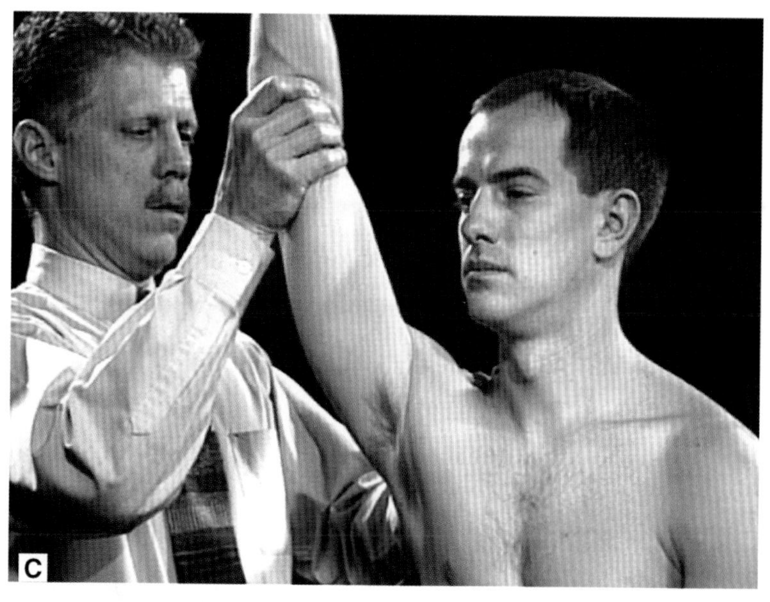

图 4-34

有盂肱关节炎的患者可能存在疼痛，且被动屈曲时活动度受限。因此“阳性”撞击征是否有意义，最终应该在完成盂肱关节活动度全面评估后得出结论。

将一只手置于患者肩峰上以稳定肩胛骨是非常重要的，这样可以感受到盂肱关节被动屈曲活动的终末端（和肩胛胸壁活动的起始）（图 4-34A）。若在盂肱关节达到正常屈曲活动度120°之前，肩胛骨出现早期运动即能被感受到。

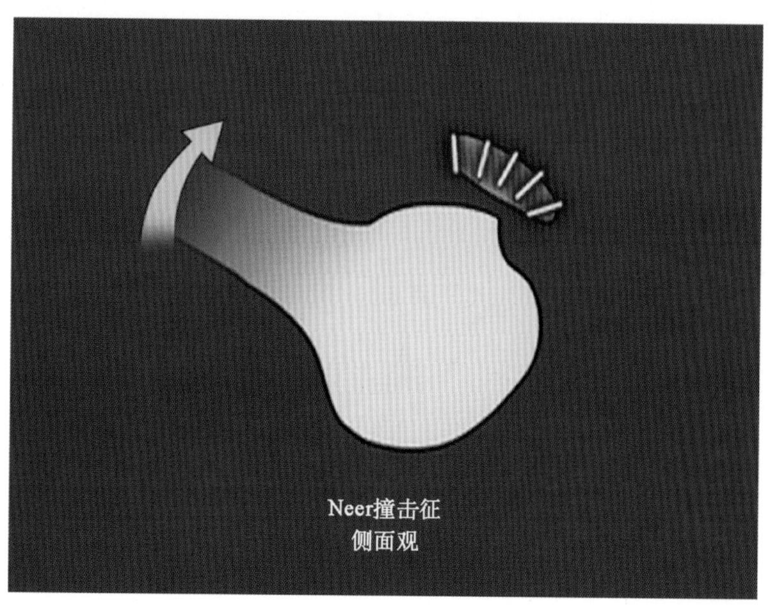

图 4-35

Hawkins 撞击征 将一只手置于患者的肩峰顶端以稳定肩胛骨。被动屈曲肩关节至 90°，并把肘关节屈曲 90°，使前臂平行于地面（图 4-36A）。

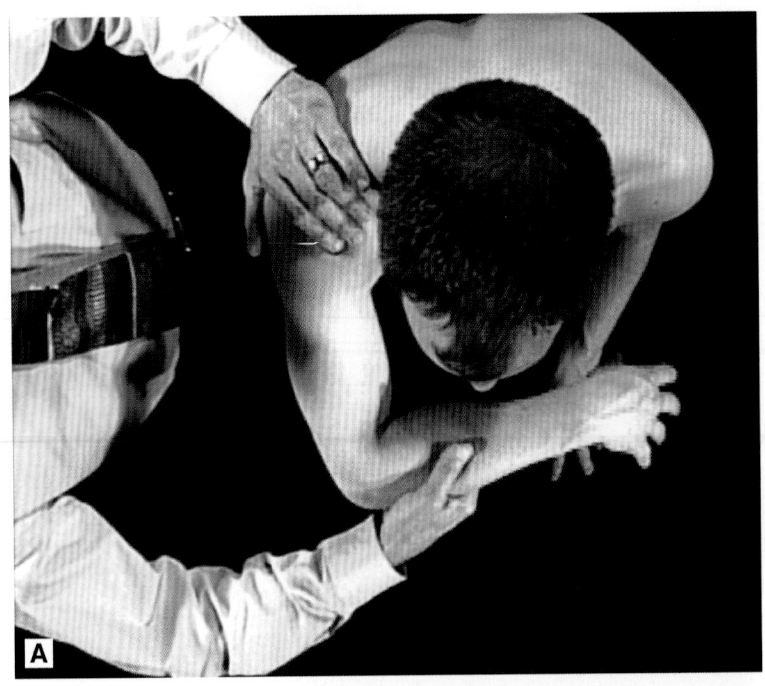

图 4-36

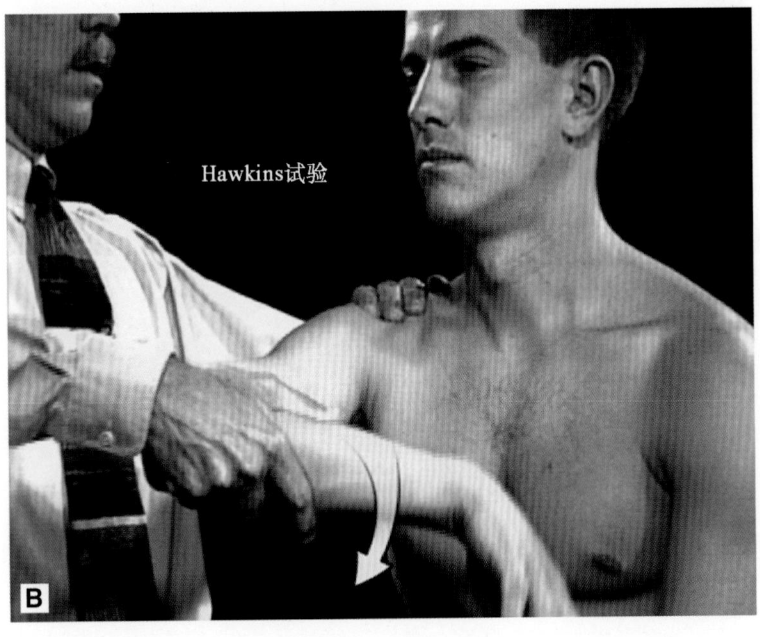

图 4-36

接下来，让患者手指向地面使肱骨内旋（图 4-36B）。这个动作使大结节靠近喙肩韧带的前下表面，挤压肩袖上方（冈上肌腱）止点附近（图 4-36C）。注意有无疼痛或压痛。

Neer 试验和 Hawkins 试验都有助于诊断撞击征，且是互补的，提示喙肩弓两个不同区域的挤压导致的疼痛。

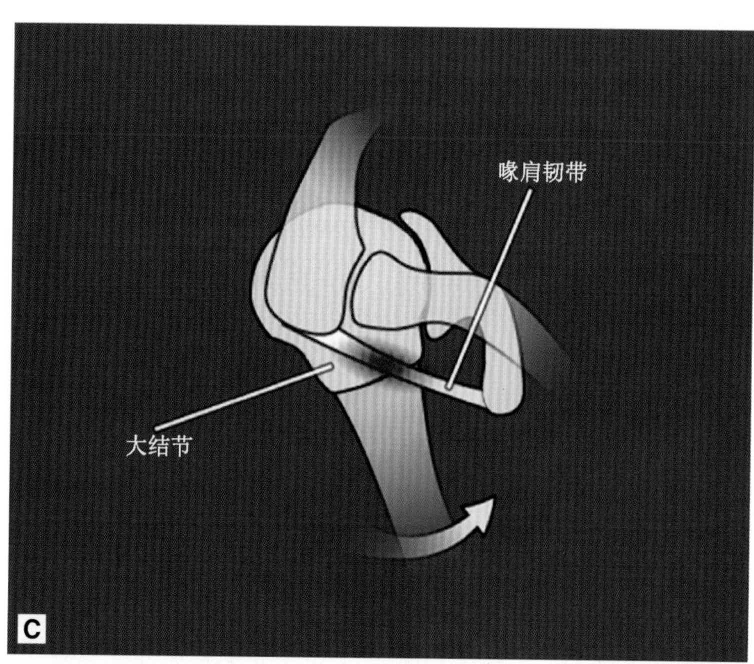

图 4-36

盂肱关节活动度:坐位

屈曲:肩被动屈曲在之前评估 Neer 撞击试验时已经评估(不需要重复)。

外展:将一只手放在患者肩峰顶端以稳定肩胛骨,被动外展肩并举过头顶(图 4-37A)。

握着患者前臂或肘部远端,在抬高上臂的同时,可以轻轻地摇动患者手和手腕,利于手臂放松,注意有无疼痛,并粗略估计关节活动度(图 4-37B)。被动外展时的疼痛最常见于撞击征继发的肩峰下结构的炎症、异常的盂肱关节(关节炎)或关节囊挛缩(肩周炎)。

将一只手置于患者肩峰上以稳定肩胛骨是非常重要的,这样可以感受到盂肱关节被动外展活动的终末端(和肩胛胸壁活动的起始)(图 4-37A)。如果在盂肱关节达到正常外展活动度 120°之前,肩胛骨出现早期运动即能被感受到。

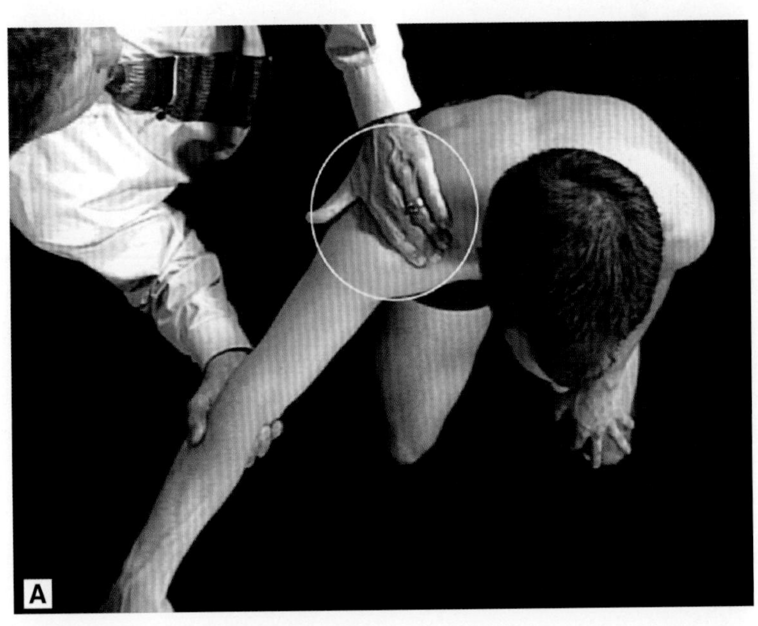

图 4-37

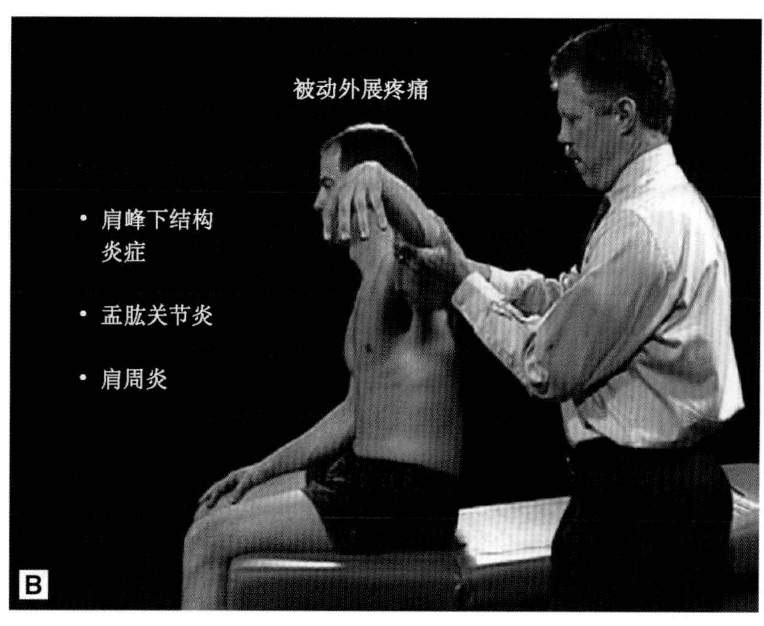

图 4-37

内旋:上臂外展至 80°(只是短暂的撞击),肘关节屈曲至 90°。轻柔地移动前臂指向患者的脚,从而评估盂肱关节的内旋活动。若出现肩峰的活动或肩胛骨的任何早期运动,都提示盂肱关节活动度的减少。同时注意有无疼痛,并粗略估计关节活动度(在外展位,正常内旋角度应达到 80°)(图 4-38A,B)。

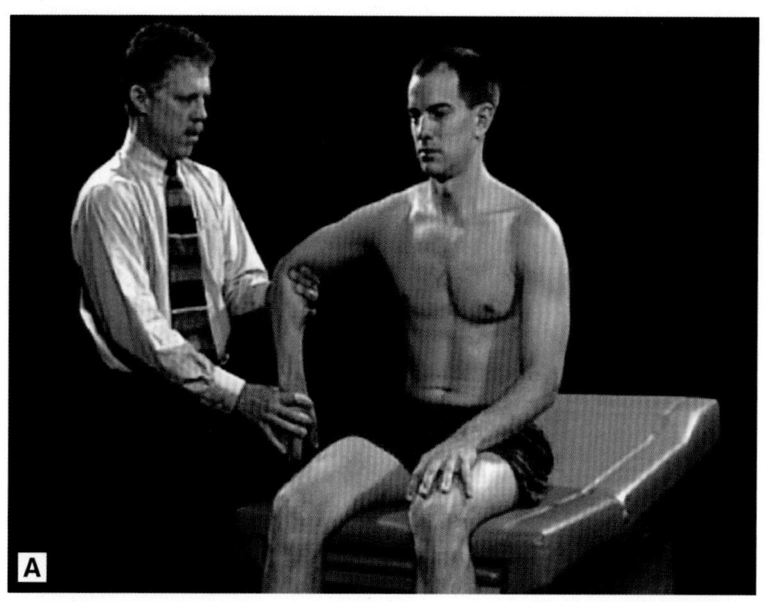

图 4-38

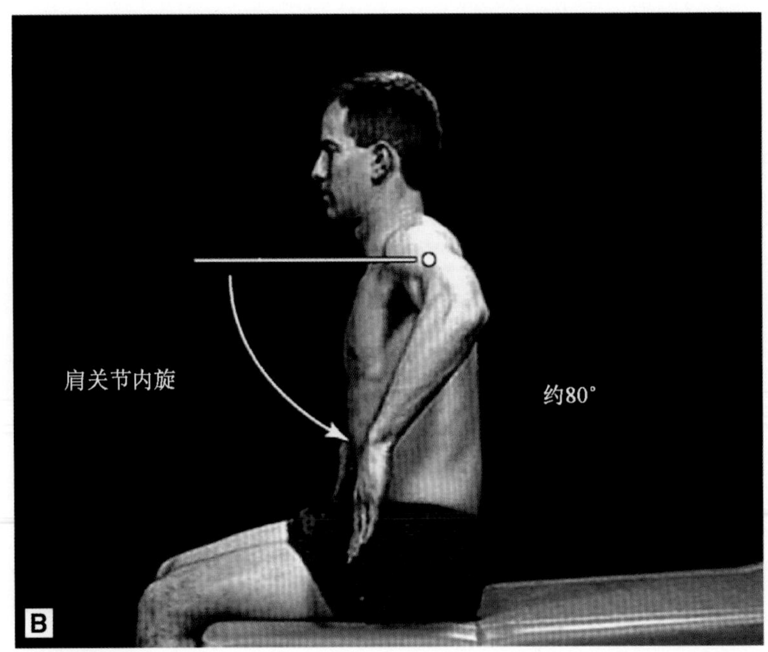

图 4-38

外旋:使肩回到外展位,前臂向前。通过轻柔缓慢地移动前臂指向患者头部来评估盂肱关节外旋活动。一样要注意有无肩峰的活动以及肩胛骨的任何早期运动。同时注意有无疼痛,并粗略估计关节活动度。在外展位,正常外旋角度应达到 90°(图 4-39A,B)。

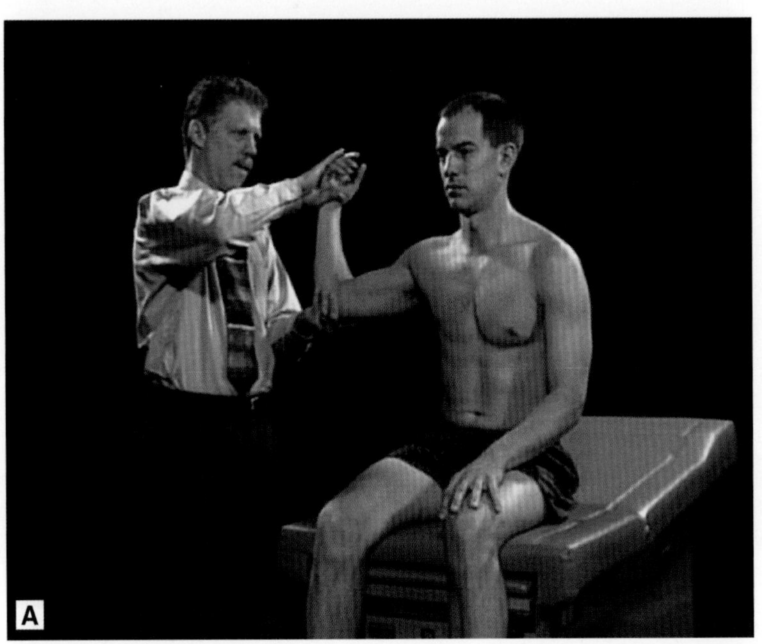

图 4-39

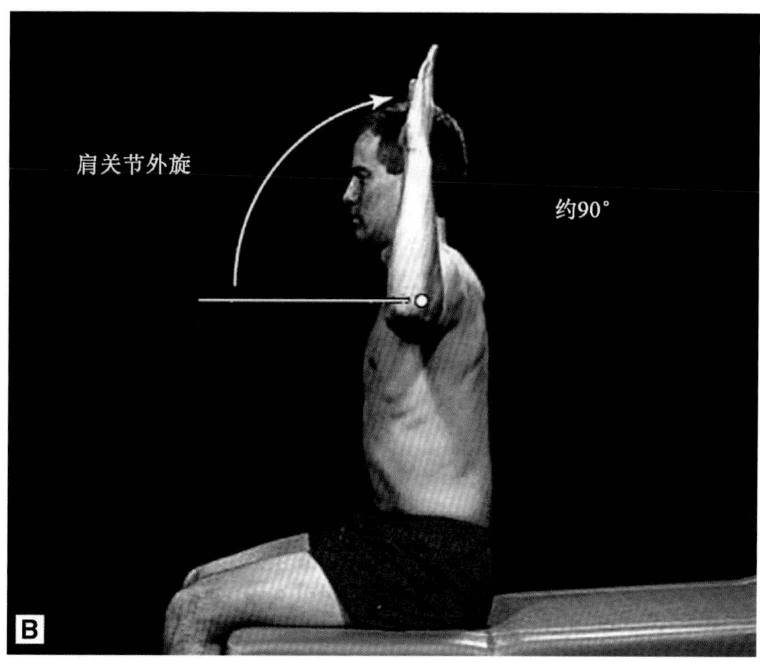

图 4-39

前向不稳试验 此外,在进行被动外旋检查时,可以同时评估肩关节的前向稳定性。前向不稳或前脱位的患者通常会在被动外旋过程中要求检查者停止(或抓住检查者的手),因为患者在这个位置会产生恐惧感(图 4-40)。这个动作,称为"恐惧试验",阳性提示有前向不稳,可以在坐位或仰卧位进行。

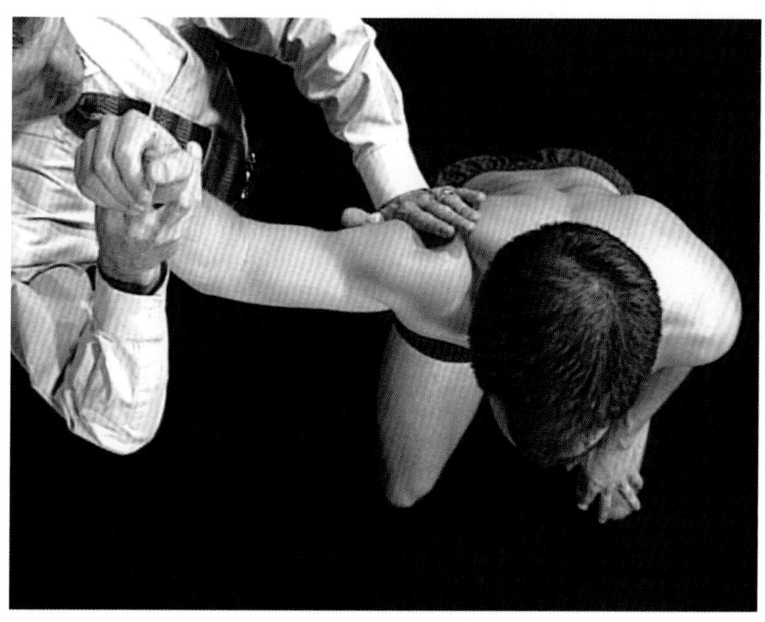

图 4-40

盂肱关节活动度：仰卧位，在坐位下，评估患者肩内旋或外旋时，如果出现疼痛或恐惧，应让患者仰卧位完成盂肱关节的运动评估（图 4-41A）。

评估内旋与外旋的技术与坐位下所用的技术相同（图 4-41B，C）。

仰卧位，患者更容易放松。检查床能够固定住肩胛骨，且内外旋的角度更加直观。

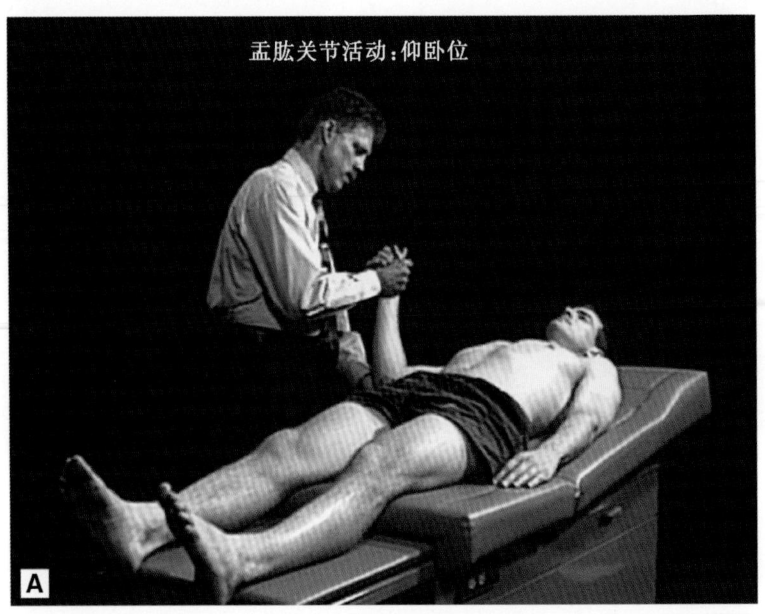

图 4-41

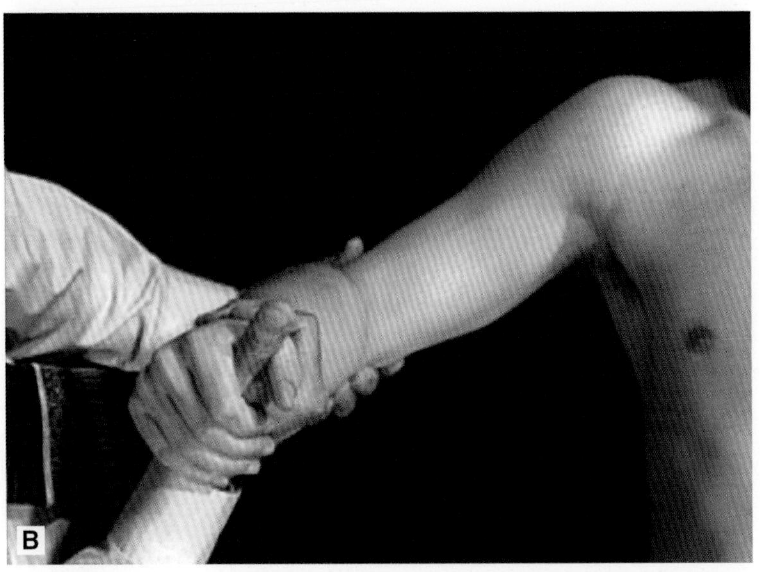

图 4-41

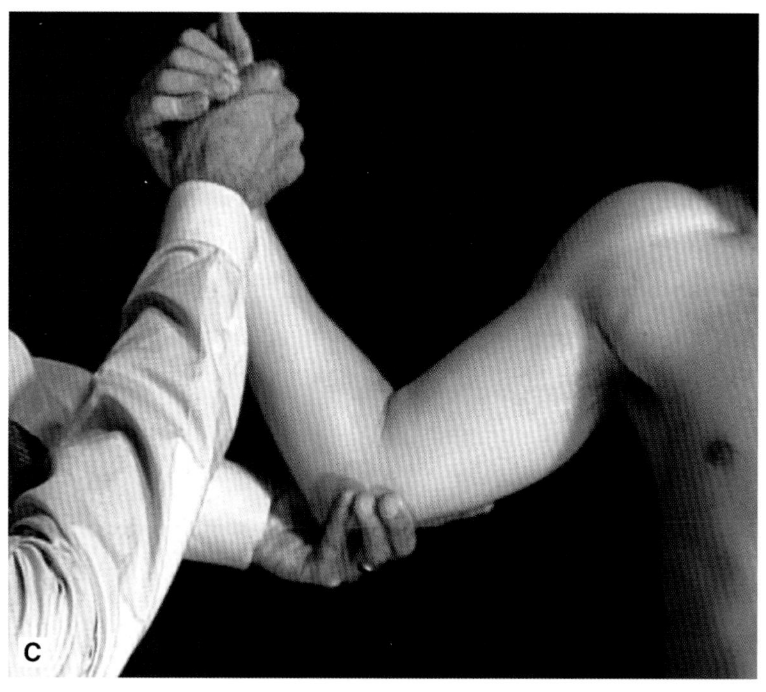

图 4-41

在恐惧征阴性的情况下，盂肱关节的活动受限（特别是外旋）有助于诊断盂肱关节炎或肩周炎。盂肱关节全范围活动（屈曲、外展、内外旋）受限的患者最常见的疾病是盂肱关节炎和肩周炎。

仅根据临床体格检查，通常无法鉴别这两种疾病。需要一个肩部的 X 线平片（两个视图）来做出最后的诊断。肩周炎 X 线平片正常，而盂肱关节炎的 X 线片显示关节间隙缺失、骨质增生、硬化、破坏等。

肩关节肌肉骨骼局部检查
练习项目列表

坐位

后侧观察

____检查冈上肌、冈下肌和三角肌

____观察上臂和肩胛骨的主动运动

从前面观察

____检查三角肌和胸肌

____观察三角肌胸大肌间沟

____检查颈椎活动度

____检查并触诊胸锁关节

____检查并触诊肩锁关节

____触诊三角肌下外侧区/滑囊

____触诊肩峰前下区/滑囊

____肩关节抗阻外展:冈上肌试验(空罐)

____肩关节抗阻外旋:肩袖的完整性

____检查并触诊肱二头肌肌腱

____前臂抗阻旋后:Yerguson 试验

____ Neer 撞击征:肩关节被动屈曲

____ Hawkins 撞击征:肩关节被动屈曲,内收和加压内旋

坐位或仰卧位

____肩关节屈曲:已经在 Neer 试验时检查

____肩关节外展

____肩关节内旋

____肩关节外旋:检查恐惧征

如果检查一直处在疼痛或自我防护中,则让患者仰卧位来评估盂肱关节的运动

肩关节常见问题

- 撞击
- 肩峰下滑囊炎
- 冈上肌/肩袖肌腱炎和肩袖撕裂
- 肱二头肌肌腱炎
- 肩周炎(冻结肩)
- 盂肱关节炎
- 肩锁关节炎
- 颈椎放射痛
- 不稳

撞击征：手臂前屈和外展超过 90°（过顶运动，投掷等）时将导致肩峰下滑囊、肩袖上方（冈上肌肌腱）和肱二头肌（长头）肌腱受压。这三个软组织结构夹在肱骨头（骨）、肩峰（骨）和喙肩弓（韧带）三者之间，受到反复的挤压，导致炎症。这种撞击会导致三种肩关节最常见的门诊问题：肩峰下滑囊炎、冈上肌肌腱炎、肱二头肌长头肌肌腱炎。

肩峰下滑囊炎：肱骨大结节与肩峰之间的肩峰下滑囊受到反复的挤压可导致急性或慢性炎症。手臂上举超过 90°（撞击位置）时会产生疼痛，且常向下放射至上臂（三角肌区）到肱骨中段。

冈上肌腱炎/肩袖肌腱炎和肩袖撕裂：体育运动、重复性活动相关的职业和过度使用性损伤可能导致炎症、微小或巨大的肩袖撕裂。由于它的血供和所在位置（肩峰下），冈上肌腱是肩袖肌腱炎最好发的部位。尤其是在主动或抗阻外展时常诱发疼痛，常常放射至上臂（三角肌区域）到肱骨中段。

急性或慢性肩袖撕裂通常包括冈上肌（最常见）和冈下肌（少见）肌腱。

肱二头肌肌腱炎：由于部分肌腱走行于关节内（进入肩关节囊，通过肱骨结节间沟，走行于肱骨头顶部，并附着于关节盂唇的上缘），肱二头肌长头肌腱（像肩峰下滑囊和冈上肌腱一样）受到肩峰下撞击。肩屈曲和前臂旋后时通常在肱骨结节间沟前方产生疼痛。

因为肱二头肌短头位于关节外，所以很少出现临床症状。

肩周炎（冻结肩）：肩周炎是指进行性（疼痛或无痛）的整体肩关节活动度减小。最常继发于创伤、肩关节滑囊或肌腱炎、脑卒中，还可能并发于糖尿病。在各个平面内被动（检查者发起的）活动度减少，可能是疼痛（早期）或无痛（晚期）的。肩部的 X 线平片是正常的。

盂肱关节炎：盂肱关节炎通常表现为弥漫性钝痛，疼痛不适，主动和被动活动受限。盂肱关节肿胀，有可能引起正常的三角肌胸大肌间沟前部消失（不常见）。严重的盂肱关节炎可触诊或听到捻发音。X 线平片有关节炎特征性变化（关节间隙变窄、硬化、骨质增生形成）。

肩锁关节疼痛：肩锁关节疼痛通常可以在肩关节前方即关节处直接触及。通过直接触诊和被动（检查者发起的）胸前交叉内收的检查可确诊。

颈椎放射痛：颈部疼痛通常放射至肩部。非神经根性颈椎疼痛常沿斜方肌上外侧和肩胛骨内侧缘后方放射，有时表现为“肩”痛。

不稳：患者肩部不稳可能伴有半脱位和（或）脱位的反复发生，前方不稳是最常见的。患者可能意识到手臂滑出关节，并对一些特定的肩部运动（特别是外展和外旋相结合的运动）感到恐惧，可能有创伤史或先天的关节过度松弛。肩部不稳可能与盂唇撕裂导致的关节松弛合并发生。

不常见的肩部问题

- 胸锁关节炎
- 内脏牵涉痛

胸锁关节疼痛：胸锁关节疼痛直接发生在其关节处且（不常见）放射到同侧的胸前壁。可见的肿胀和局部压痛提示胸锁关节病变。胸锁关节可能是注射吸毒者感染性关节炎和脊柱关节炎患者关节炎发生的部位。

内脏牵涉痛：肺、隔膜和心脏的牵涉痛都可以发生在肩部。在结合临床情况和患者的详细的病史以及肩部检查的阴性结果后，应首先怀疑是否是内脏牵涉痛（尽管主诉为肩痛）。

第五章

膝部肌肉骨骼局部检查

前言

膝部肌肉骨骼局部检查(RMSE)是建立在 SMSE 和 GMSE 所教的检查顺序和手法的基础上,通过特定试验对结构和功能进行综合评估的检查。可以用于常见的主要膝部肌肉骨骼问题的门诊评估。掌握这些评估方法需要大量的练习和细心的观察,在经过实践之后,不难掌握。

临床应用

临床上,针对病史明确提示膝部具有急性损伤或独立膝部问题的患者,膝部 RMSE 作为初始检查非常有效。一些患者的病情与病史无直接联系(患者的膝部问题与之前的肌肉骨骼疾病无明显的联系),那么最好首先做一套快速的 SMSE。如果发现明显的,且可能与之相关的异常情况(患者的膝部不适也许是更加广泛的肌肉骨骼疾病的部分表现),那么最好再做一套 GMSE。

经过练习,一套系统、高效的膝部 RMSE 可以在 3~4 分钟完成。

此外,膝部 RMSE 为学习其他诊断技术提供了基础。以后可通过接触其他涉及膝部问题诊断和治疗的专科人士,如矫形外科医师、风湿病学家、理疗师、物理治疗师等,学习更精细的诊断技术。

教学目标

本次教学计划认识膝部解剖、功能和病理之间的关键联系,包括:

- 重要体表解剖
- 膝部肿胀
- 髌股和胫股关节
- 前交叉韧带,内、外侧副韧带和后交叉韧带
- 半月板
- 髌前滑囊和鹅足滑囊

最重要的是,为在临床上完成一套次序明确的、综合性的、有效的膝部局部检查做好准备。

基本概念

结构及功能解剖 膝关节由四个骨组成:远端股骨,近端胫骨,髌骨(一个在股四头肌内的大型籽骨)和近端腓骨(图 5-1)。这些骨一共构成 3 个关节:胫股关节(铰链式)、髌股关节(滑车式)和胫腓关节(小、远端稳定)(图 5-2)。

由于膝关节本身是一个不稳定的关节,有两条外侧稳定的韧带:长而宽的内侧副韧带(MCL)(在股骨内上髁和内侧胫骨之间)和短而窄的外侧副韧带(LCL)(在股骨外上髁和腓骨小头之间)(图 5-3A,B)。

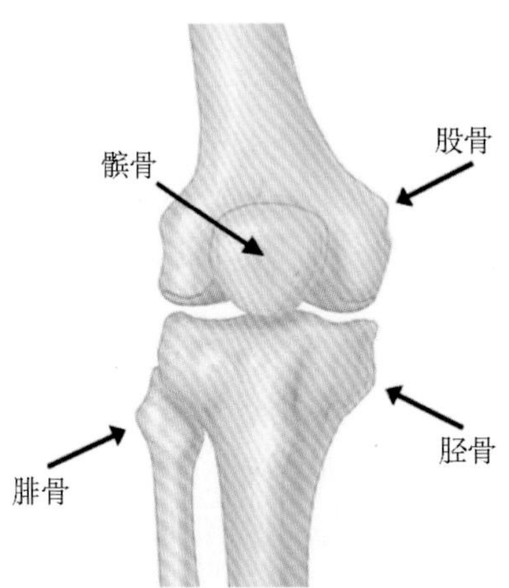

图 5-1

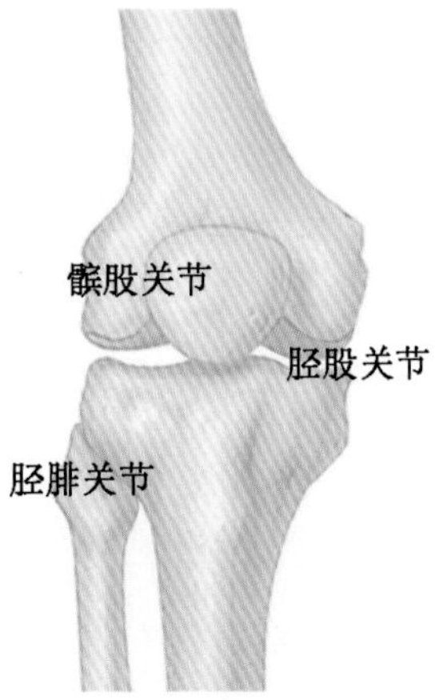

图 5-2 (Modified with permission from Lawry GV, Kreder HJ, Hawker G, Jerome D. Fam's Musculoskeletal Examination and Joint Injection Techniques, 2nd ed. Mosby/Elsevier, 2010, p. 66.)

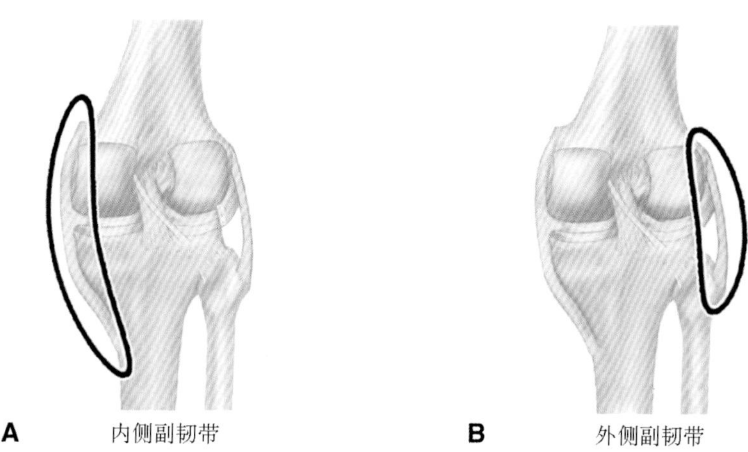

图 5-3 (Modified with permission from Lawry GV, Kreder HJ, Hawker G, Jerome D. Fam's Musculoskeletal Examination and Joint Injection Techniques, 2nd ed. Mosby/Elsevier, 2010, p. 69.)

膝部还有两条走行于滑车间沟中间的内部稳定的韧带：前交叉韧带(ACL)(图 5-4A；在股骨外上髁内面后部和胫骨髁间前区的中线内侧之间)和后交叉韧带(PCL)(图 5-4B；在股骨内上髁外面前部和胫骨髁间后区的中线外侧之间)。

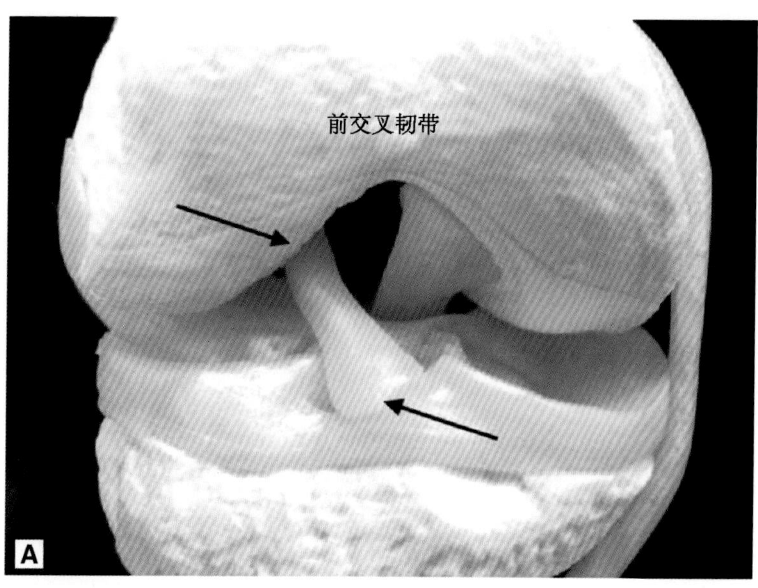

图 5-4

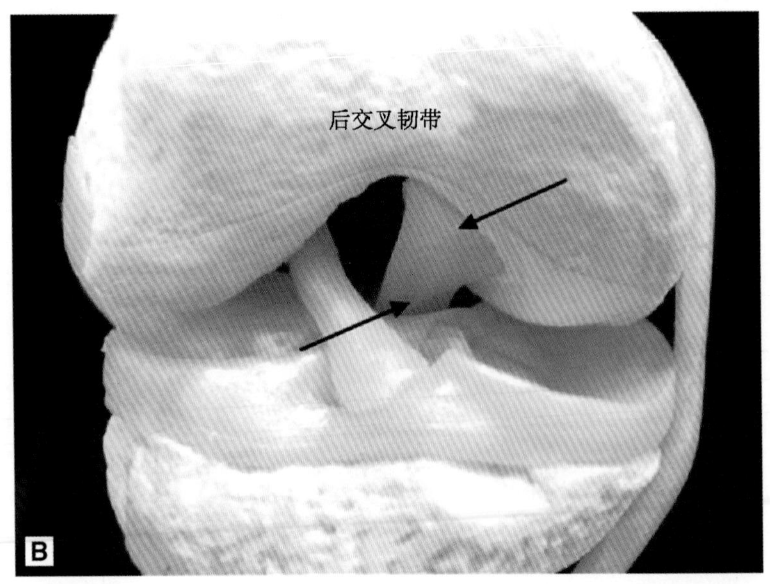

图 5-4

为了更好理解这两条韧带与股骨、胫骨的关系，交叉示指和中指并放于同侧膝关节内侧面（右手放右膝，左手放左膝；图 5-5A）。然后打开手指，中指好比前交叉韧带（从股骨后到胫骨前），示指好比后交叉韧带（从股骨前到胫骨后；图 5-5B）。明白这些关系对学习韧带强度检查至关重要。

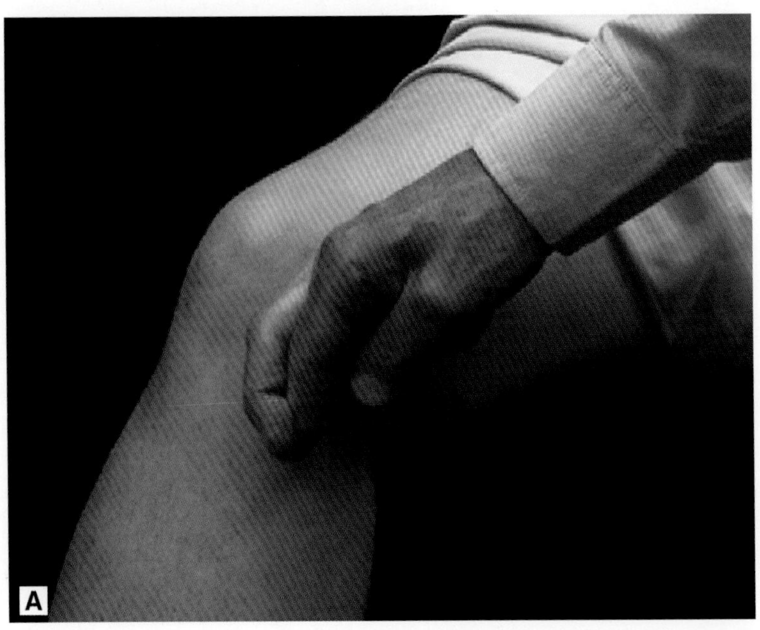

图 5-5

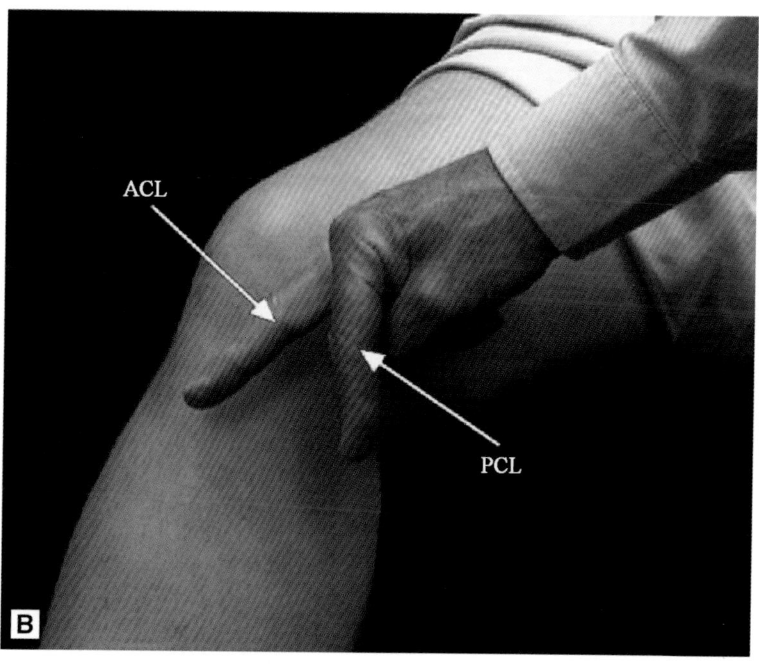

图 5-5

除此之外，双侧膝均有月牙状的纤维软骨，内、外侧半月板(图 5-6)。这些吸收应力的软骨在水平面上呈楔形状，而且增加了股骨髁和胫骨平台关节的接触面积，从而提高了负重能力和稳定性。

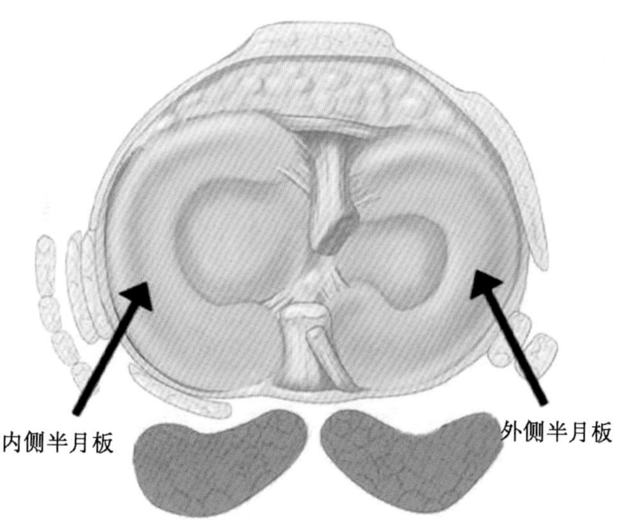

图 5-6 (Modified with permission from Lawry GV, Kreder HJ, Hawker G, Jerome D. Fam's Musculoskeletal Examination and Joint Injection Techniques, 2nd ed. Mosby/Elsevier,2010,p.70.)

髌前滑囊位于髌骨前及其皮下(图 5-7A)。鹅足滑囊是一个位于鹅足肌腱之下、在其胫骨突起内侧附着点的表浅滑囊(图 5-7B)。

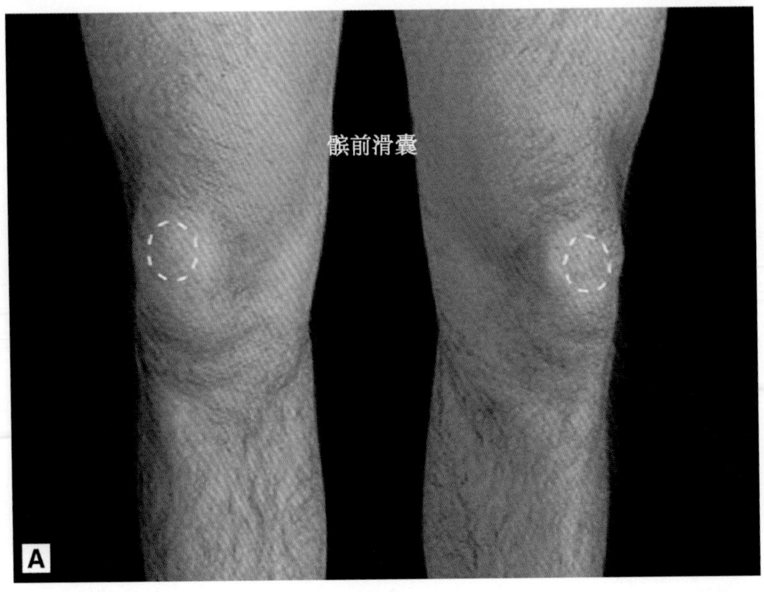

图 5-7

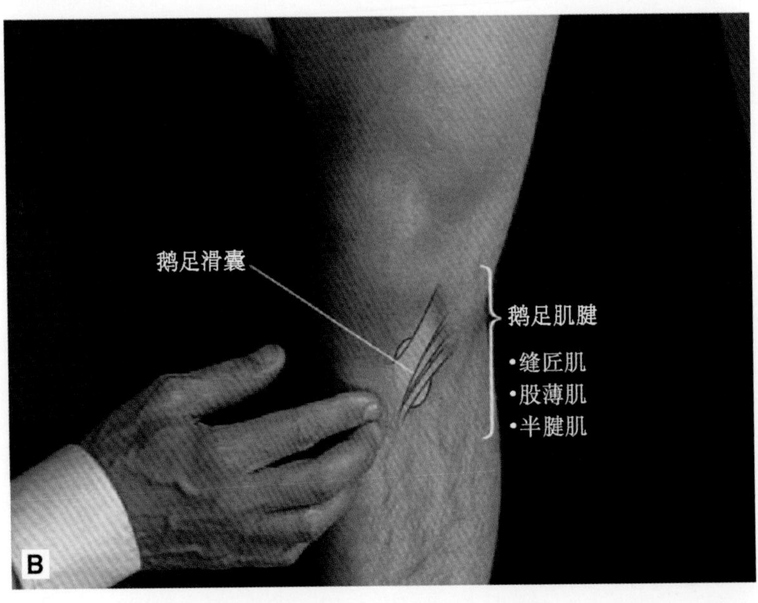

图 5-7

还有两个结构对临床及理解膝浅表解剖非常重要:髌下脂肪垫和髌上囊。髌下脂肪垫是一个宽的脂肪软垫,位于髌骨下方(髌韧带下,关节囊和滑膜之间,图 5-8)。形状类似蝴蝶领结或甲状腺,在跪位时缓冲关节前方间隙的压力。通常女性的髌下脂肪垫比男性的大(图 5-9A,B),而且不同人之间大小差异大(有时很容易误诊为"关节肿胀";图 5-10A,B)。髌上囊是关节腔上非常大的滑囊,在髌骨上方长约 6cm(图 5-11A)。

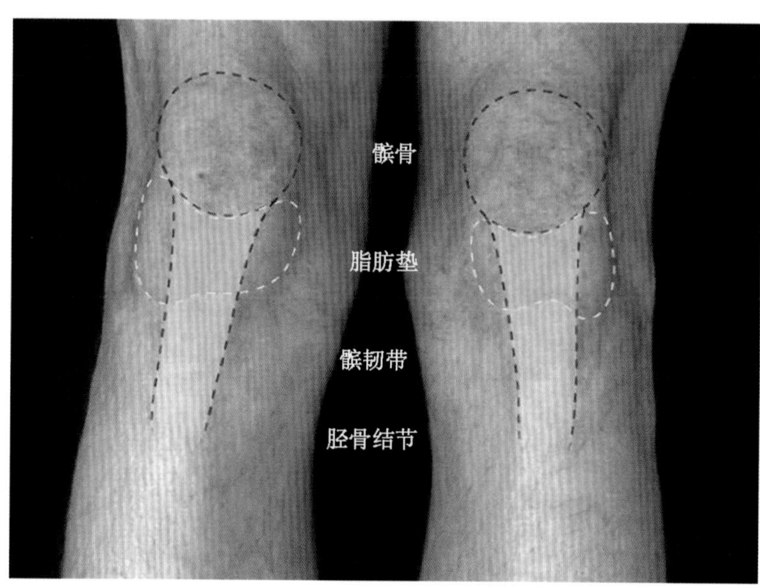

图 5-8

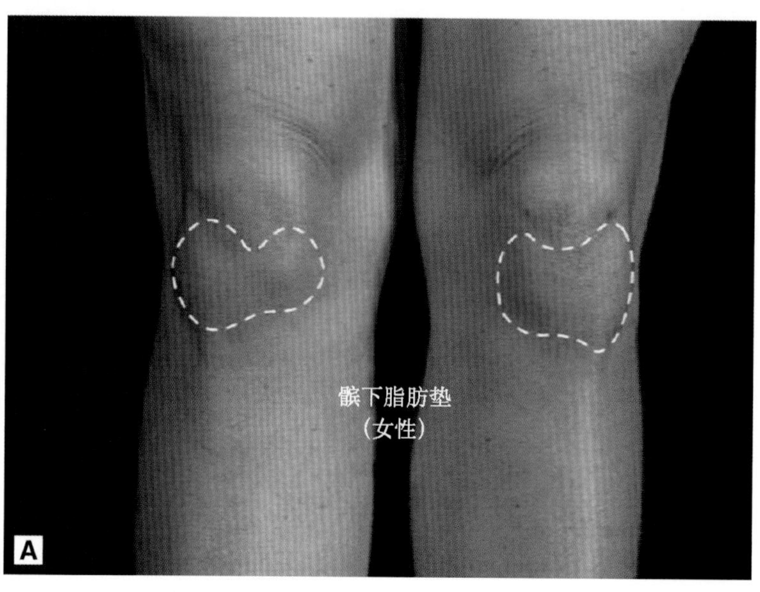

图 5-9

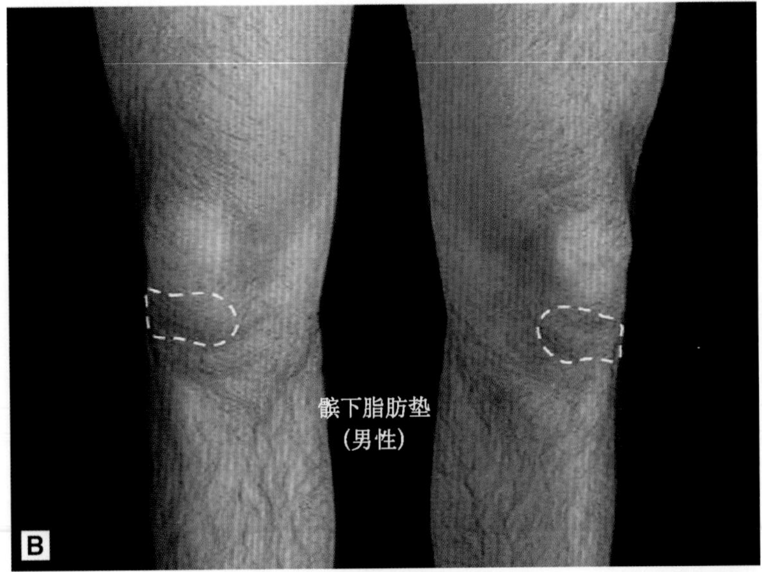

图 5-9

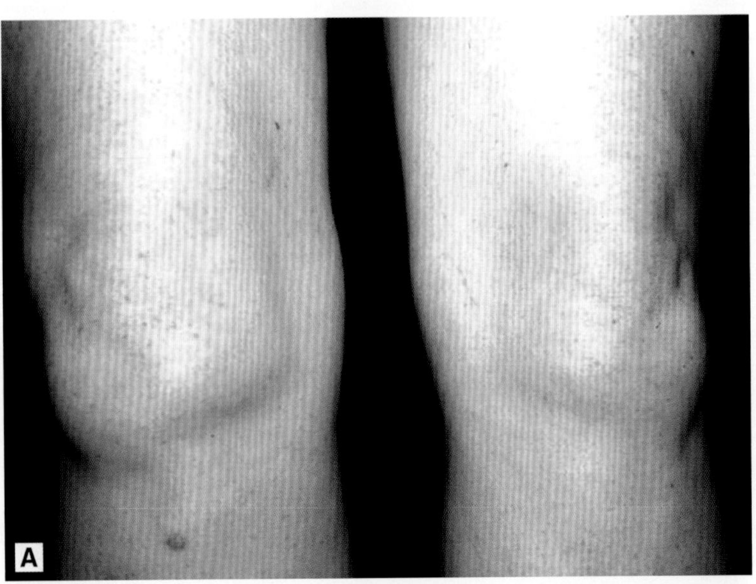

图 5-10

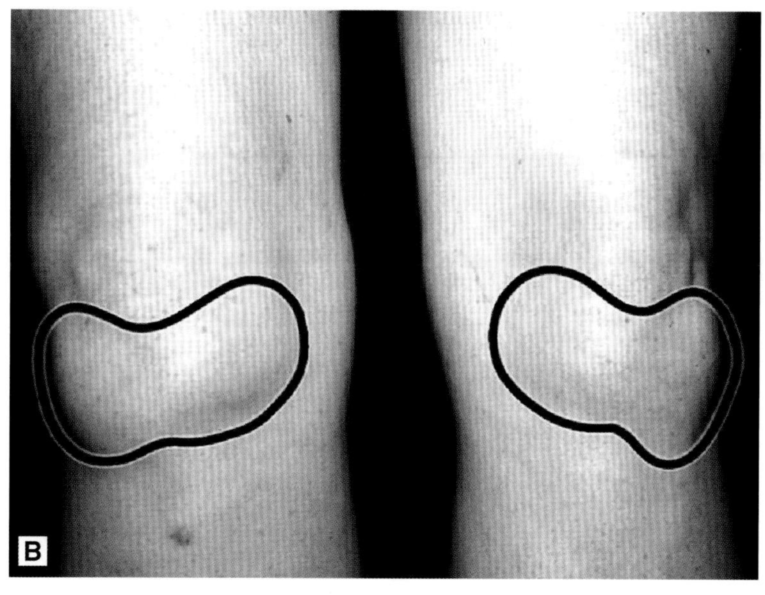

图 5-10

把它想象成一个夹在股四头肌下方的三明治袋，可以与关节内相通（图 5-11B）。这个“滑液三明治袋”可能会因炎症或膝关节损伤而被滑液（或血液）充满并膨胀。随着滞留液体的增

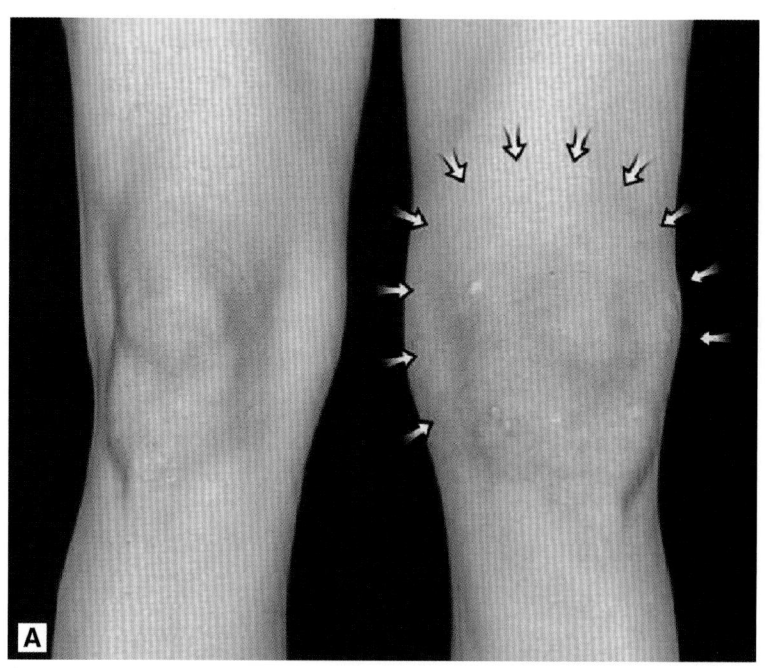

图 5-11

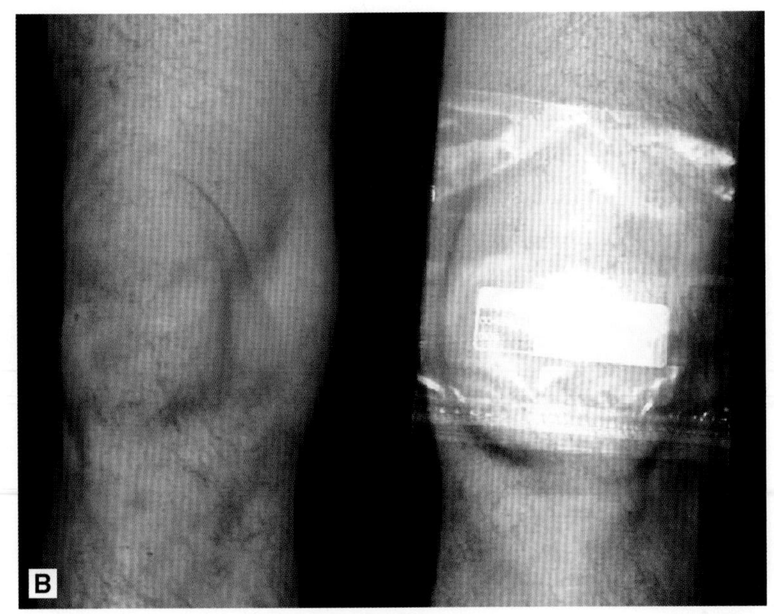

图 5-11

加，髌上囊肿胀，其特征性的顺序和模式很容易被临床医生观察到：膝关节内侧正常的凹陷（沟）消失，随后可见外上侧隆起（图 5-12A），最后整个髌上囊肿胀（图 5-12B）。

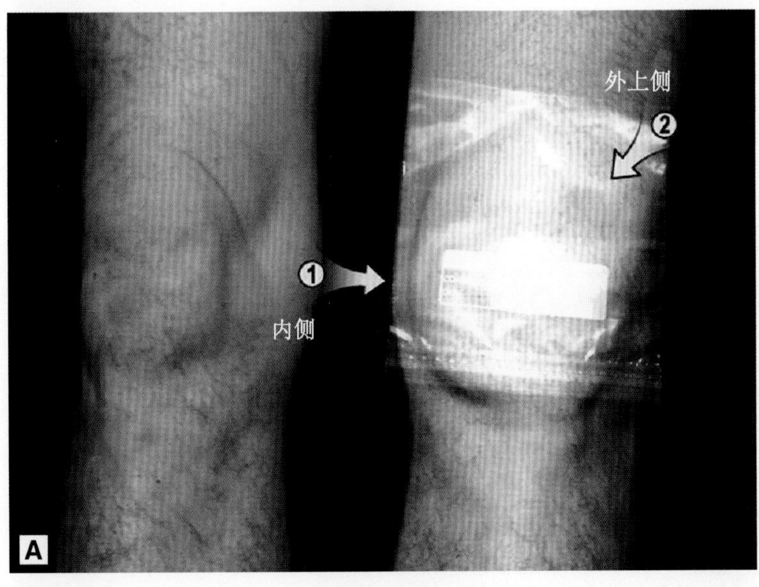

图 5-12

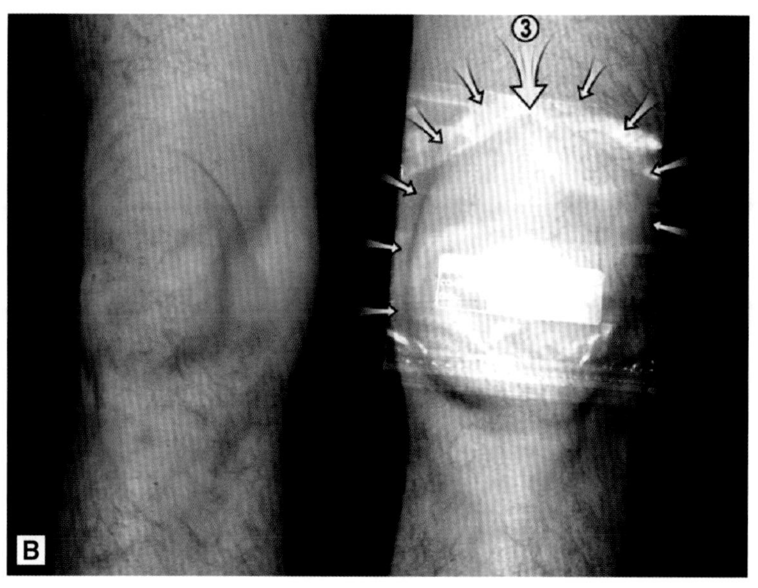

图 5-12

临床病史　在肌肉骨骼检查中采集患者的病史是重要的第一步，对体格检查有重要的指导意义：综合考虑病史进行肌肉骨骼检查有利于做出假设诊断，然后利用体格检查证实或反驳假设诊断。

有效的背景信息包括年龄、职业、休闲活动；关节肿胀、不稳定或受伤的病史；或任何以前的膝部问题。

要求患者定位最痛的区域（前、中、侧或后）可能有助于初步鉴别诊断。可以通过 OPQRSTU 进行初始的疼痛评估：O＝Onset 发作，P ＝Precipitating （and ameliorating）诱发（和缓解）因素，Q＝Quality 性质，R＝Radiation 放射部位，S＝Severity 严重程度，T＝Timing 持续时间。

检查，概述

患者站立位，从前面观察膝部。检查皮肤，注意有无畸形或不对称。然后让患者下蹲。注意疼痛的位置和严重程度。

患者仰卧位。检查股四头肌：注意有无肌肉萎缩。接下来，检查膝部：注意有无明显的畸形或可见的肿胀。检查髌前区：明确正常的髌下脂肪垫的轮廓。

接下来，检查是否有任何外翻迹象：检查膝部内侧、外侧和上方，检查两侧是否有隆起迹象（波动感）。

接下来，检查髌股关节：挤压滑车上的髌骨，注意患者表情，有无明显的疼痛。触诊髌骨内侧和外侧面，注意是否有压痛。进行“髌骨恐惧试验”。

接下来，通过进行 Lachman 试验来评估前交叉韧带的完整性，看有无完整前交叉韧带所产生的骤停感，并注意有无松弛或疼痛。部分屈曲膝关节评估内侧副韧带：沿其走行触诊内侧副韧带并注意有无压痛，并着重关注内侧副韧带有无松弛或疼痛的迹象。让患者“4 字”位评估外侧副韧带，沿其走行触诊外侧副韧带并注意有无压痛，并着重注意外侧副韧带有无松弛或疼痛的迹象。

通过从侧面检查膝部及“胫骨下垂”的情况来评估后交叉韧带的完整性。对胫骨由前向后施加压力，注意有无松弛或疼痛。

然后，沿着关节间隙触诊，注意有无局部触痛或明显异常。

通过 McMurray 试验评估内侧和外侧半月板。注意有无明显的咔哒声，并确定疼痛的位置。

接下来，触诊鹅足肌腱的附着点和位于其下的鹅足滑囊。注意有无压痛。

最后，评估膝关节的活动范围，注意有无屈肌挛缩(完全伸展受限)。

检查，组成部分

视诊　患者站立位，从前面观察膝部，注意有无瘢痕、皮疹或其他皮肤异常。检查有无畸形或不对称(图 5-13)。

接下来，让患者下蹲(如果下蹲时可产生明显疼痛，在下蹲过程中握住患者的手以帮其获得支持，从而增加他们的信心并配合检查)。

让患者指出所有不适的部位，并明确疼痛主要集中于前侧、内侧、外侧还是后侧，从而提供有价值的线索帮助分析产生不适的原因(图 5-14)。

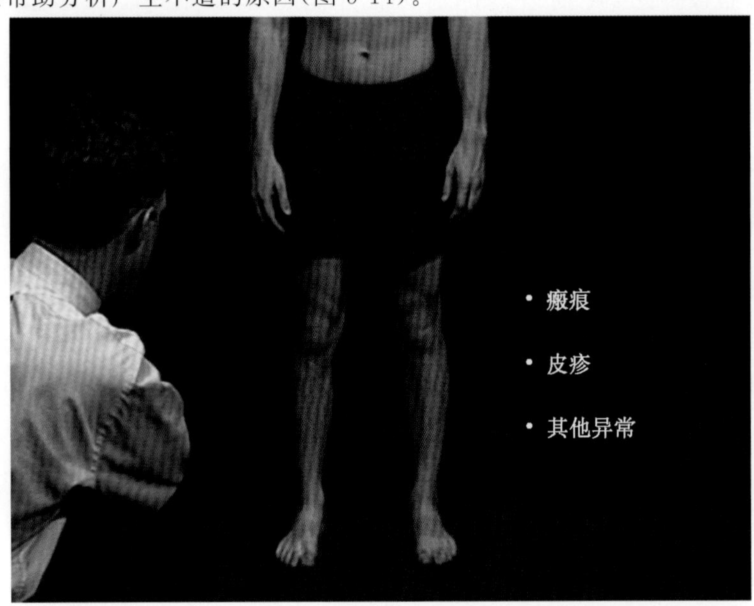

图 5-13

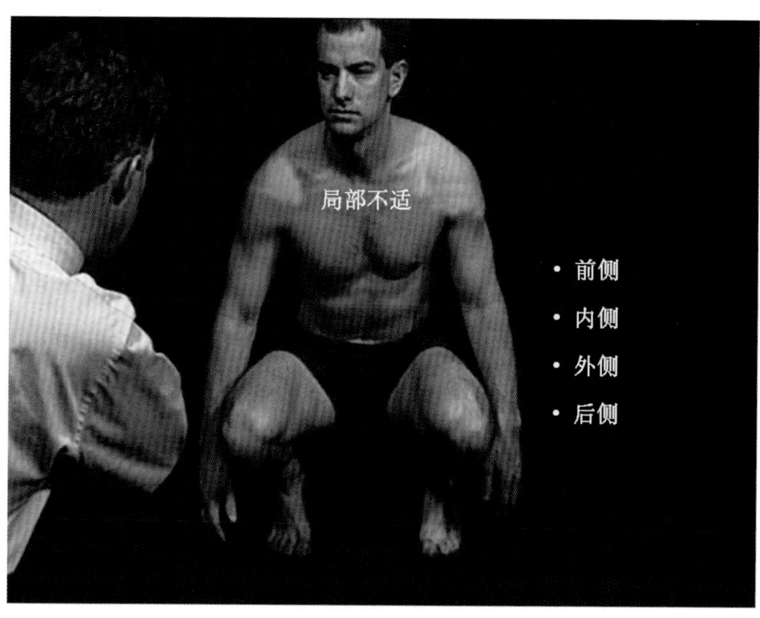

图 5-14

当患者回到站立位时，注意有无症状。

患者仰卧位。检查股四头肌放松及收缩两种状态下的体积和对称性，观察有无肌肉萎缩（图 5-15）。

下肢完全伸展并放松股四头肌，检查膝部：注意有无明显畸形或可见的肿胀。

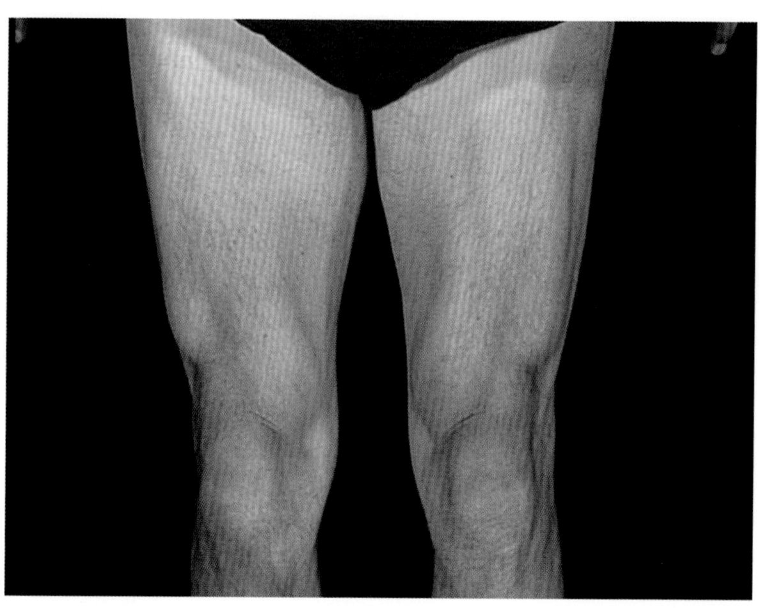

图 5-15

首先，检查髌前区(图 5-16)：髌前滑囊肿胀可直接在髌骨前方被看见或被触及。仔细触诊，还可能在髌前滑囊中发现皮下结节(类风湿结节或痛风结石)。

接下来，注意髌腱两侧髌骨下方的软组织突起。这是正常的髌下脂肪垫，通常女性的更明显一些(在膝关节完全伸展时最容易被观察到)(图 5-17A，B)。

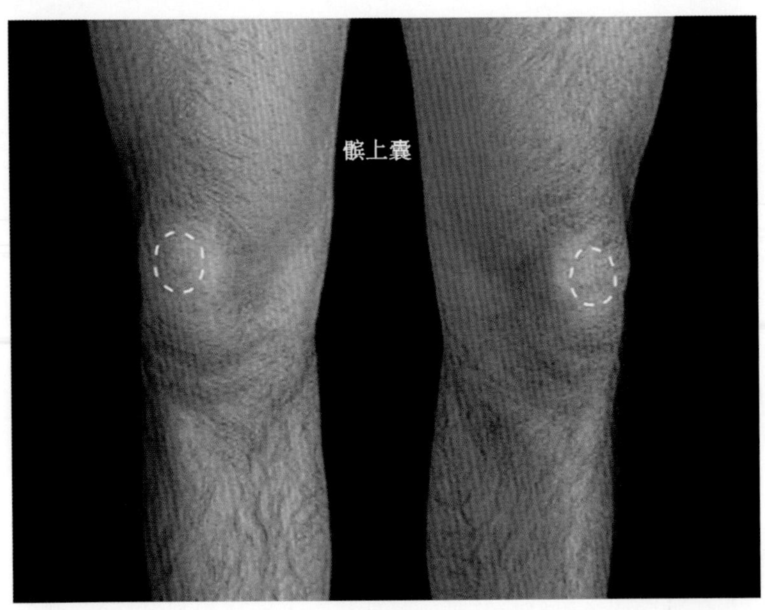

图 5-16

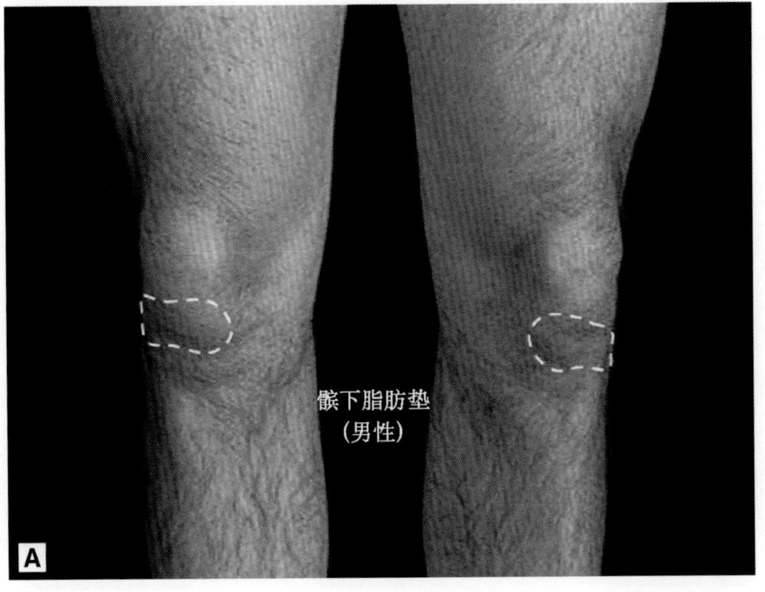

图 5-17

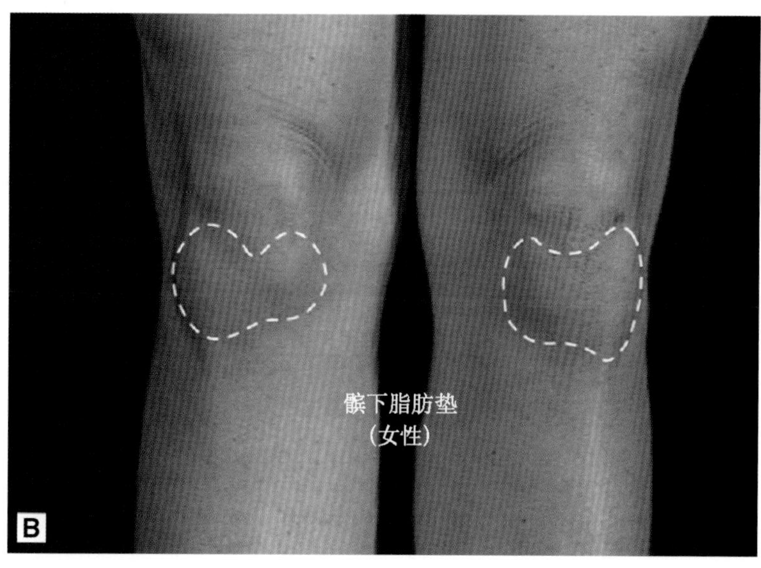

图 5-17

接下来，检查膝部有无积液的迹象：少量的关节积液会在股骨内上髁和髌骨内侧之间产生可见的隆起（图 5-18）。中等量关节积液会导致内侧关节间隙正常凹陷的消失，同时也会导致髌骨外上侧出现可见的隆起。在对膝部内侧进行初步检查之后，检查膝关节的髌骨周围有无可见的肿胀。

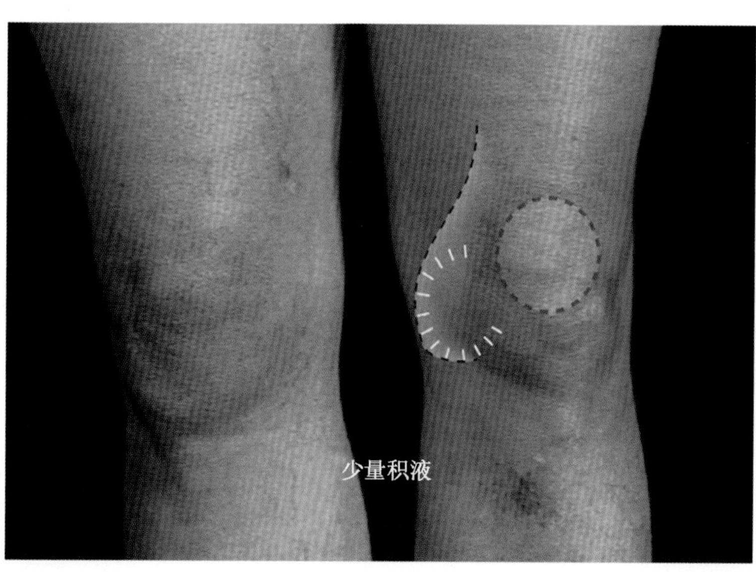

图 5-18

随着积液在外侧髌上囊中的积聚和液体滞留，中等量的积液会导致在外侧股骨头远端的“裸区”出现可见的隆起（图 5-19）。大量关节积液不仅会导致膝盖内侧正常的凹陷消失并从外侧可见的隆起，而且还会导致整个髌上囊出现可见的肿胀，并在内、外侧和上方出现隆起（图 5-20）。

少量积液　一般少量积液倾向于内侧聚集，造成轻微隆起。在先前的凹陷处形成轻微的隆起。通过测试“膨胀征”（也称为“波动感”）可以很容易判断有无少量积液。

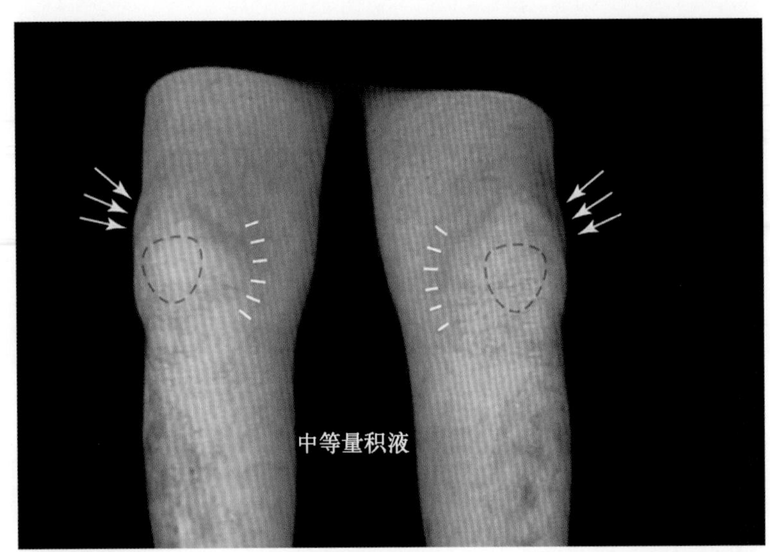

图 5-19

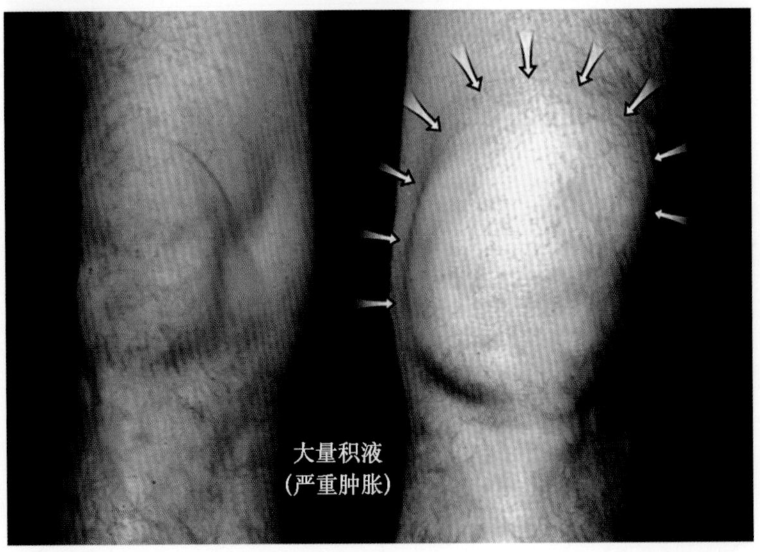

图 5-20

要检查患者左膝是否有液体波动，需站在床的右侧，把右手环指和小拇指放在胫骨结节上作为支点。将拇指放在膝内侧且对齐髌骨下缘，并向外上方挤压，把所有可移动的积液从内侧关节间隙推到髌上囊的外上侧（图 5-21），聚集在髌骨上缘与股外侧肌远端之间（图 5-22）。同时保持示指完全伸展（使大拇指和示指呈“L”型），防止示指无意按压到积液将聚集的部位。然后将右手手指完全伸展按压这个区域使积液通过关节间隙回流（图 5-23），引起膝内侧的可见肿胀（图 5-24）。

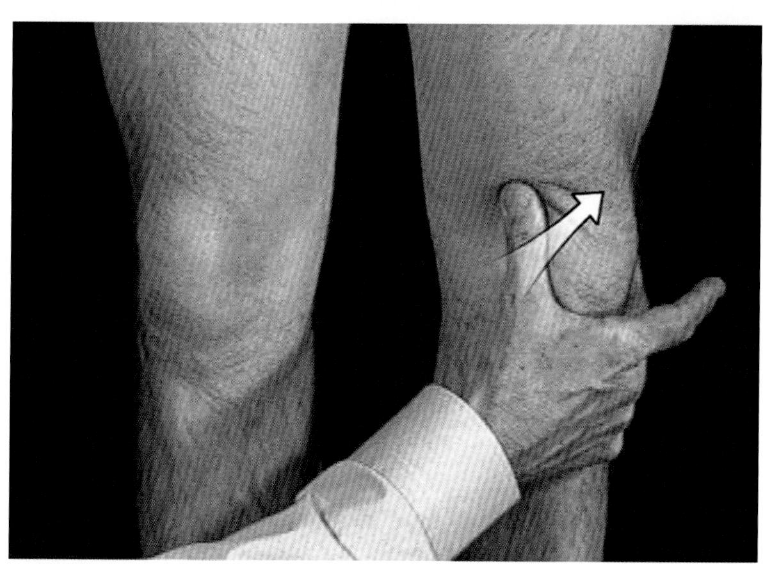

图 5-21

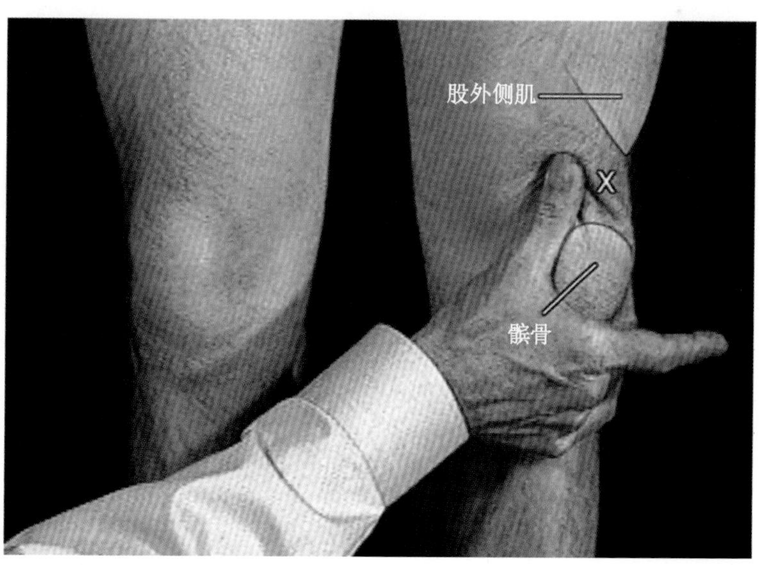

图 5-22

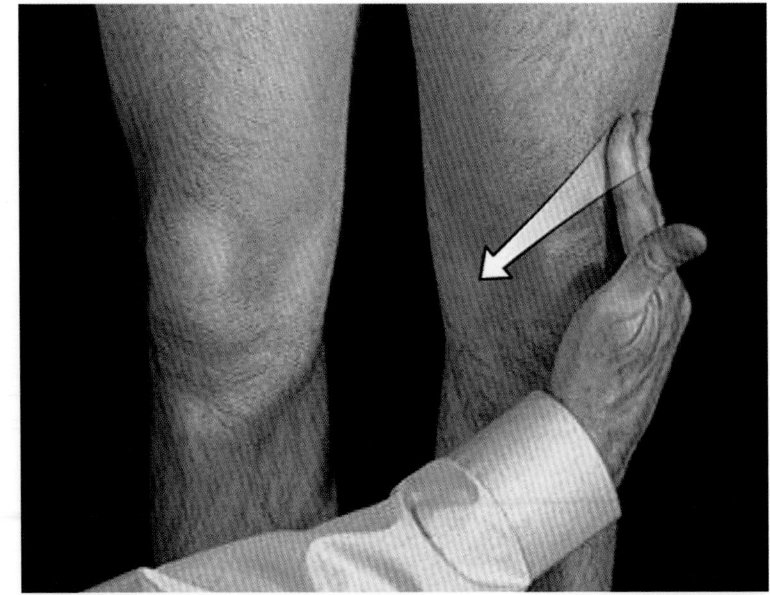
图 5-23

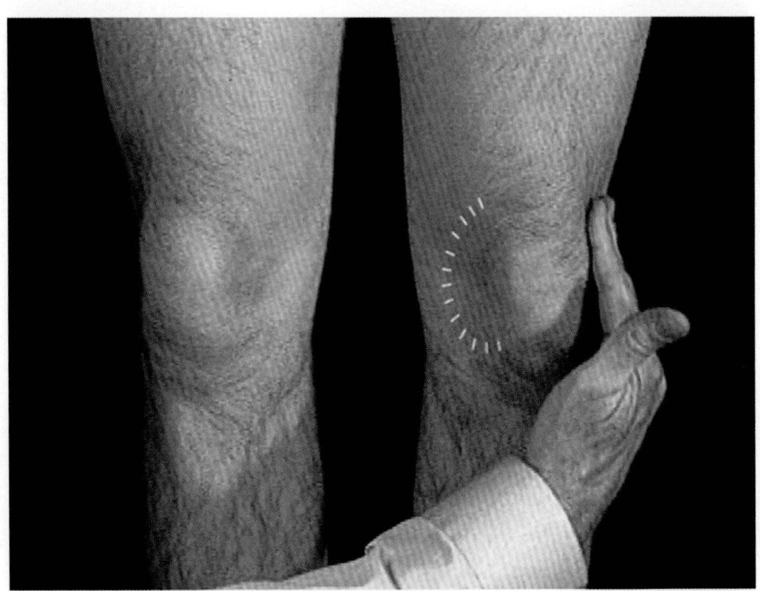
图 5-24

检查患者右膝有无膨出征：仍然站在患者右侧，从髌骨下缘开始，用任意一只手从右膝内侧向外上方推动（图 5-25），此时内侧关节间隙的液体将被压缩并进入髌骨上囊外侧（图 5-26）。

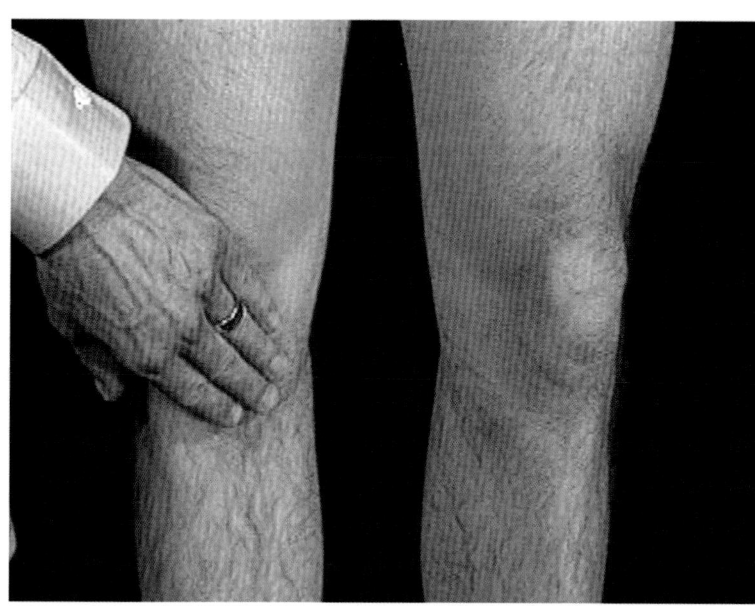

图 5-25

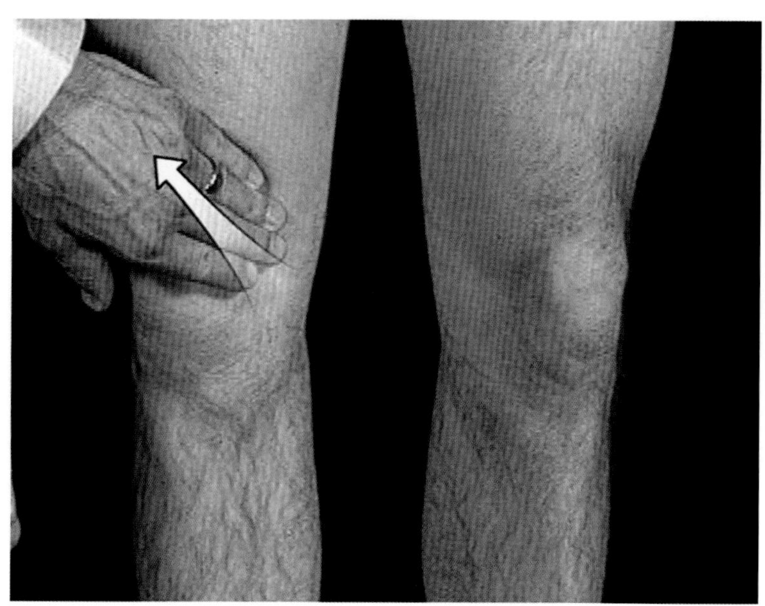

图 5-26

然后用右手手背按压髌上囊外上侧，积液将会被推向内侧，并在内侧出现隆起（图 5-27 和图 5-28）（虽然使用其他方法也可以检查膨出征，但这种方法更容易执行并得出可信的结果）。

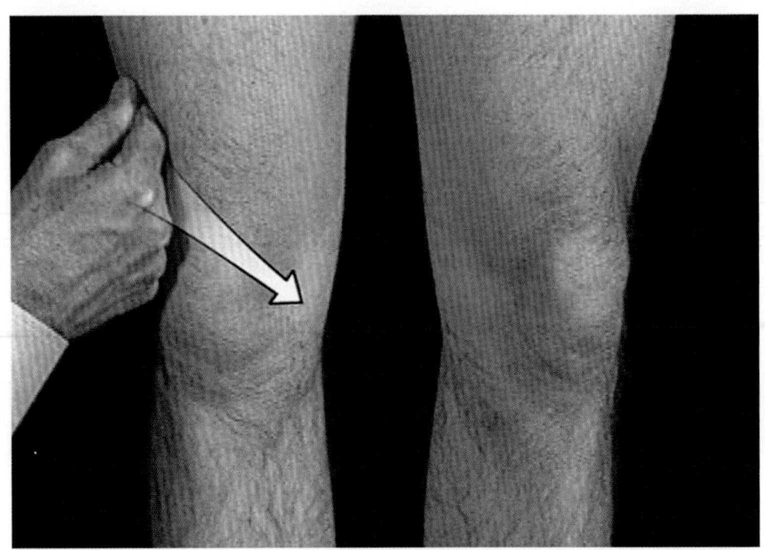

图 5-27

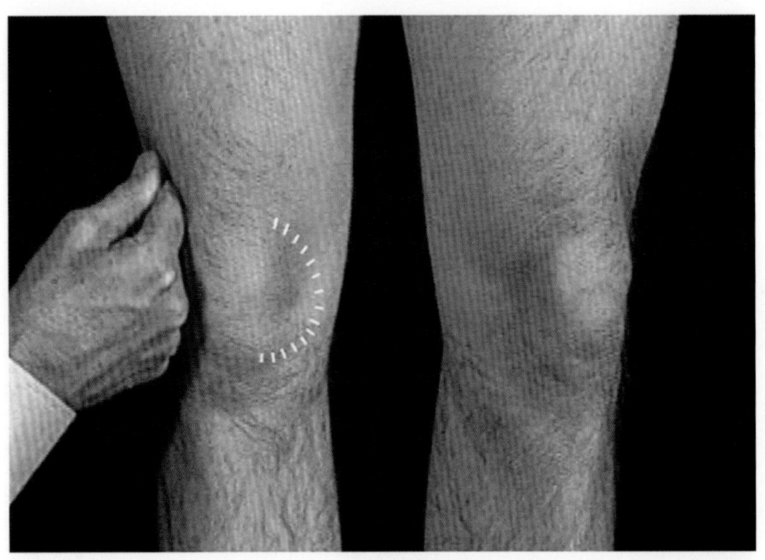

图 5-28

中等量积液 中等量关节积液不仅可以导致内侧关节间隙附近正常凹陷的消失，而且导致膝关节外上侧，即股外侧“裸区”的远端，出现可见肿胀(图 5-29)。

如果在视诊中怀疑有中等量积液，可以用左手缓慢挤压髌上囊并下滑至髌骨。这样可以使关节积液积聚在髌骨下方，导致髌骨“漂浮”在滑车上方(图 5-30)。然后左手固定于髌上囊上方，右手示指和中指迅速向下轻叩髌骨(图 5-31)。

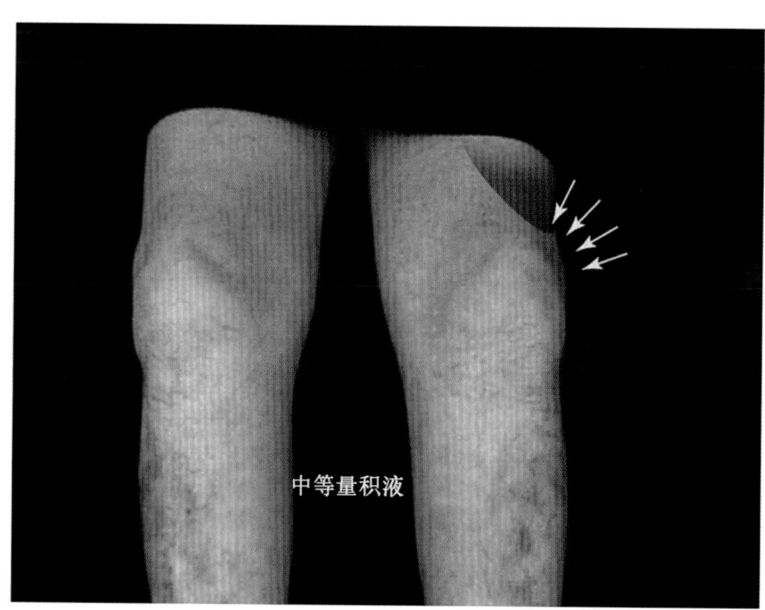

图 5-29

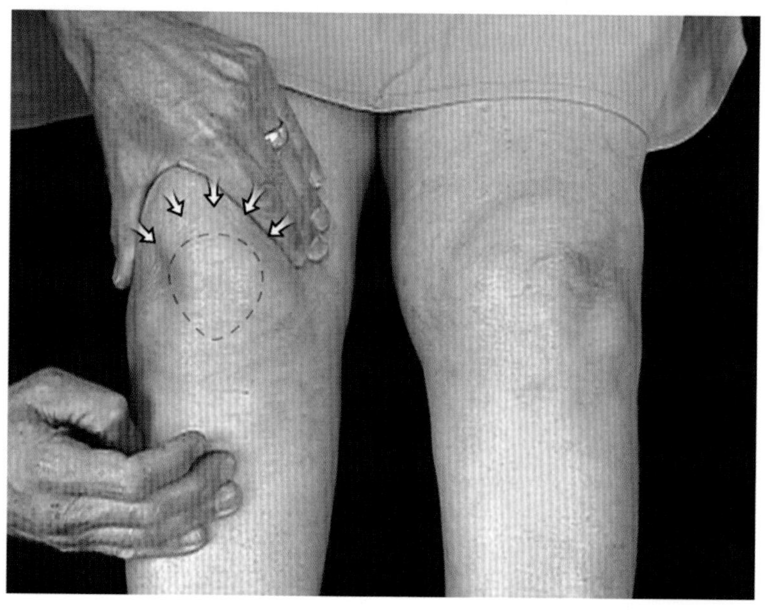

图 5-30

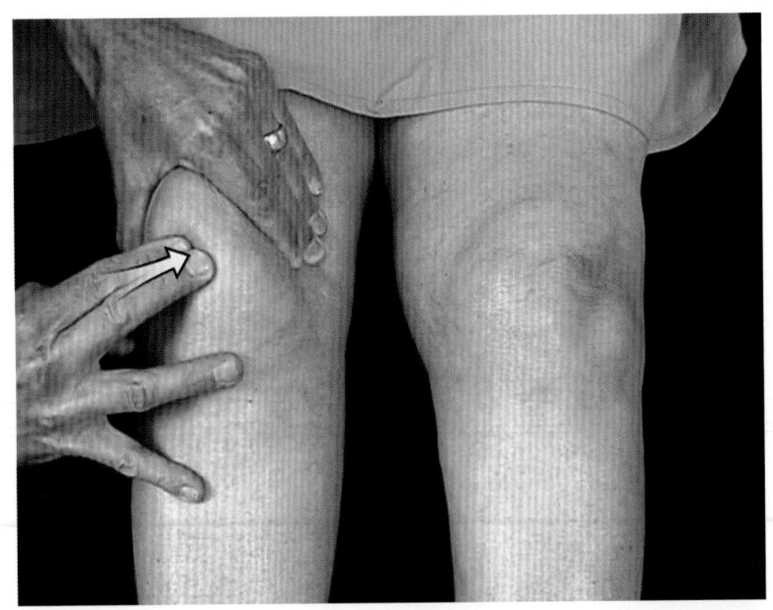

图 5-31

如果能感到髌骨和股骨髁碰撞，松开右手感到髌骨浮起，则表明存在积液。这就是“浮髌试验”(图 5-32A，B)。这项技术适用于双侧膝对比。

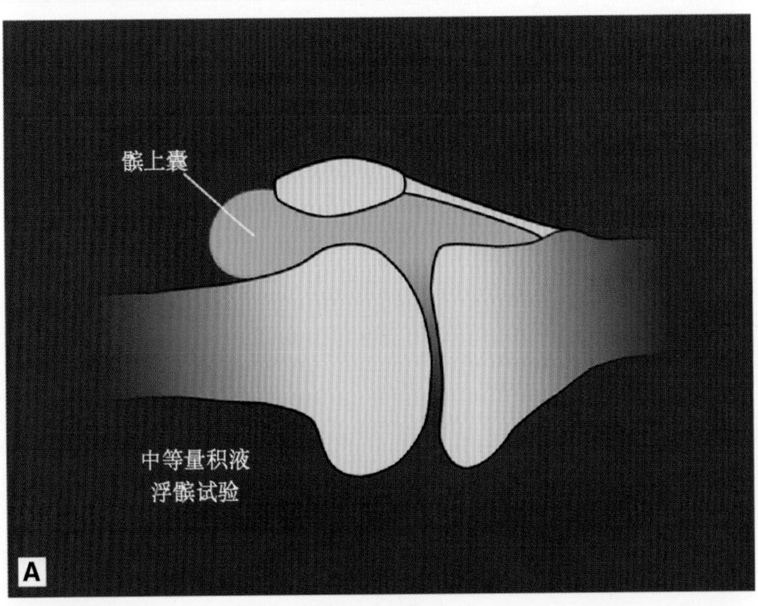

图 5-32

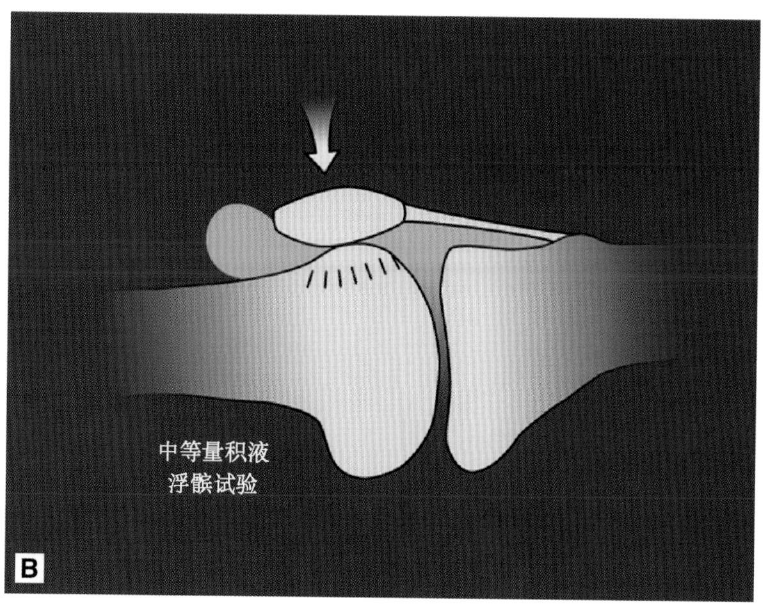

图 5-32

大量积液 通常大量积液视诊时很容易发现。首先大量分泌的滑液会导致膝内侧正常凹陷消失，然后可见外上侧出现肿胀。另外，大量的关节积液还会导致整个髌上囊内侧、上方、外上侧出现可见的、可触及的明显肿胀(图 5-33)。由于大量积液使得皮肤紧绷，使得检查波动感或浮髌试验变得困难。

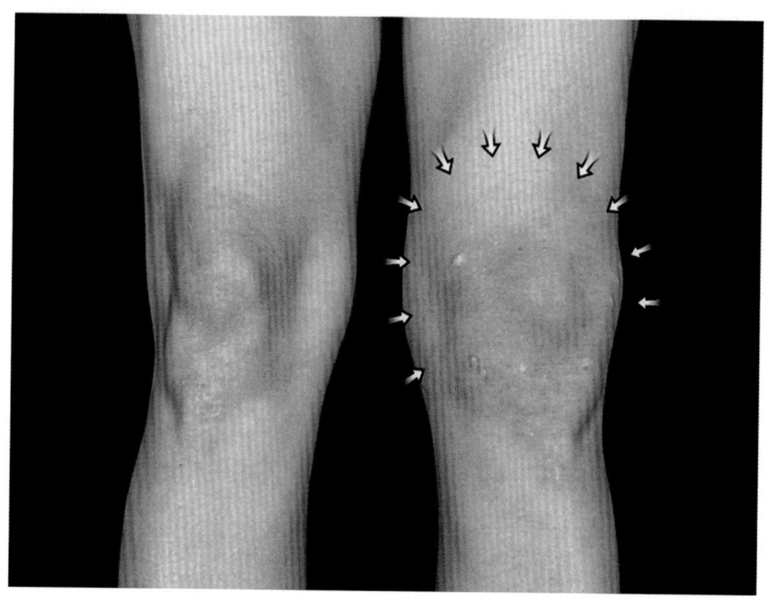

图 5-33

如果一直按顺序检查膝部：先检查内侧，再检查外侧，然后再检查上方，最后比较双侧。这样将大大提高鉴别膝关节积液的能力(图 5-34)。

髌股关节 接下来，检查髌股关节：使患者下肢放松，交替向下按压髌骨的上、下缘，然后轻柔而有力地挤压髌股关节。观察患者表情，注意有无压痛(图 5-35A，B)。

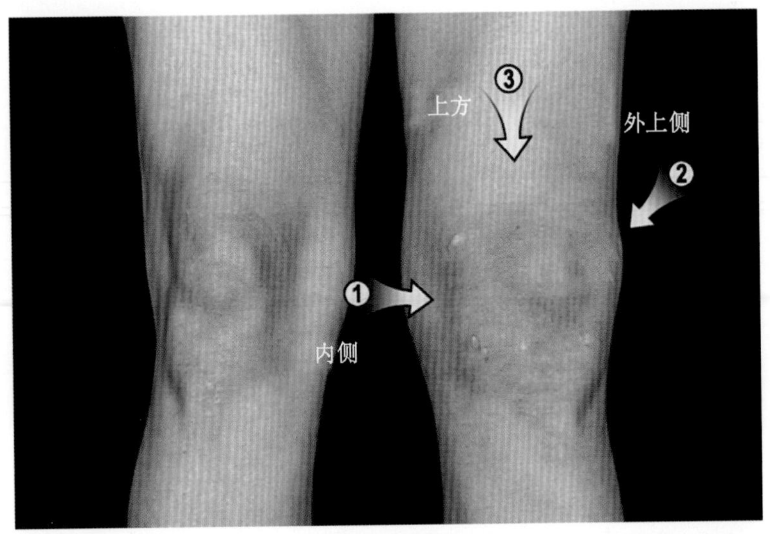

图 5-34

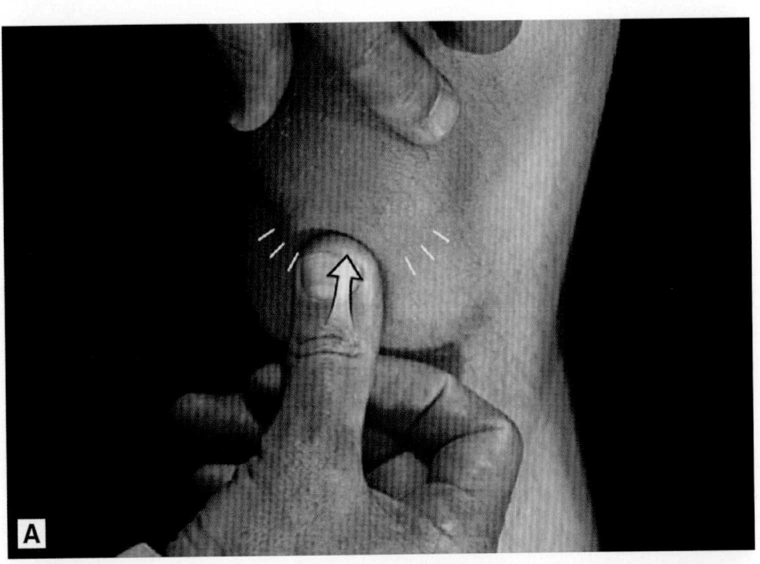

图 5-35

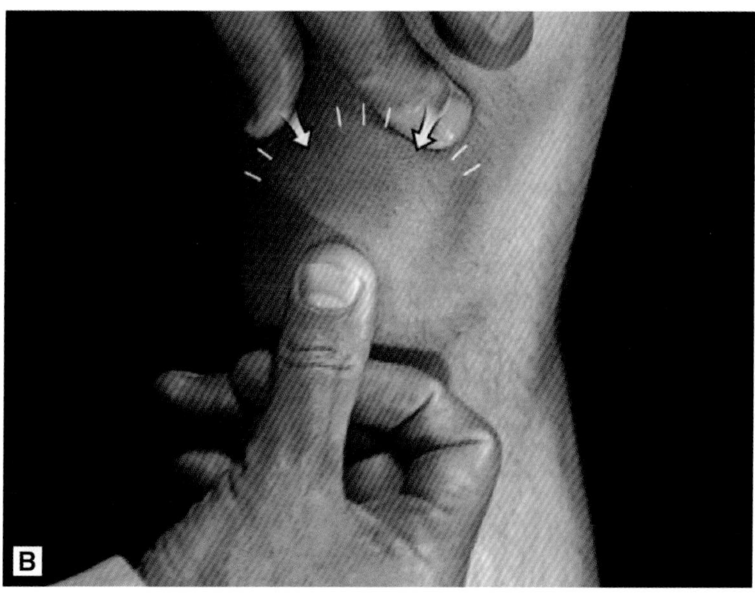

图 5-35

接下来，触诊髌骨内、外侧缘，评估髌骨下表面。

检查右髌骨时，用两个拇指向内侧推动髌骨，露出内侧髌骨面，用示指触诊（图 5-36 A，B）。

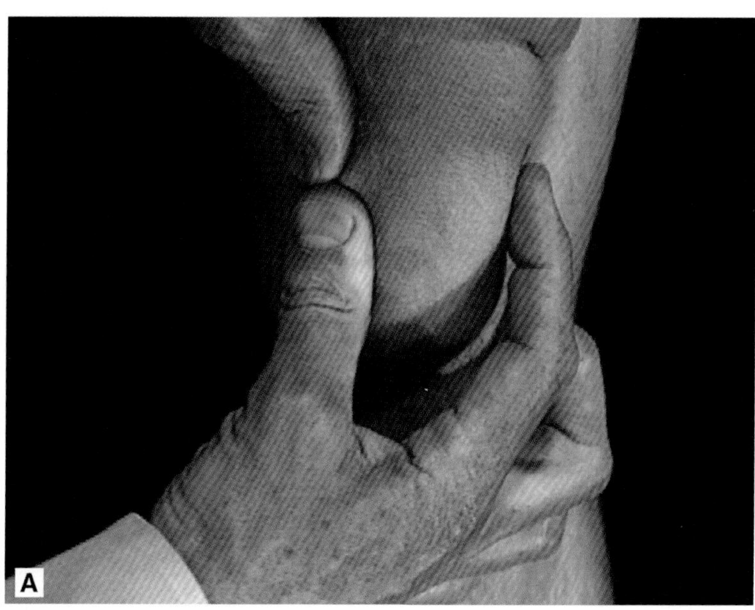

图 5-36

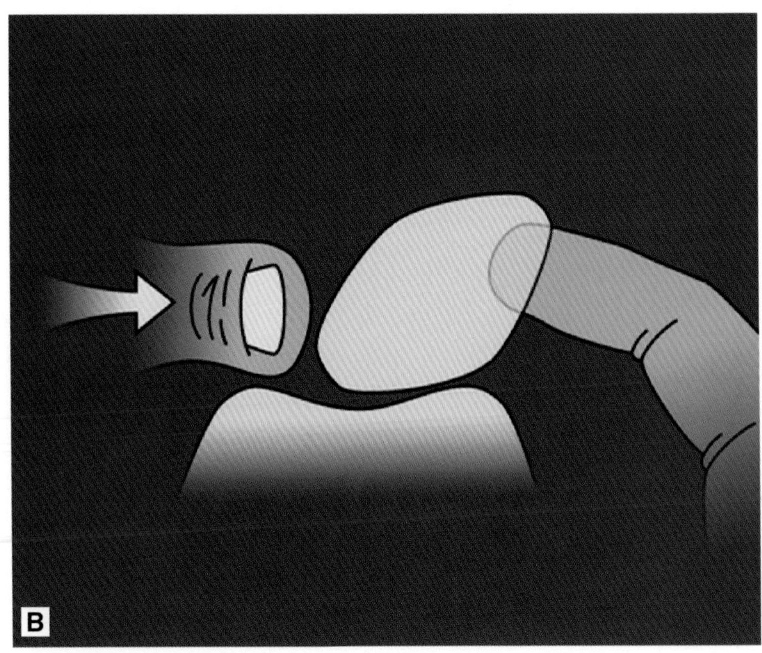

图 5-36

然后，用示指从侧面拉动髌骨，用拇指触诊外侧髌骨面（图 5-37 A，B）。

检查左髌骨时，用示指向内侧拉动髌骨，拇指触诊内侧髌骨面。然后用两个拇指将髌骨向外侧推，用示指触诊外侧髌骨面。

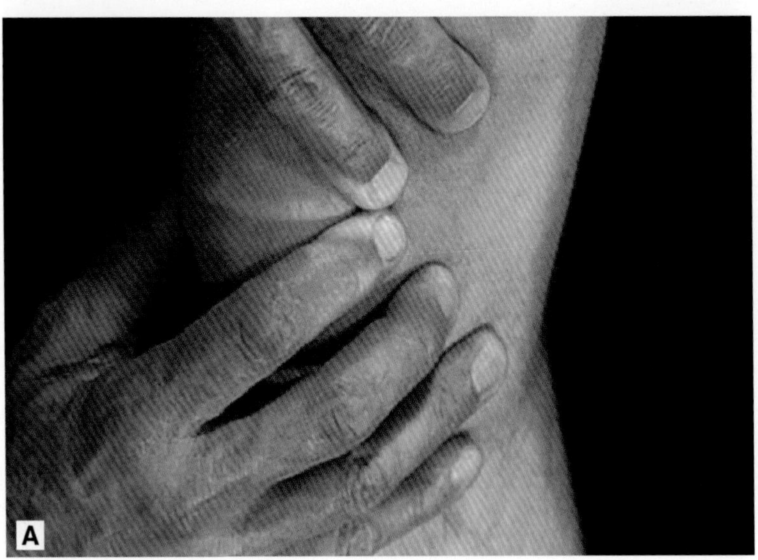

图 5-37

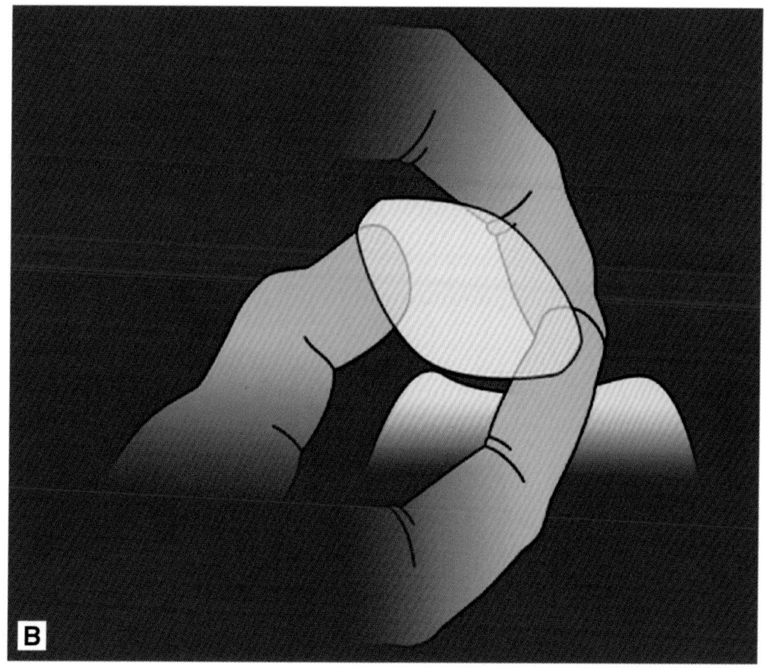

图 5-37

最后通过“髌骨恐惧试验”完成检查：试着将髌骨推向外侧(图 5-38)。

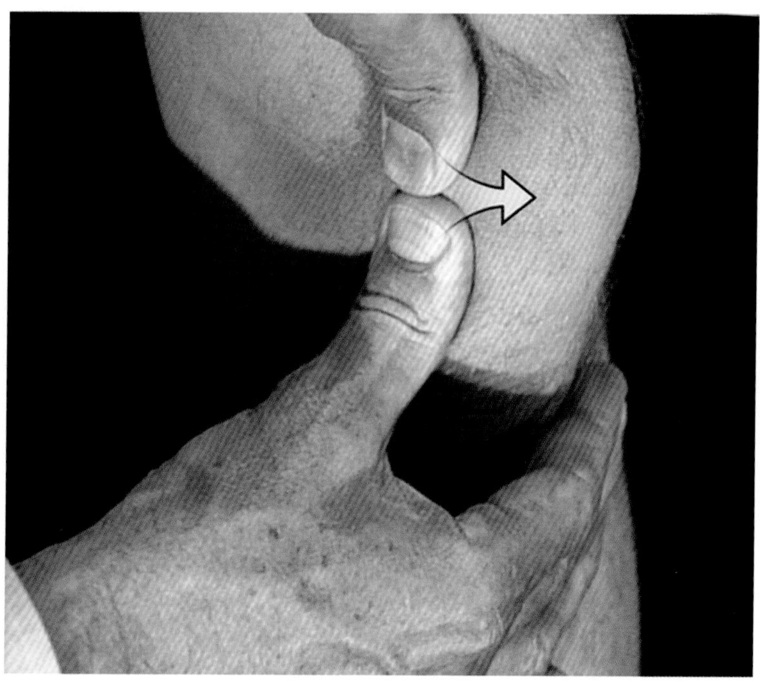

图 5-38

有髌骨脱位病史的患者在试验中会感到恐惧并要求停止试验或者推开检查者的手来避免髌骨脱位，明显的恐惧或髌骨脱位就是恐惧试验阳性。

前交叉韧带 现在，评估前交叉韧带（ACL）的完整性。

站在患者右侧，检查患者的右膝。面朝患者头部，同时将右大腿靠在床上。用左手抓住患者的股骨远端，将第 2 到第 5 指放在掌侧上方几厘米处，左手拇指放在腘窝上几厘米处（图 5-39）。接下来，用右手抓住患者胫骨近端，将第 2 到第 5 指放在腘窝下几厘米处，用右手拇指在胫骨结节处包裹胫骨前部（图 5-40）。使患者的四肢缓慢地靠在检查者的右大腿上，并要求患者放松下肢（图 5-41）（可以让患者完全平躺，并远离检查者，这样有助于放松），轻柔地被动“滚动”下肢，同时要求患者放松臀部，也可以帮助放松股四头肌。

当手处于正确位置且病人放松时，逐渐屈曲膝关节至 20°～30°，同时反复快速地相对股骨远端向前拉动胫骨近端（图 5-42），检查是否有明显的停顿感，即由完整的前交叉韧带在运动终点产生的强大阻力（图 5-43A，B，C）。

站在检查台的左侧，对患者左膝进行 Lachman 试验。使用与患者右膝相同的技术，但需要交换双手的位置：用右手抓住股骨远端，用左手抓住胫骨近端（图 5-44）。

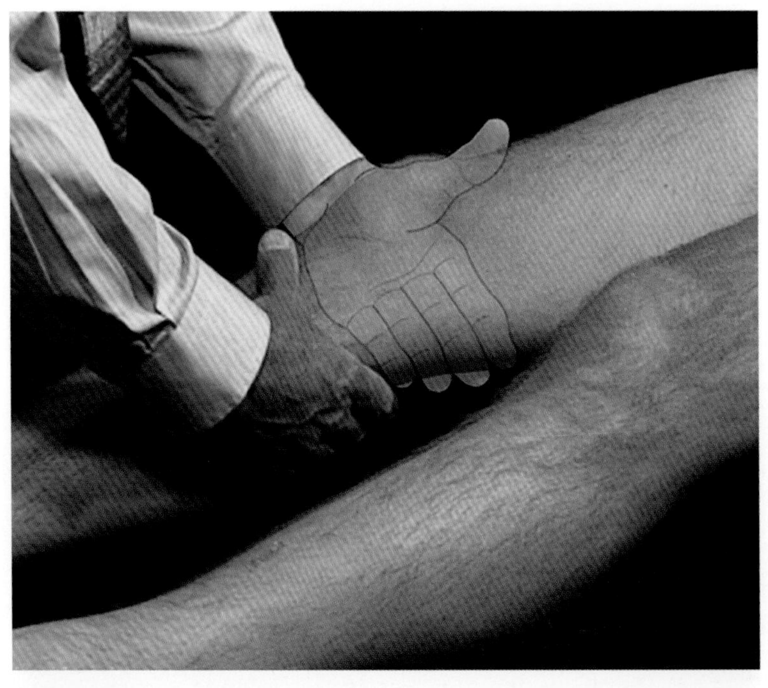

图 5-39

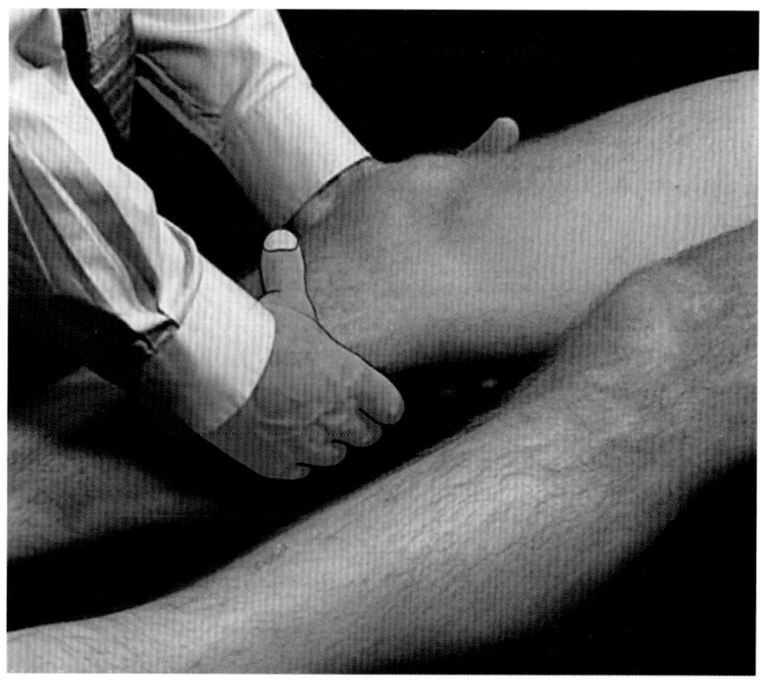

图 5-40

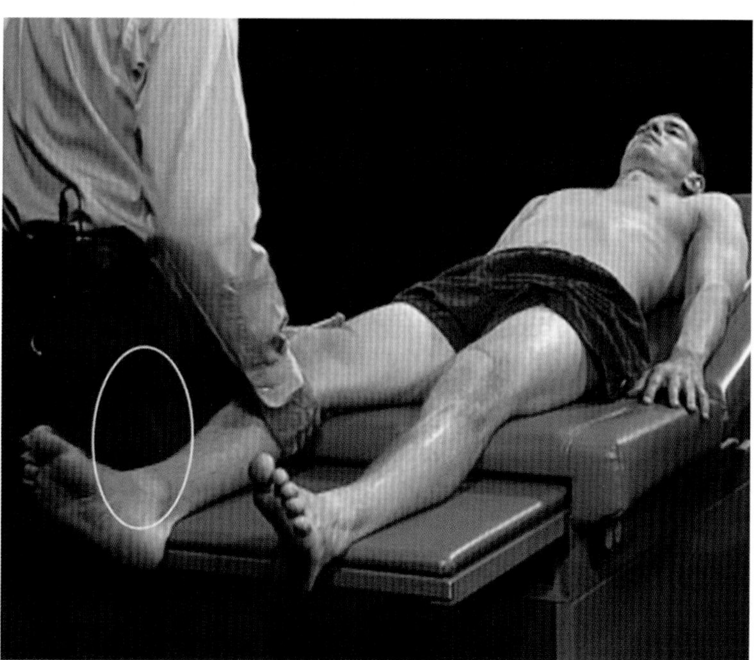

图 5-41

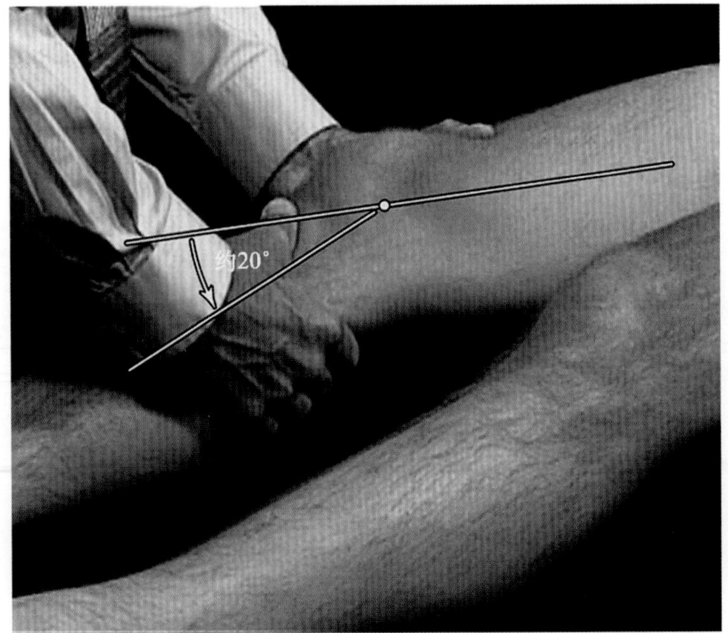

图 5-42

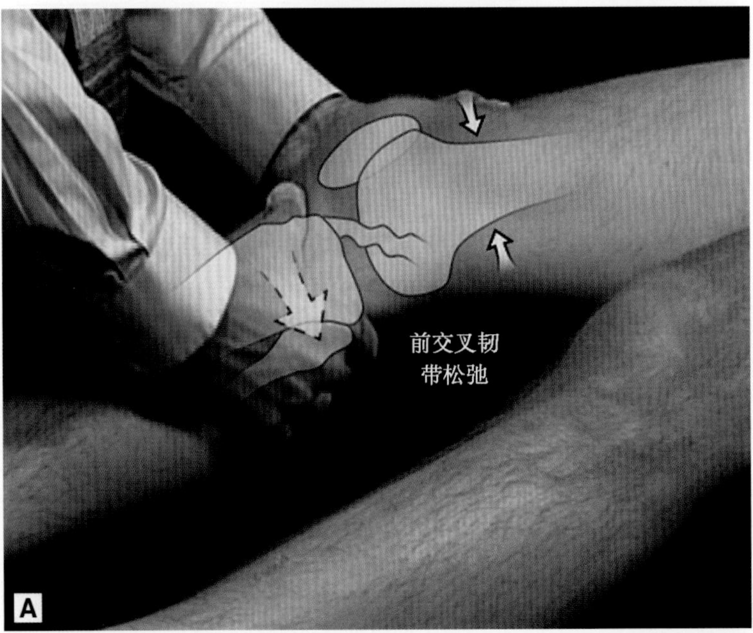

图 5-43

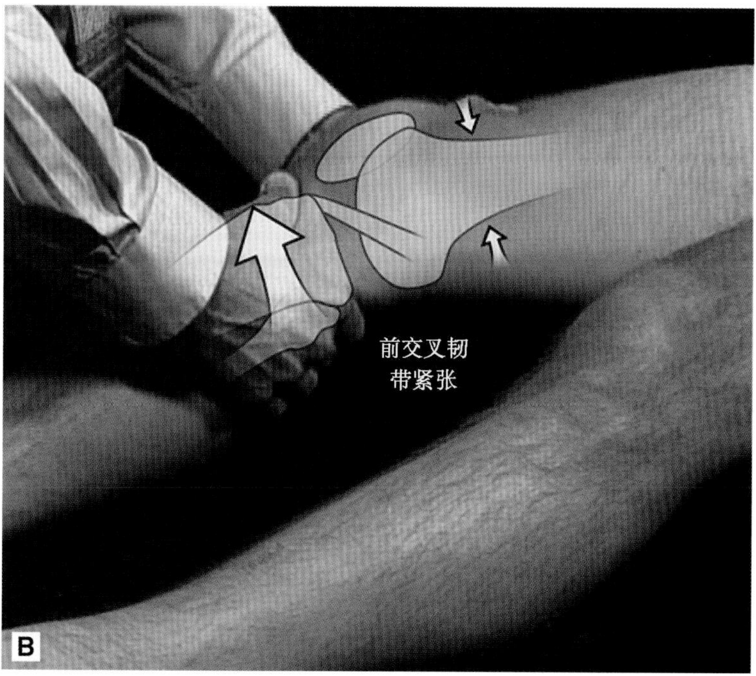

图 5-43

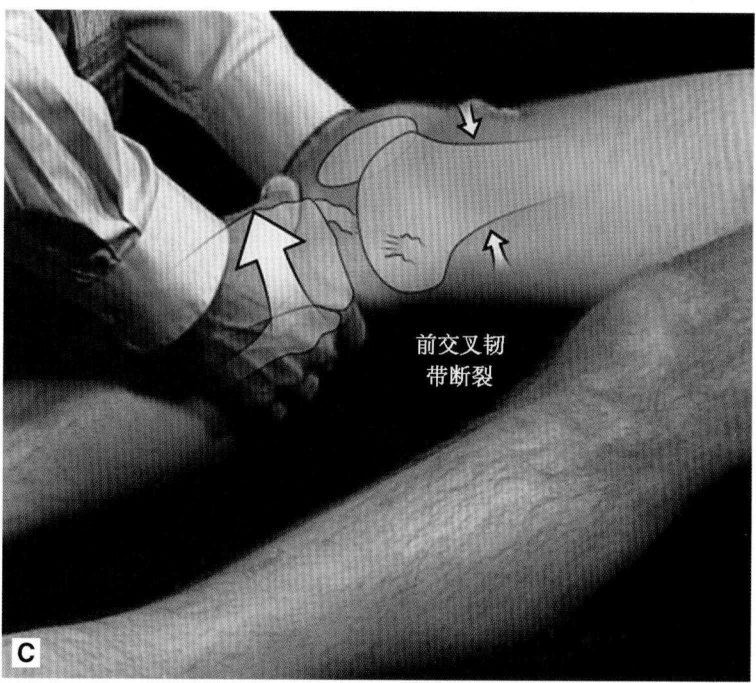

图 5-43

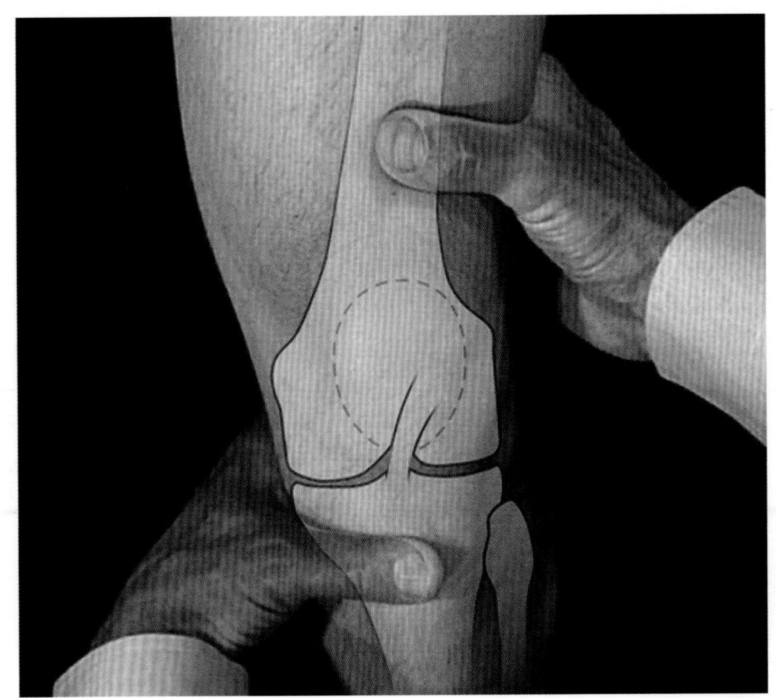

图 5-44

正确的 Lachman 试验需要一手固定好股骨远端(大拇指向下用力)同时准确、迅速地用另一只手向前拉胫骨。向前拉胫骨之后必须有短暂的放松,这很重要,为了使胫骨和股骨回到原来正常的位置从而放松前交叉韧带。快速重复多次这些动作,同时检查完好的前交叉韧带应有的正常阻力。正常运动的终止点应该首先出现在屈曲大约 20°。当您继续这个试验并且慢慢将膝关节继续屈曲,由于关节囊的紧张、约束力,前交叉韧带提供的阻力变得不明显,试验中运动的终止点将会消失。

Lachman 试验已经取代了不敏感的“前抽屉试验”,成为评估前交叉韧带完整性的方法(在膝关节弯曲 90°时进行的前抽屉试验主要强调膝关节囊的紧张度而不是前交叉韧带;图 5-45)。

当患者体型较大或检查者的手和患者下肢有明显的不匹配时可以使用其他方法进行 Lachman 试验。

对患者右膝进行改良 Lachman 试验时,站在检查床旁,将左膝放在患者右膝下(图 5-46),用左手固定股骨远端并在髌骨上数厘米处向下按压。右手抓住胫骨近端准确、快速向前拉。以此来检查运动的终止点,以评估前交叉韧带的完整性。

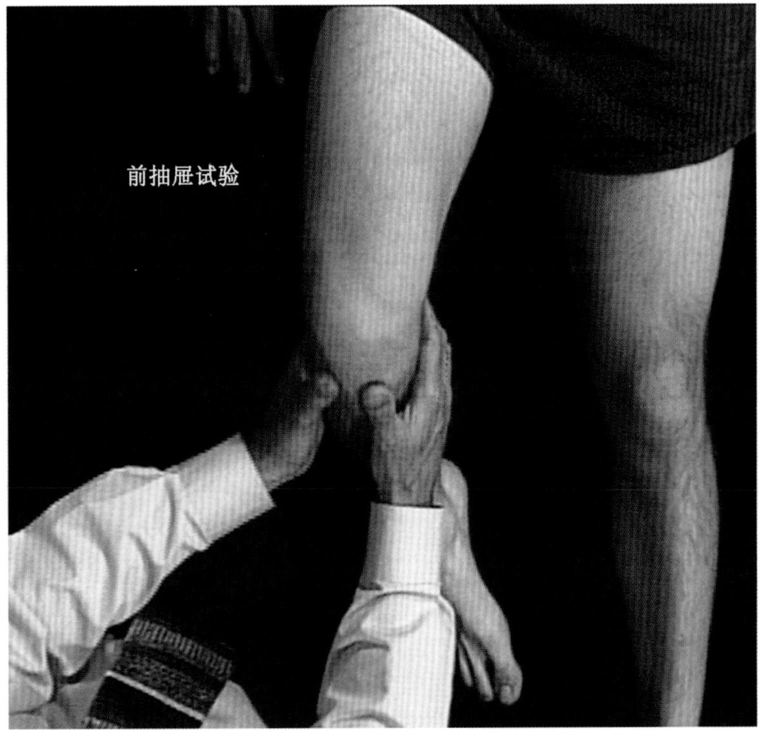

图 5-45

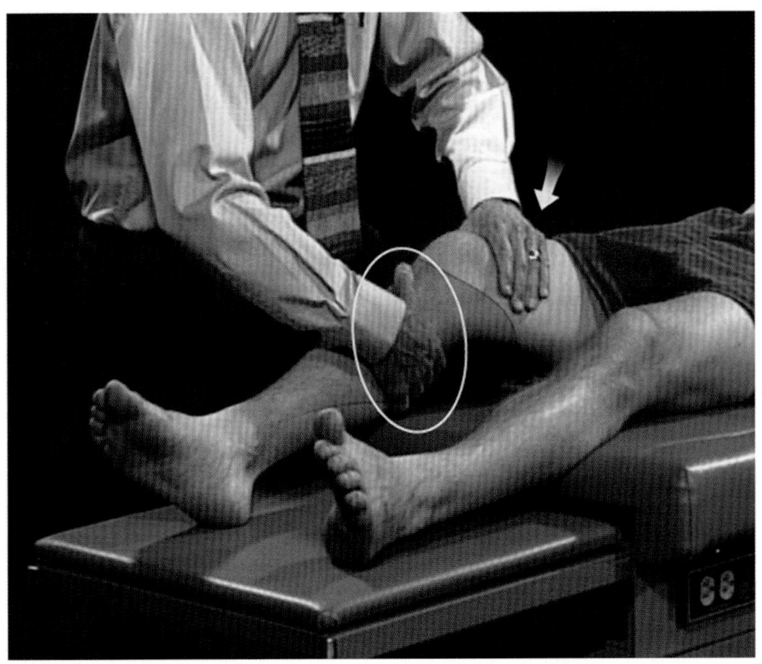

图 5-46

对患者左膝进行改良 Lachman 试验时，站在检查床的左侧，使用检查右膝同样的方法。但是注意变换膝和手的位置(右膝放在患者左膝关节下，右手位于患者左侧股骨远端，左手位于胫骨近端；图 5-47)。

检查者应该不断练习并掌握 Lachman 试验这项技术(图 5-48)。可以找儿童或体格较小的成人配合练习，这有助于增强自己的自信心。

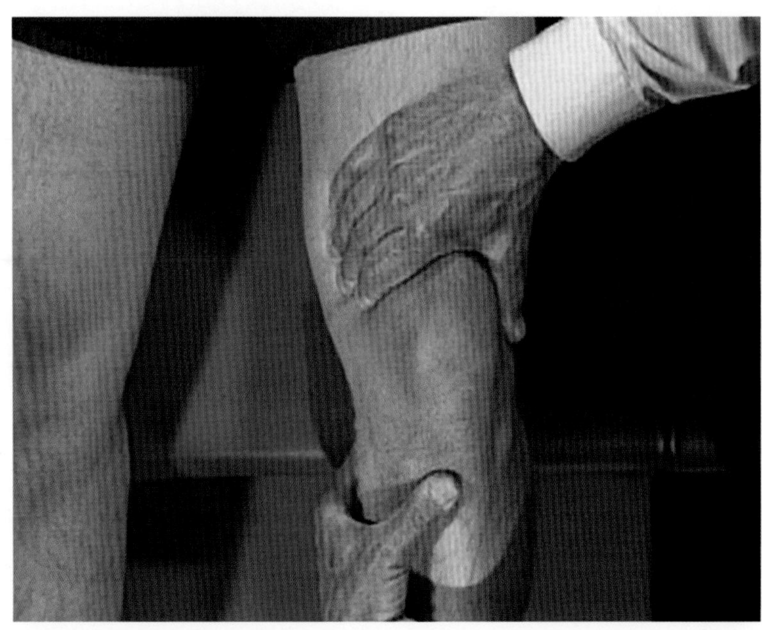

图 5-47

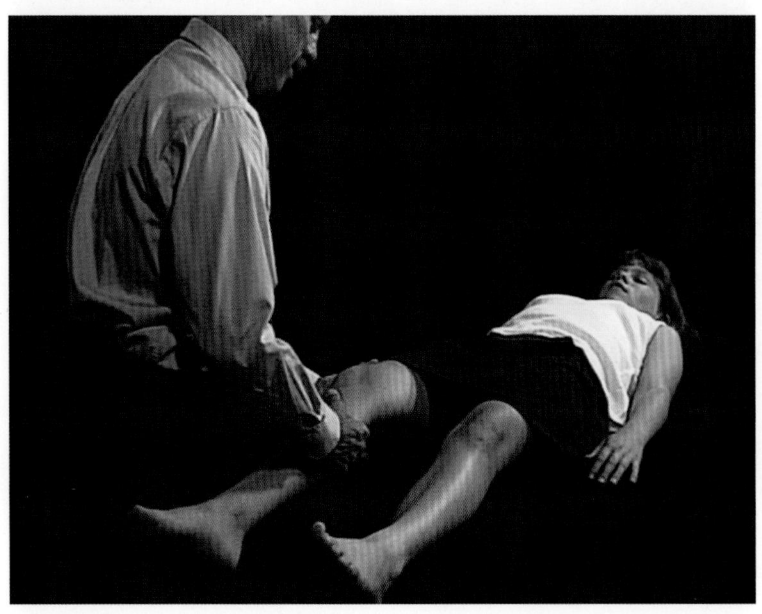

图 5-48

内侧副韧带 屈曲膝关节，并定位前内侧关节间隙，然后手指向后触诊股骨内侧髁和胫骨平台之间的膝内侧面。此时手指位于宽而薄且连接股骨远端和胫骨近端的内侧副韧带之上。沿内侧副韧带走行触诊，并记录有无压痛（图 5-49A，B）。

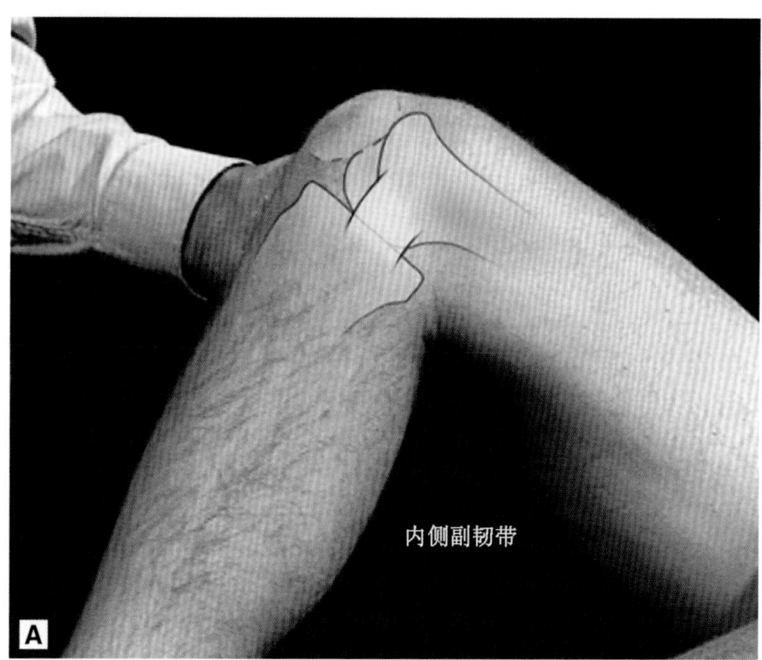

图 5-49

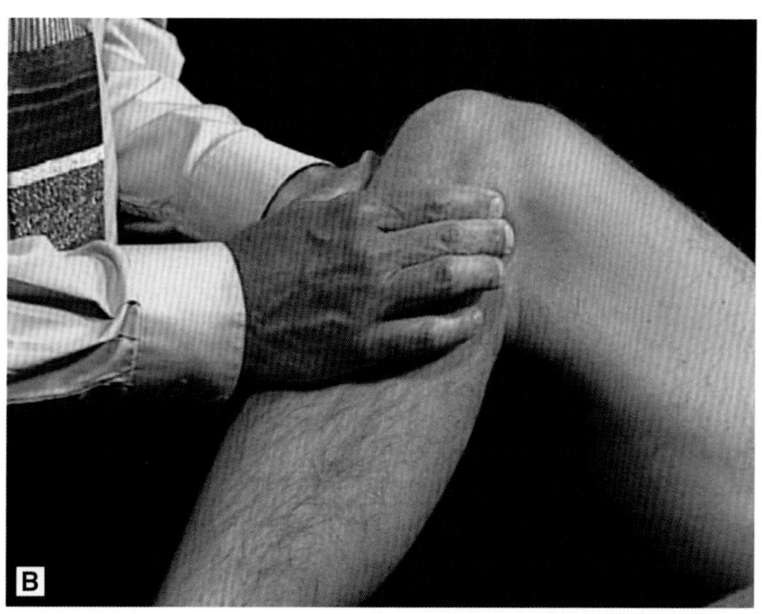

图 5-49

接下来，牵拉内侧副韧带，先摆好体位：把左手放在患者膝部下方，与股骨远端水平，并抓住股骨外上髁。

评估右膝内侧副韧带：将膝关节屈曲至 30°（图 5-50），然后用右手握住患者的脚向内拉，外翻膝关节（图 5-51）。

评估左膝内侧副韧带：方法同上（图 5-52），只是需要将患者的脚向外推，外翻膝关节。

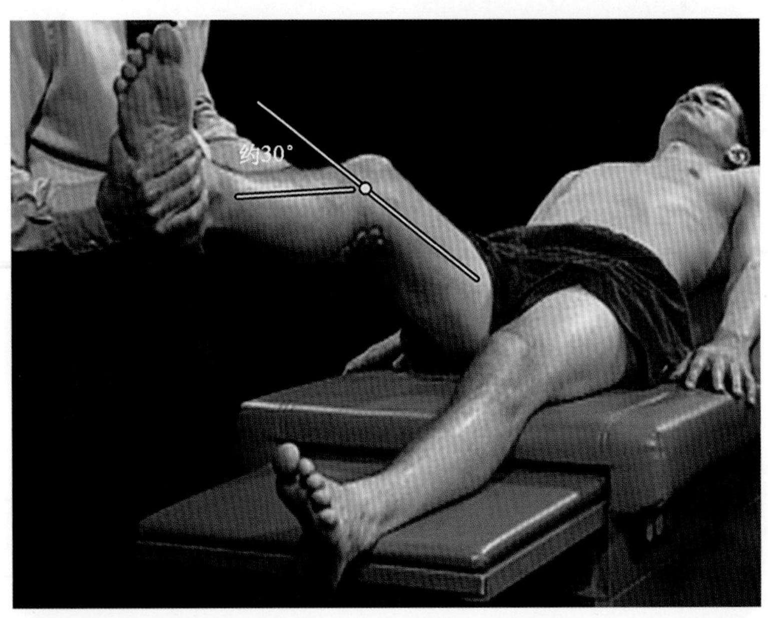

图 5-50

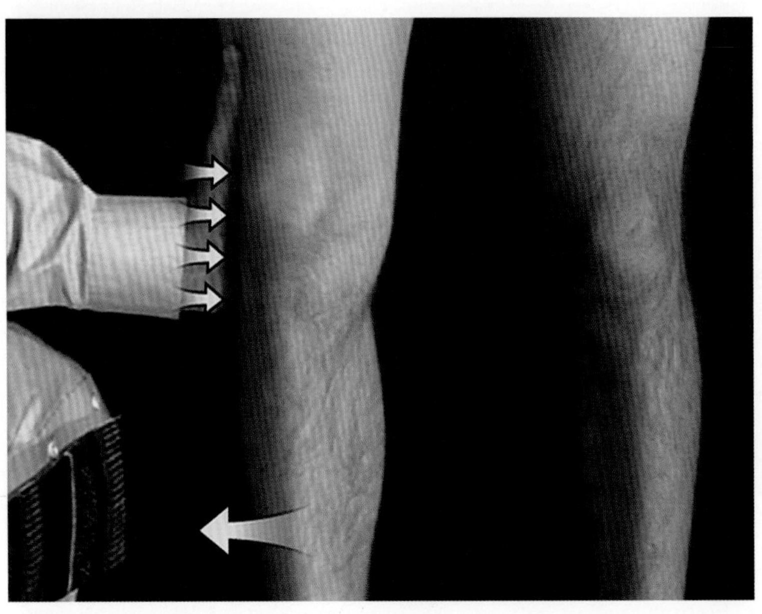

图 5-51

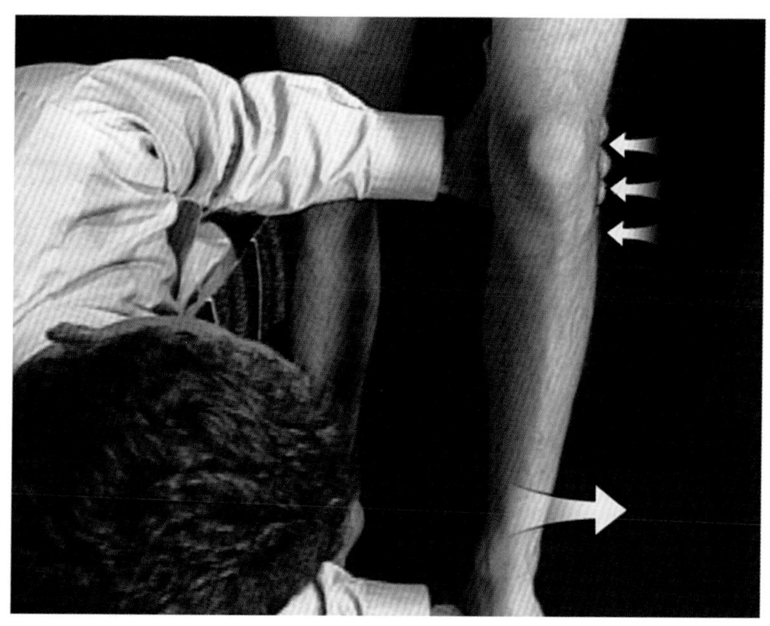

图 5-52

以上方法可以分离和牵拉内侧副韧带，注意有无疼痛或松弛。

外侧副韧带 为了评估外侧副韧带的完整性，使患者的腿部呈“4 字”（将踝放于对侧腿上，臀部外展外旋）（图 5-53）。这个体位有助于触诊连接胫骨和腓骨之间的外侧副韧带。触诊时可以感觉到外侧副韧带像一个紧绷的“铅笔样”绳索（图 5-54）。从腓骨头开始触诊至该韧带

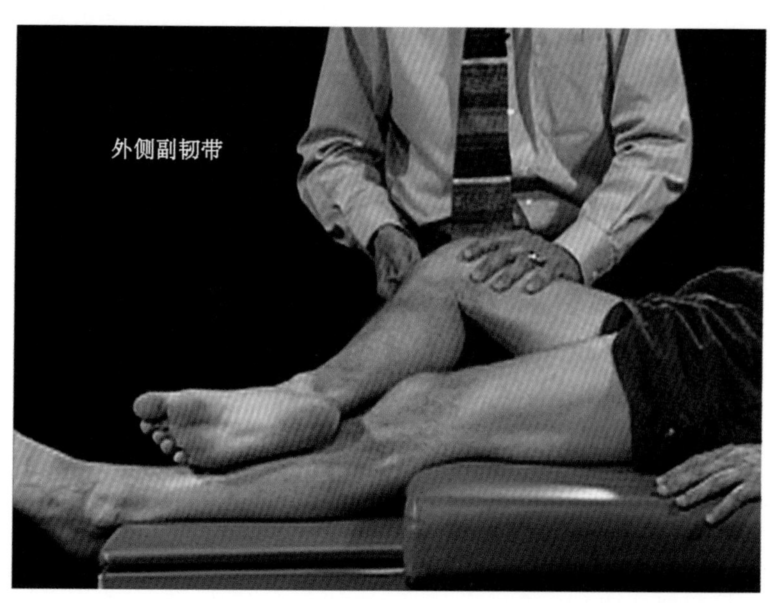

图 5-53

在股骨外上髁的附着点处，注意动作要轻柔（图 5-55）。接下来，牵拉外侧副韧带：把左手放在患者膝部下方，与股骨远端水平，并抓住股骨外上髁。

评估右膝外侧副韧带，先摆好体位：将膝关节屈曲至 30°（图 5-56），然后用右手握住患者的脚向外推，内翻膝关节。

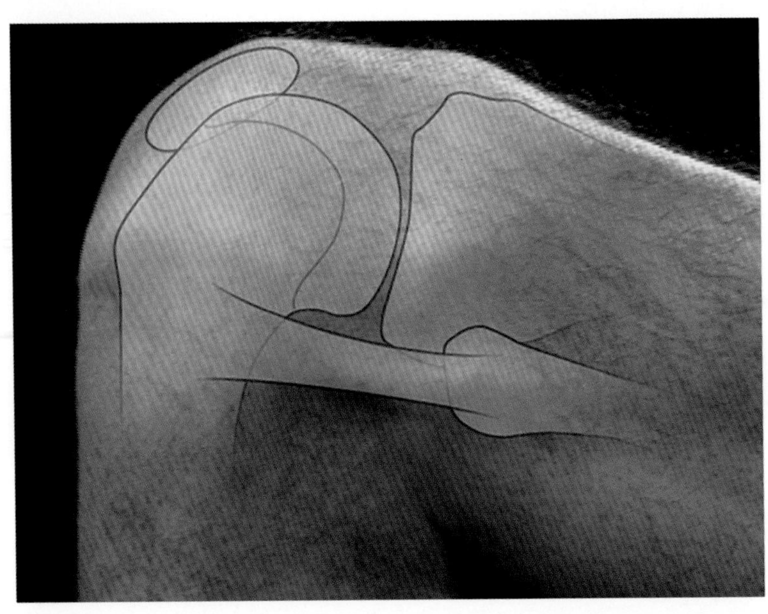

图 5-54

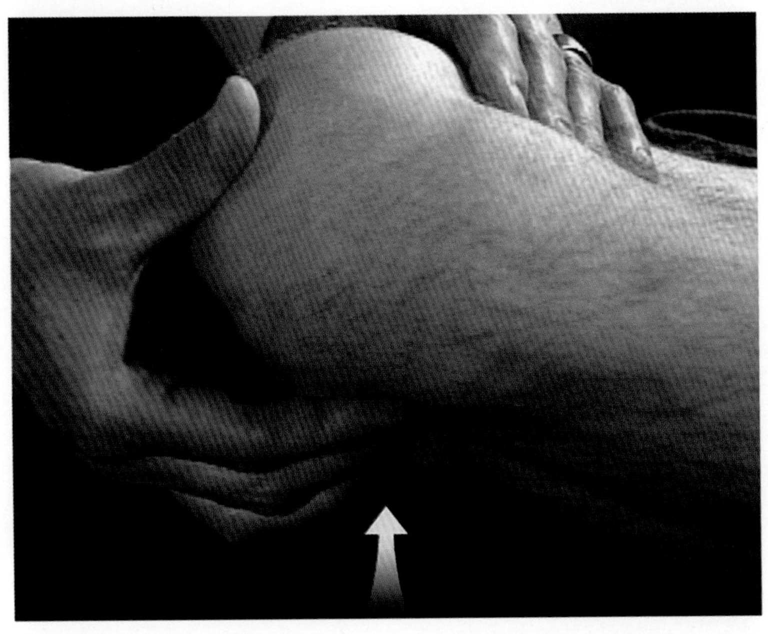

图 5-55

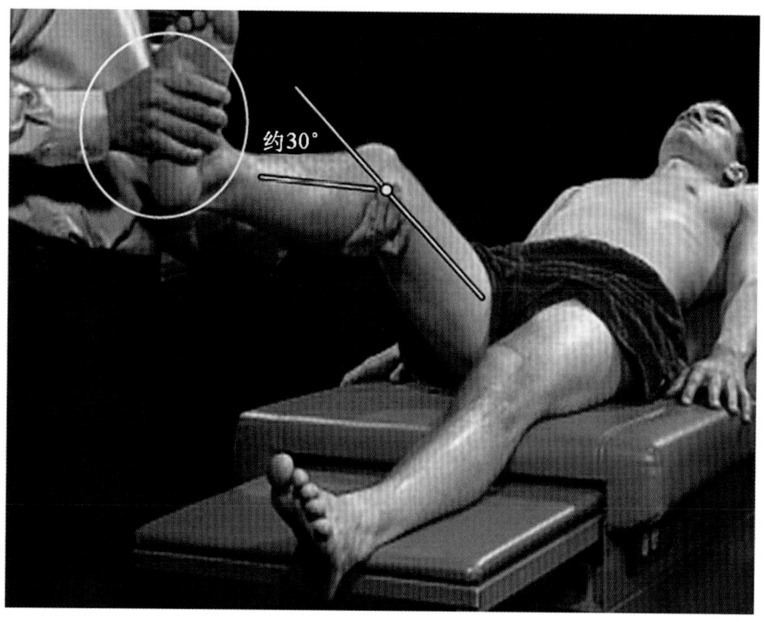

图 5-56

评估左膝外侧副韧带：方法同上（图 5-57），只是需要将患者的脚向内拉，内翻膝关节。以上方法可以分离和牵拉外侧副韧带，注意有无疼痛或松弛。

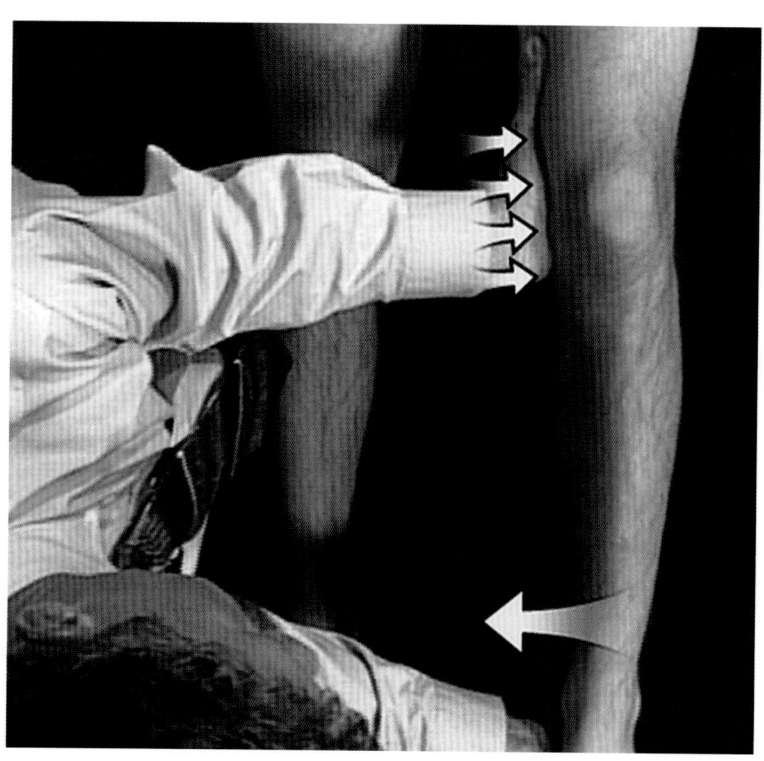

图 5-57

后交叉韧带 患者取仰卧位，将膝关节屈曲 90°并将脚平放在检查床上(图 5-58)。从侧面检查膝，注意胫骨在静止状态下是否出现任何后移，即所谓的“胫骨下垂”(图 5-59)。

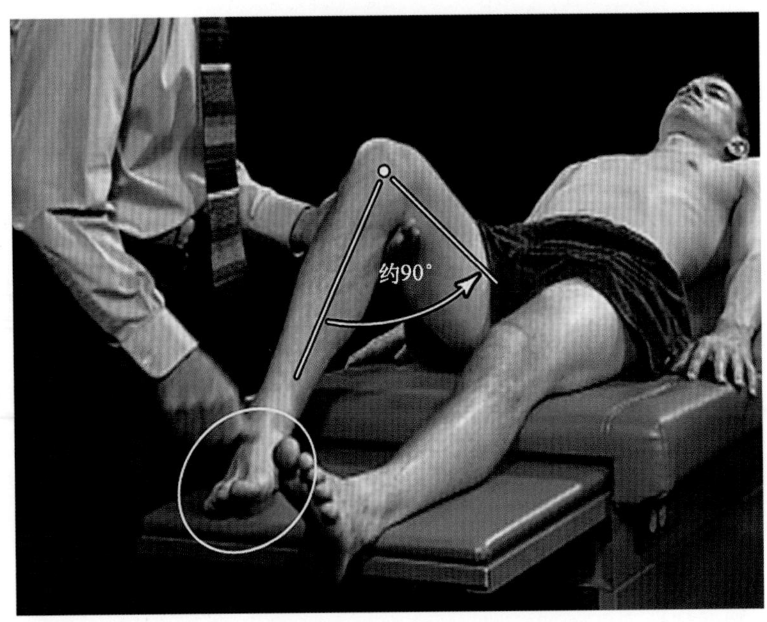

图 5-58

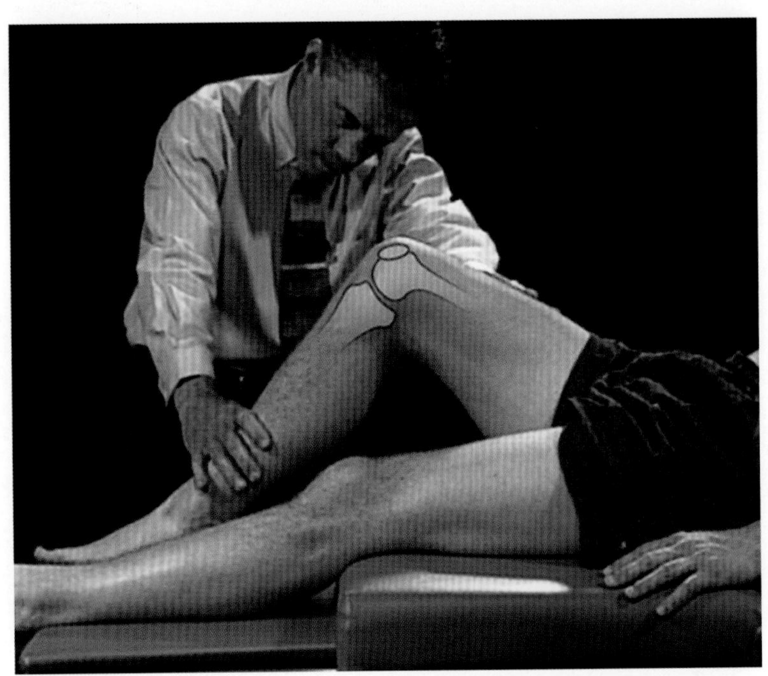

图 5-59

后交叉韧带断裂会导致胫骨后移，与另一侧相比，在髌骨下方出现凹陷（图 5-60）。

通过胫骨前缘下压胫骨来完成后交叉韧带的评估。注意有无疼痛或松弛。

膝关节间隙 将膝关节固定 70°～90°屈曲位，沿关节间隙触诊，注意有无压痛或明显异常（图 5-61）。

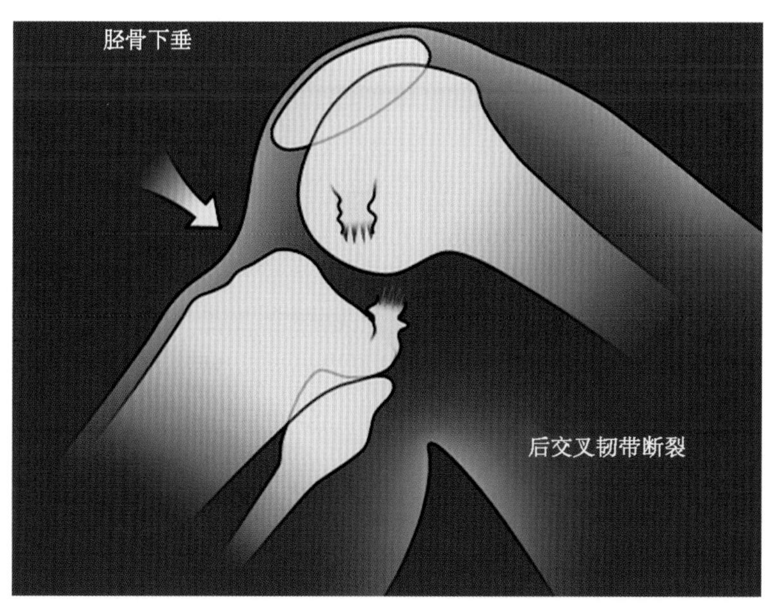

图 5-60

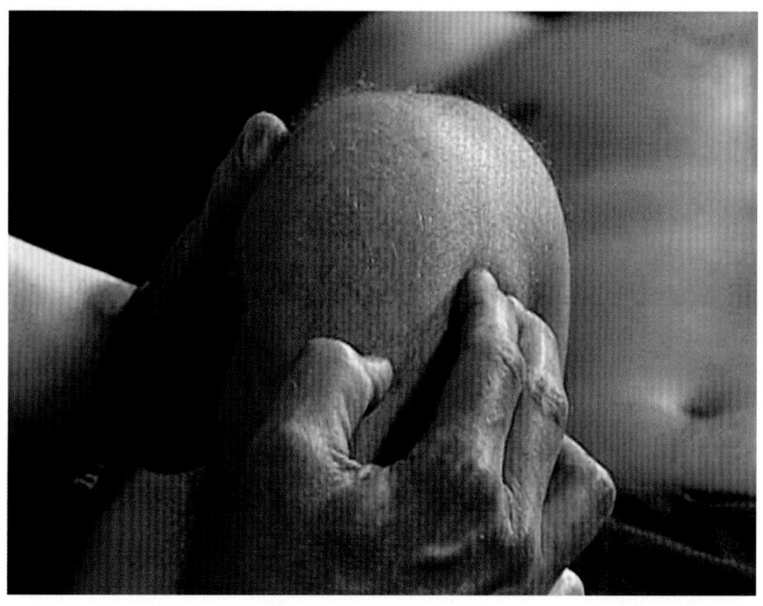

图 5-61

半月板(McMurray 试验)评估内外侧半月板,先摆好体位:将患者足跟置于掌心,手指包绕跟骨,牢牢将跟骨握在手中,患者足底置于检查者前臂并保持足踝放松。这个姿势有利于控制患者下肢及减轻患者的不适感,尤其是踝肿胀或静脉淤血的患者(图 5-62)。

接下来,在进行 McMurray 试验时,伸展左手拇指和示指(掌心面向患者头部)沿关节间隙进行触诊(图 5-63)。

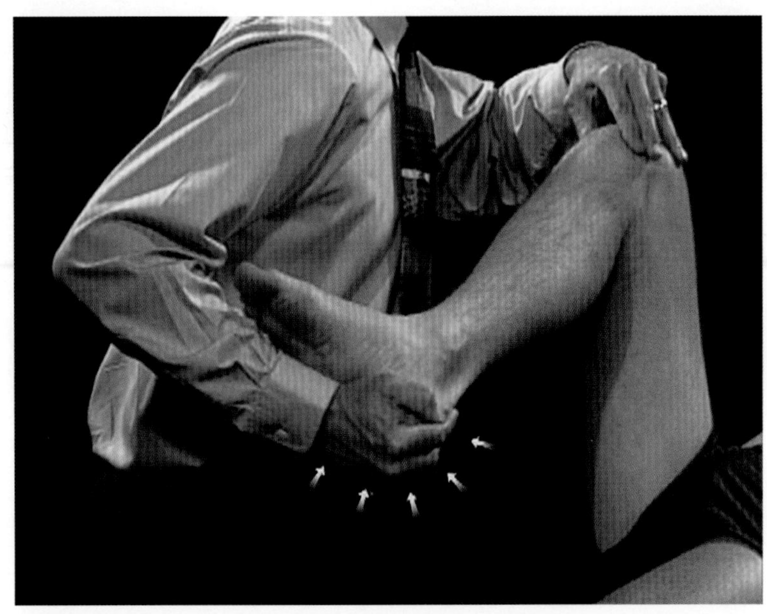

图 5-62

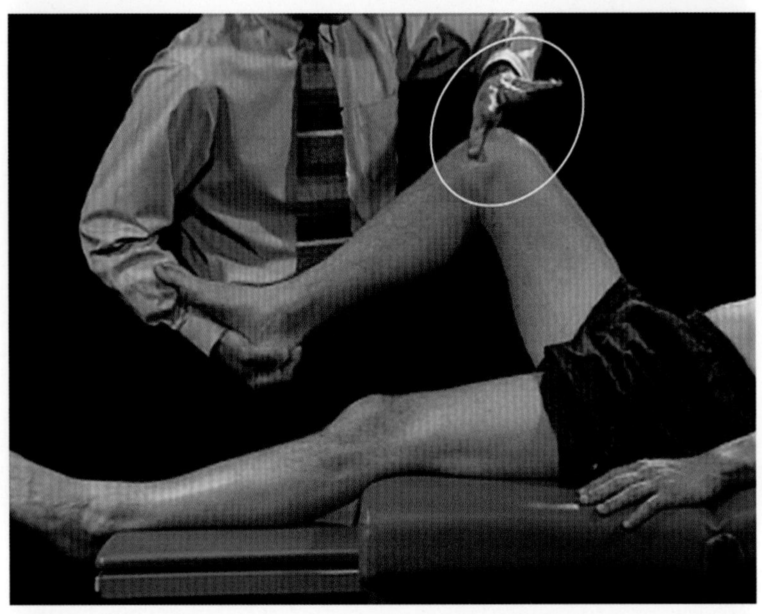

图 5-63

评估内外侧半月板：在完全屈膝至足跟靠近臀部和部分伸膝（90°左右）的状态下外翻和内翻（图 5-64A，B）。

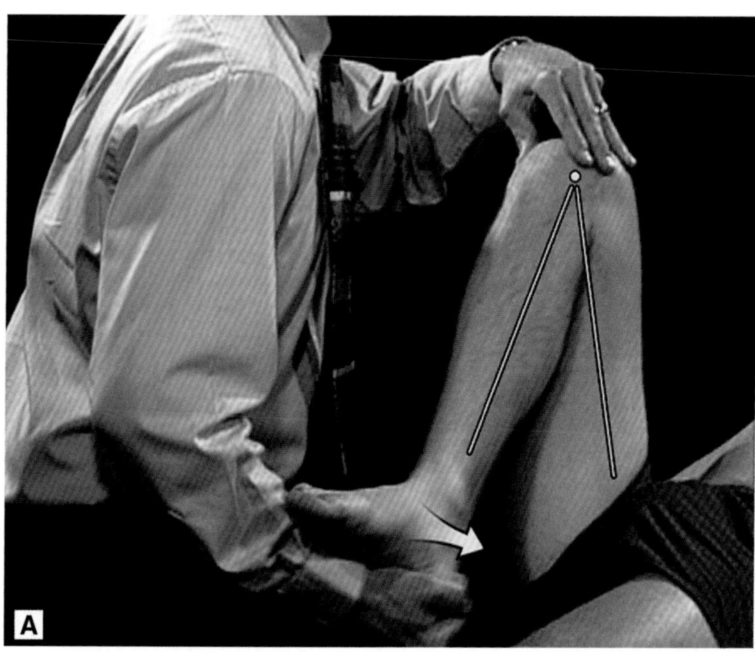

图 5-64

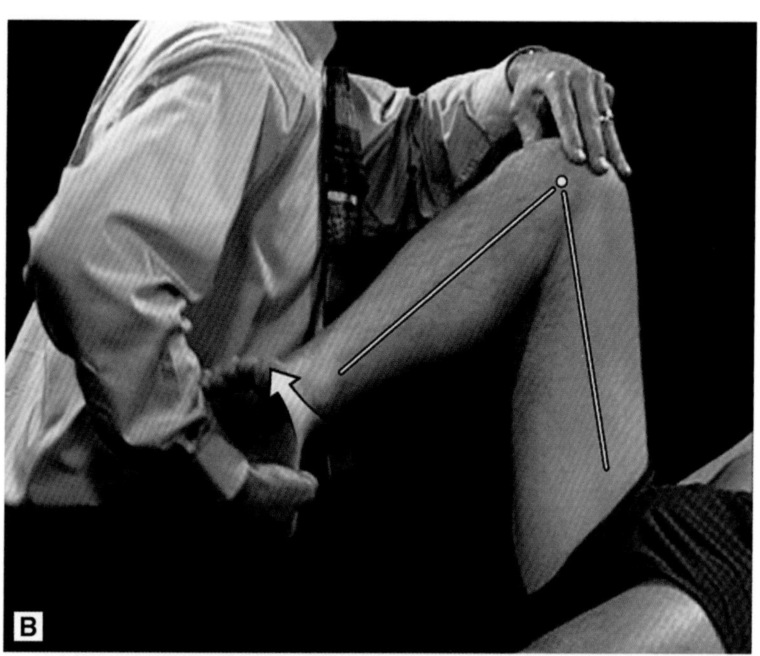

图 5-64

在屈膝和伸膝的过程中，摆动足跟画一个“马蹄形”（图 5-65A，B），同时交替内翻、外翻膝关节（图 5-66A，B）。注意是否出现疼痛或弹响。

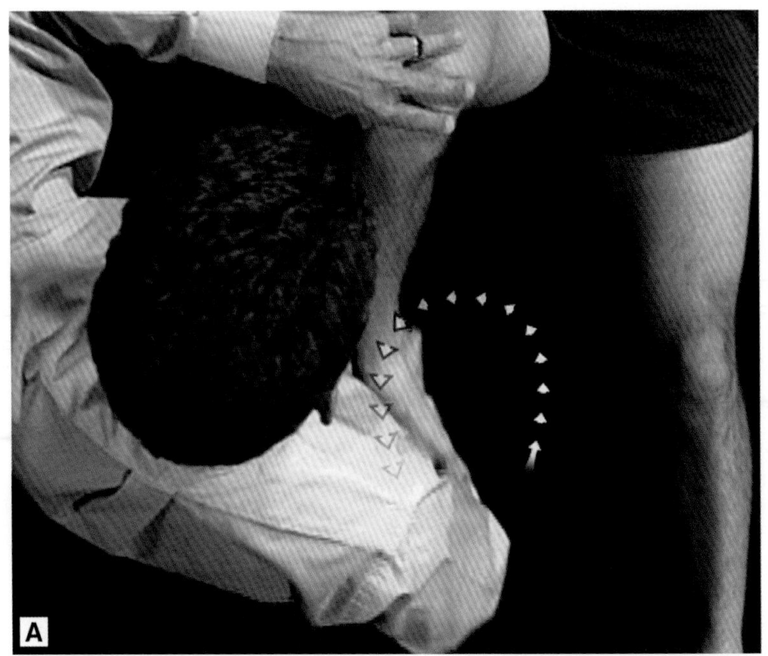

图 5-65

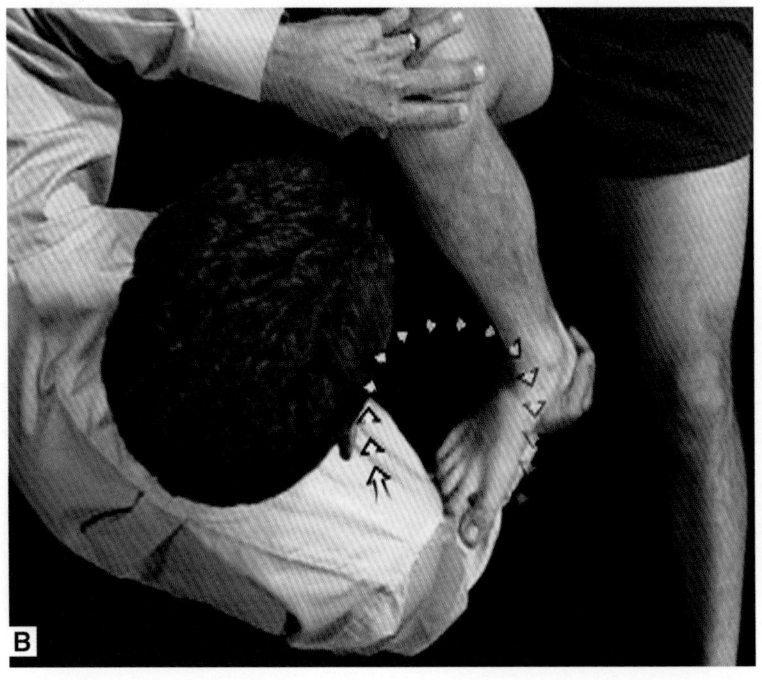

图 5-65

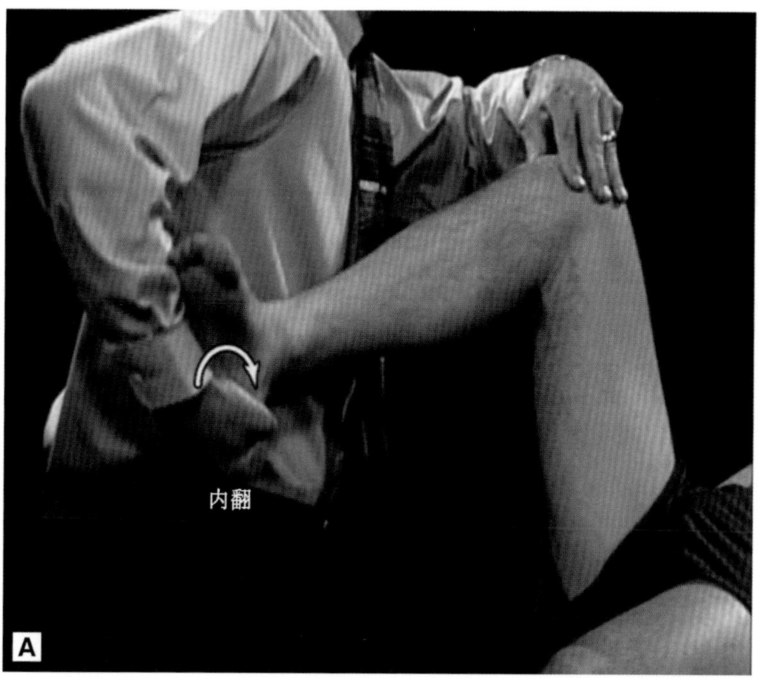

图 5-66

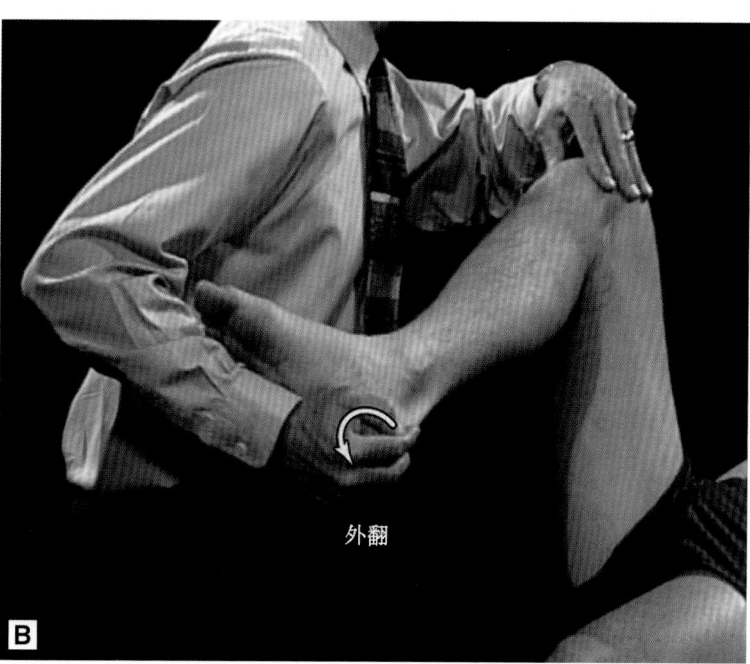

图 5-66

上述检查之后,完全伸展膝关节并在胫骨上施加一个顺时针旋转的力(好像在胫骨上拧紧螺丝)(图 5-67A)。注意内外侧半月板是否出现疼痛或者弹响。

重复同样的步骤同时在胫骨上施加一个逆时针旋转的力(好像在胫骨上拧松螺丝)(图 5-67B)。注意是否出现疼痛或弹响。

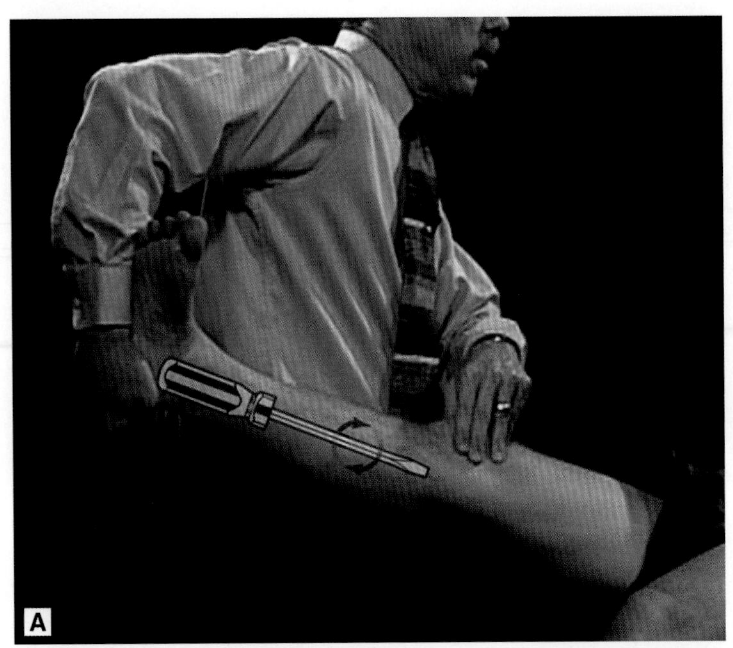

图 5-67

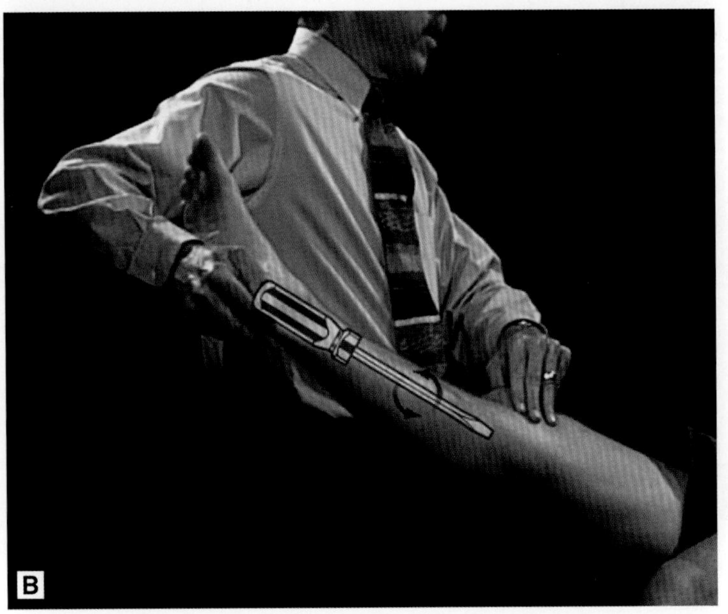

图 5-67

McMurray 试验要求患者放松且合作，同时要求检查者操作恰当且细心。在这个试验过程中，保持左手拇指和示指位于膝关节间隙上是很重要的，以便发现是否有明显的弹响。同样重要的是在操作过程中患者要反馈内外侧关节间隙有无疼痛。内侧或外侧出现疼痛，甚至有时伴有弹响，就是 McMurray 试验的阳性体征（图 5-68）。

鹅足滑囊 接下来，触诊胫骨结节内侧胫骨近端的结节。这是鹅足腱的附着点肌腱下方的鹅足滑囊存在的区域（图 5-69A，B）。注意是否有任何压痛。压痛表明存在鹅足滑囊炎或肌腱炎（鹅足滑囊炎和肌腱炎是常见病，轻压可出现疼痛，但没有明显可触及的肿胀）。

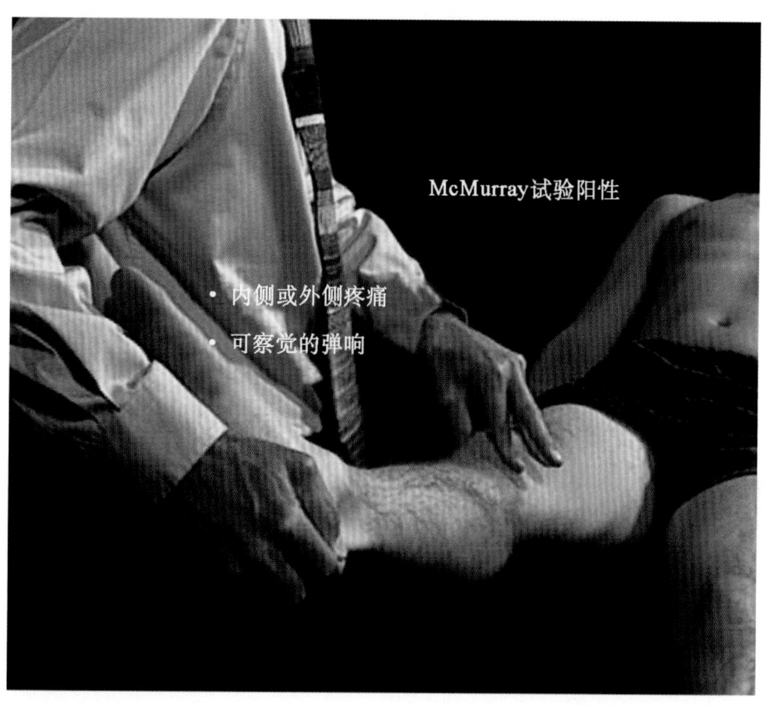

图 5-68

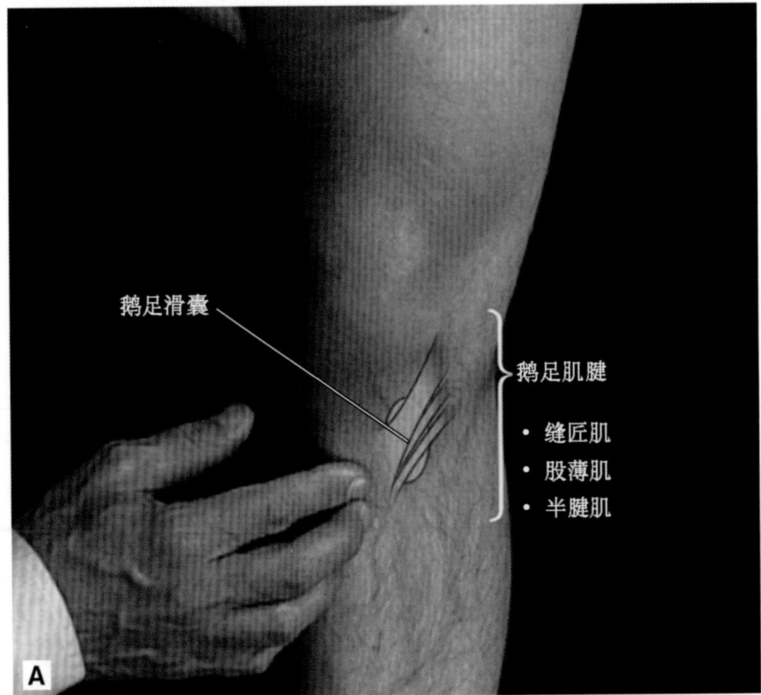

图 5-69

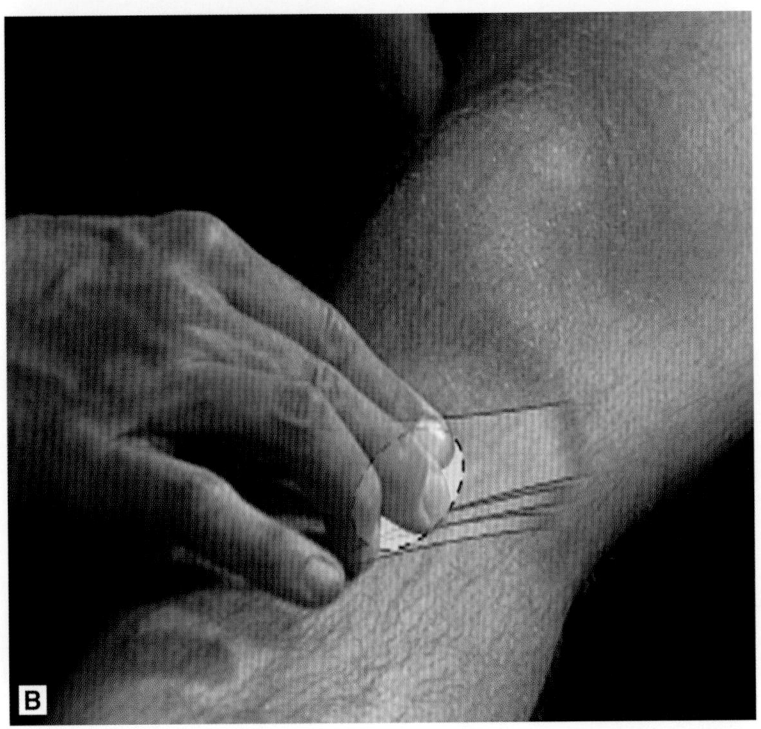

图 5-69

膝关节屈曲和伸展 最后评估膝关节活动度：膝关节充分屈曲时，小腿后侧肌肉应该紧靠大腿后部（图 5-70A）。充分伸展时，关节回到解剖的过伸位。将腿抬离床面时，仔细检查有无屈曲挛缩或充分伸展不足（图 5-70B）。

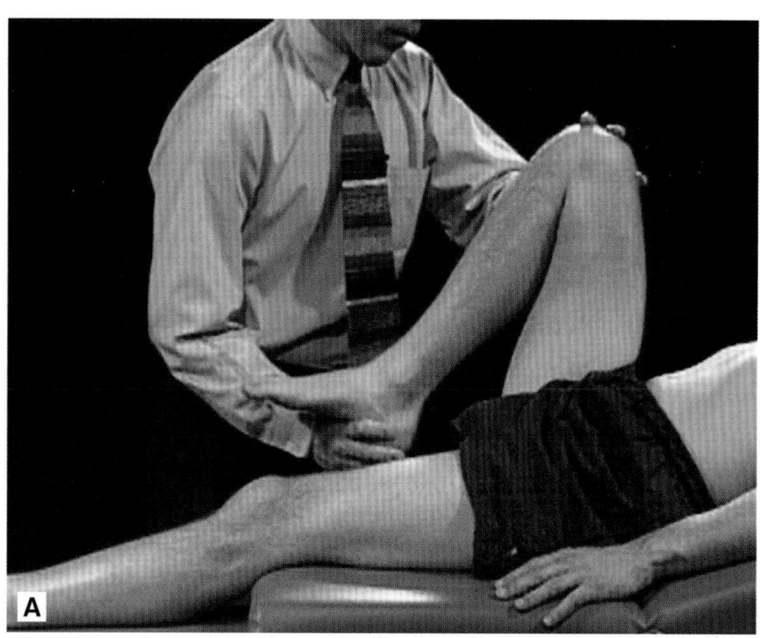

图 5-70

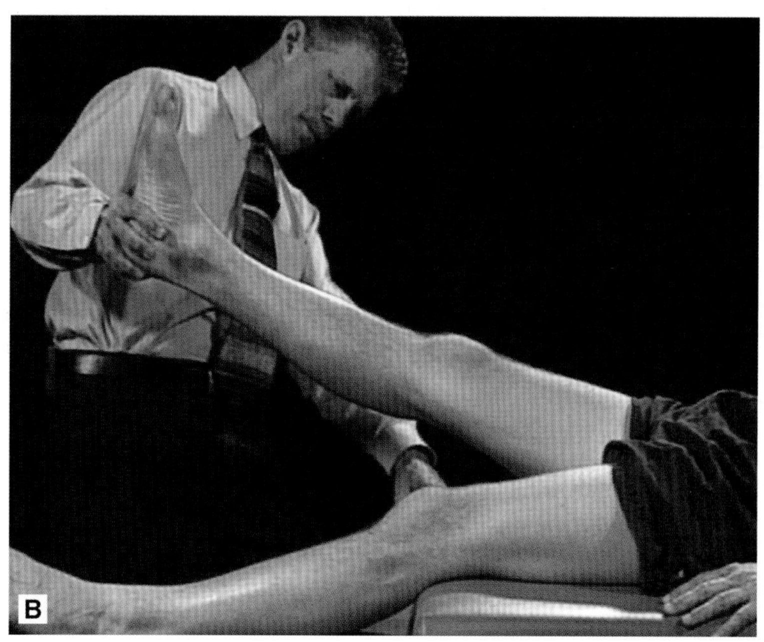

图 5-70

膝部肌肉骨骼局部检查
练习项目列表

站位

____从前面观察:检查关节力线

下蹲

____让患者下蹲并且观察

仰卧位

____检查放松时和收缩时的股四头肌

____检查髌前滑囊

____检查膝内侧、外上侧和髌上区域

____检查髌骨浮动感或浮髌试验

____挤压髌股关节

____触诊髌骨内、外侧缘

____恐惧试验(向外推/拉髌骨)

____检查前交叉韧带(ACL)(Lachman 试验)

____检查内侧副韧带(MCL)

____检查外侧副韧带(LCL)

____检查后交叉韧带(PCL)(视诊和后抽屉试验)

____触诊关节间隙

____检查半月板(McMurray 试验)

____触诊鹅足滑囊(鹅足腱)

____屈曲和伸展膝关节

常见的膝部问题

- 膝关节炎
- 髌股关节疼痛综合征
- 髌前滑囊炎
- 侧副韧带撕裂
- 十字交叉韧带撕裂
- 半月板撕裂
- 鹅足滑囊炎

膝关节炎 患者的年龄、性别和病史是重要的诊断依据。出现疼痛、捻发音或肿胀都提示可能是膝关节炎。通过体格检查,可以得到更多信息:髌股捻发音和凉的积液(骨关节炎),温热的积液(风湿性关节炎、痛风性关节炎、牛皮癣性关节炎),非常热的积液以及伴或不伴皮肤发红(痛风性关节炎和化脓性关节炎)。

髌股关节疼痛综合征 髌股疼痛的特征是膝前弥漫性疼痛。并且随着髌股关节负荷大的活动增多而加重,比如上下楼梯,跪和蹲,或者长时间保持坐位(开车或看电影)。女性比男性更常见,通常与肿胀和曾经受伤的病史没有联系。体格检查时,跪位时膝前有明显的疼痛,并且触诊髌骨各面时压痛明显。髌股关节疼痛的原因较复杂,但是对于多数患者,股四头肌无力是一个重要的因素(尤其是股中间肌)。

髌前滑囊炎 过多的下蹲动作反复刺激髌前滑囊导致其肿胀(轻微的滑囊炎);细菌从破溃的皮肤进入滑囊可导致化脓性滑囊炎、痛风性滑囊炎,或髌骨前面直接受到创伤而导致的出血性滑囊炎。轻微的滑囊炎一般表现在髌骨前明显肿胀。严重的炎症可能扩散至周围皮下组织,甚至影响正常的表面解剖形态。任何程度的髌前滑囊炎患者都可以在卧位完全伸展膝关节(这提示关节不是引起患者膝关节不适的根源)。

侧副韧带撕裂 内外侧副韧带是膝主要的稳定结构之一,限制膝外翻(内侧副韧带)、内翻(外侧副韧带)。当下肢受到外翻的暴力时可能出现内侧副韧带损伤;当下肢受到内翻的暴力时可能出现外侧副韧带损伤(比内侧副韧带损伤少见)。内外侧副韧带损伤(外侧固定结构)可能单独出现或者合并十字交叉韧带损伤以及半月板(内部固定)损伤出现。

十字交叉韧带撕裂(扭伤) 十字交叉韧带是膝主要的稳定结构之一,限制胫骨相对股骨前移(前交叉韧带)、后移(后交叉韧带)。突然地扭转运动或膝过伸可能造成前交叉韧带的损伤。通常会伴随强烈的疼痛并失去运动能力,并在早期还会有血性积液。前交叉韧带撕裂经常合并半月板撕裂和内侧副韧带损伤(所以被叫作"恐怖三联征")。

后交叉韧带损伤(比前交叉韧带损伤少见)可能造成拉伤(扭伤)或撕裂。膝关节屈曲时胫骨前方受到突然向后的暴力可导致后交叉韧带损伤。单纯的后交叉韧带撕裂不常见。通常会合并前交叉韧带损伤和(或)侧副韧带损伤。应该对膝疼痛或受到急性外伤的患者进行评估,判断韧带是否撕裂。

半月板撕裂(扭伤) 半月板是膝关节内减震并稳定内部的纤维软骨,急性损伤或慢性退行性病变可造成半月板的损伤。

半月板急性撕裂通常由明显的扭转力导致,一般会伴有强烈的疼痛和随之而来的僵硬、肿胀以及机械性的弹响或关节交锁。

慢性退行性撕裂可能在曾经想不起的损伤中,或轻微创伤中发生,而且通常与老年人的骨关节炎有关。

半月板损伤可以单独出现或合并韧带损伤。

鹅足滑囊炎 鹅足滑囊炎可引起不同程度的膝内侧痛和跛行。鹅足滑囊位于缝匠肌、股薄肌、半腱肌之下、在其胫骨突起内侧附着点。女性比男性多发，触诊时常发现明显局部压痛点（即使没有明显可见的肿胀），而且通常和膝内侧区域存在潜在的早期骨关节炎有关。

第六章

颈部肌肉骨骼局部检查

前言

颈部肌肉骨骼局部检查(RMSE)是建立在 SMSE 和 GMSE 所教的检查顺序和手法的基础上,通过特定试验对结构和功能进行综合评估的检查。可以用于常见的主要颈部肌肉骨骼问题的门诊评估。掌握这些评估方法需要大量的练习和细心的观察,经过实践之后,不难掌握。

临床应用

临床上,针对病史明确表明具有急、慢性颈部不适的患者,如:以颈椎为主的脊柱疼痛或上肢为主的疼痛(很可能是颈丛神经根压迫症状),颈部 RMSE 作为初始检查非常有效。经过练习,一套系统高效的颈部 RMSE 可以在 3～4 分钟完成。

此外,颈部 RMSE 为学习其他诊断技术提供了基础。以后通过接触不同的专业人士,如矫形外科医师、风湿病学家、理疗师、物理治疗师等其他涉及颈部问题诊断和治疗的特殊人才,学习更多复查的诊断技术。

教学目标

本次教学计划是认识颈部解剖、功能和病理之间的关键联系,包括:

- 解剖结构及功能
- 颈椎活动度
- (筋膜)扳机点和(肌纤维)压痛点
- 疑似神经根刺激
- 疑似脊髓型颈椎病

最重要的是，为在临床上完成一套次序明确的、综合性的、有效的颈部局部检查做好准备。

基本概念

结构及功能解剖 颈椎由 7 块椎骨组成，椎骨的体积从 C_1 到 C_7 逐渐增大。

C_1 和 C_2 具有其独特的特性，因此我们需要对其做专门说明（图 6-1）。C_1（寰椎）没有椎体，而是由前后弓和两块杯形的侧方结构组成（图 6-2A）。

正如在希腊神话中，Atlas 被迫用他的肩膀承受世界的重量一样，寰椎（C_1，atlas）用它的"肩膀"（侧方结构，图 6-2B）承受了整个颅骨的重量，并与枕骨大孔两侧的枕骨髁组成寰枕关节（图 6-3A，B）。这些关节可以进行小幅度的屈伸（点头）和侧屈。

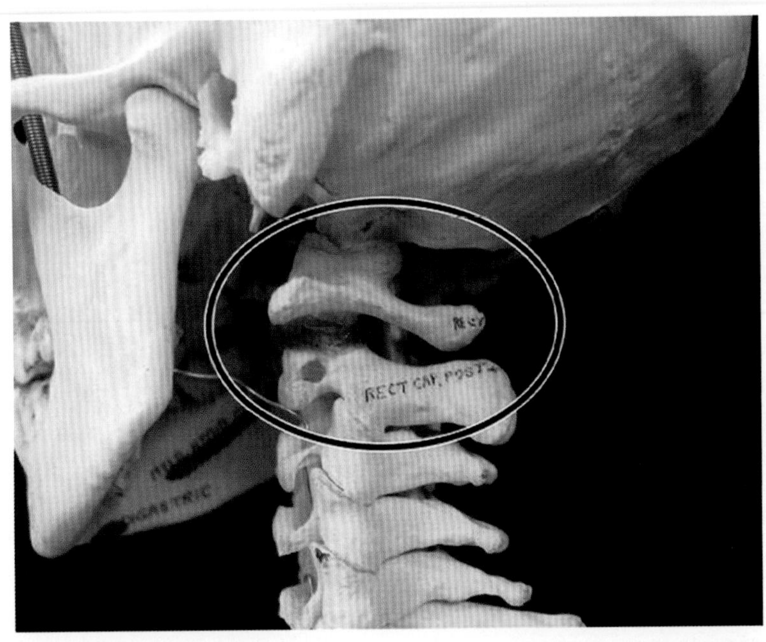

图 6-1

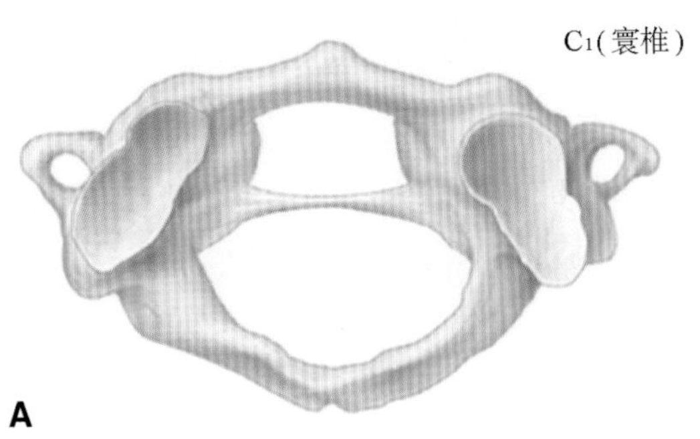

图 6-2

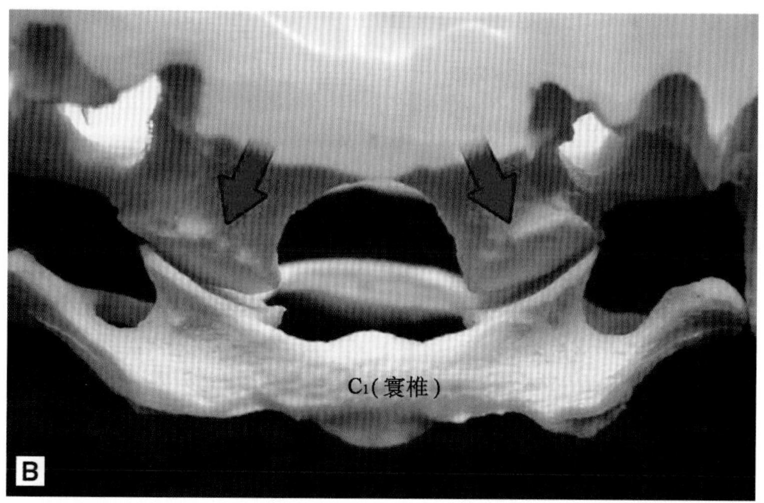

图 6-2

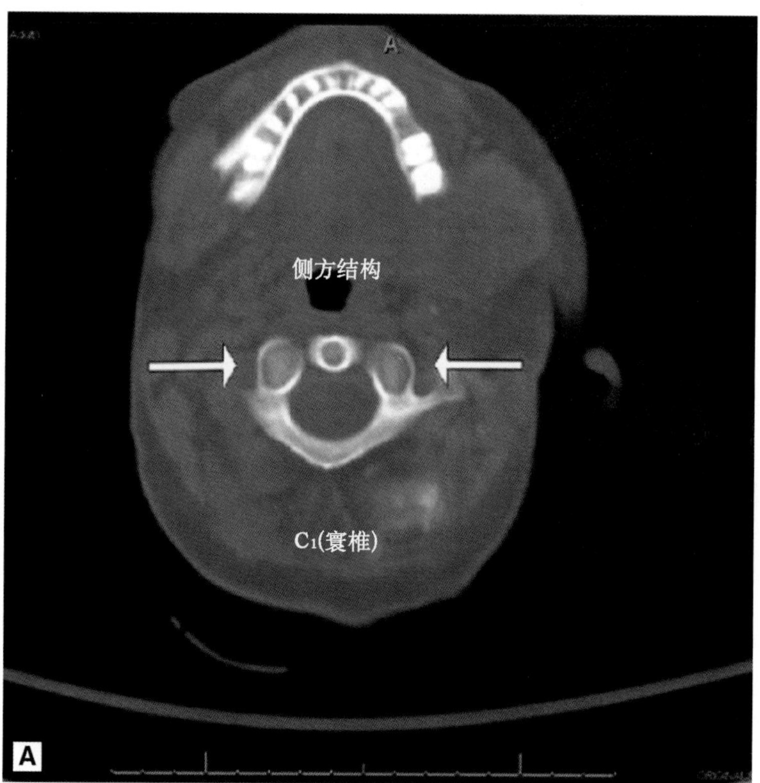

图 6-3

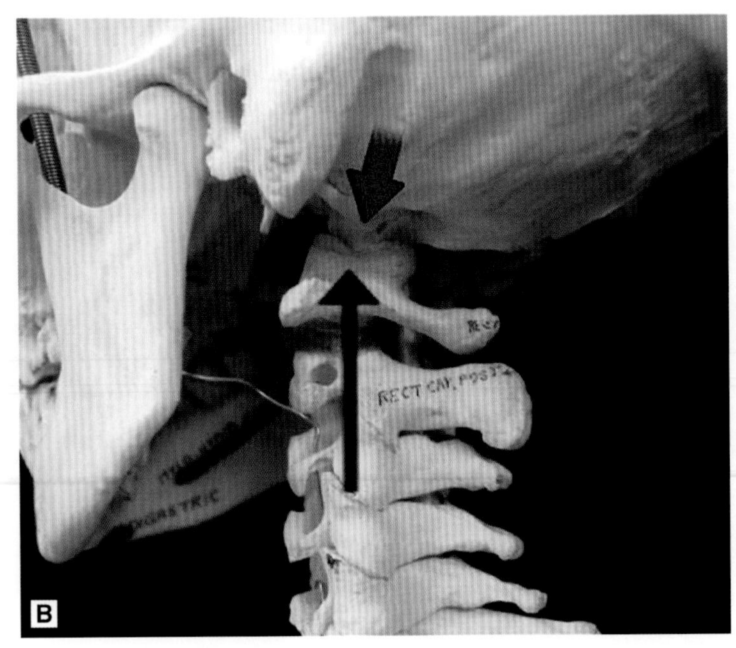

图 6-3

C_2（枢椎）前方有椎体，在椎体的上方有一个手指样的突起（图 6-4A，B）。这一骨性的突起被称之为齿突（the odontoid or dens，英语中，词根 dont 和 dens 来源于拉丁语，有“牙齿”的意思）。寰椎横韧带从齿突内侧面包绕，将齿突和其前方的寰椎前弓连接，构成寰枢关节（图 6-5）。寰枢关节（C_1～C_2）可以旋转大约 50°。

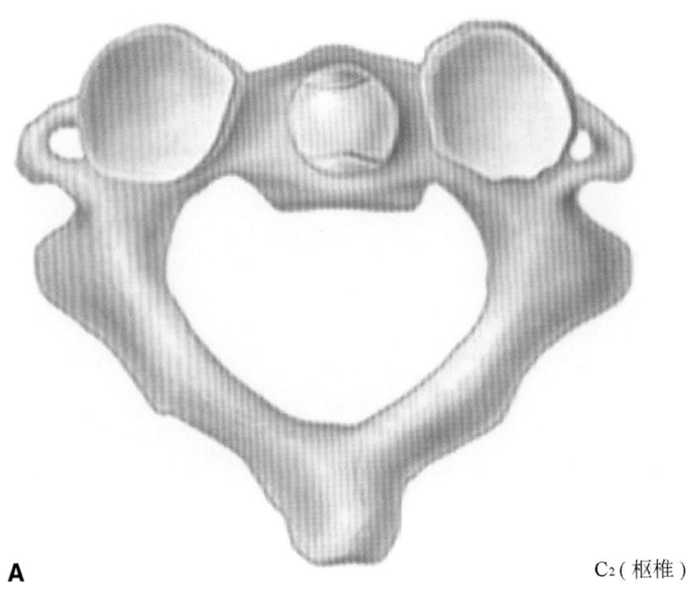

图 6-4

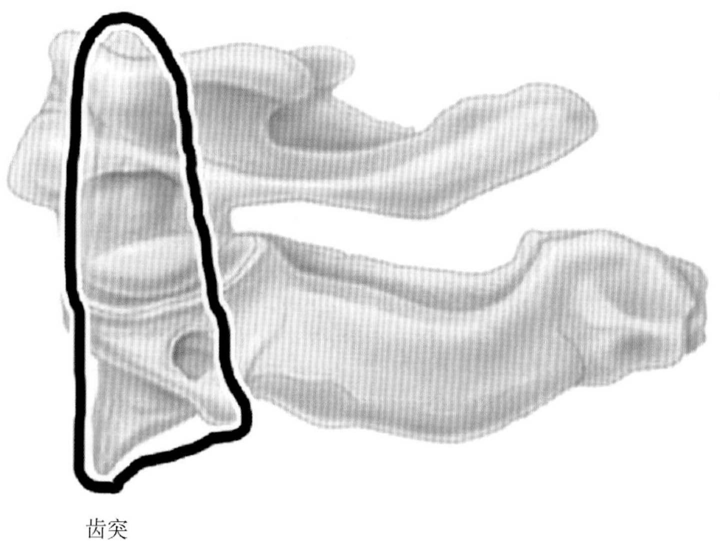

图 6-4

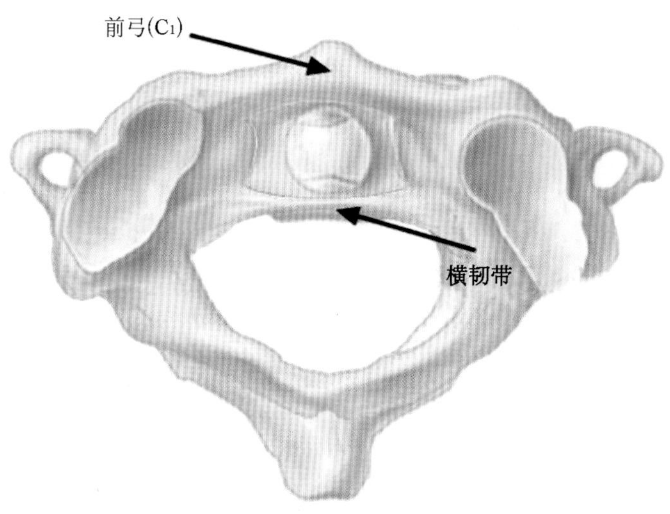

图 6-5

C_3 到 C_7 与其他椎骨一样，由前部的椎体和后部的椎弓及小关节构成。前部的椎体具有承重功能（图 6-6 A～C）。

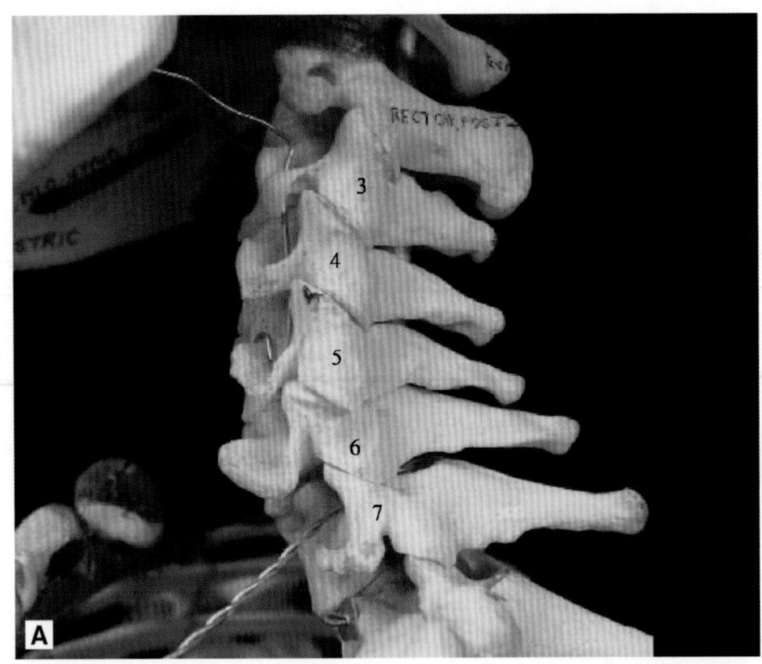

图 6-6

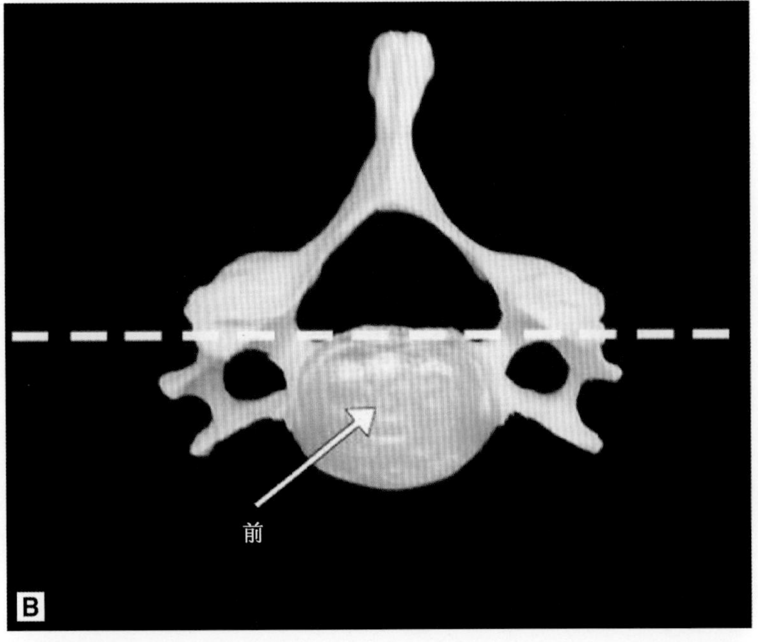

图 6-6

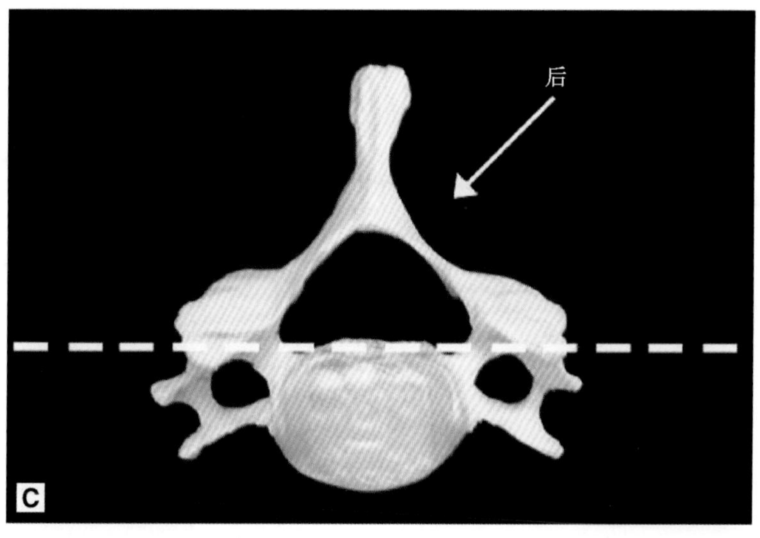

图 6-6

椎弓由两个与椎体相连的椎板组成。两个椎板在中线融合，形成棘突（图 6-7 A～C）。

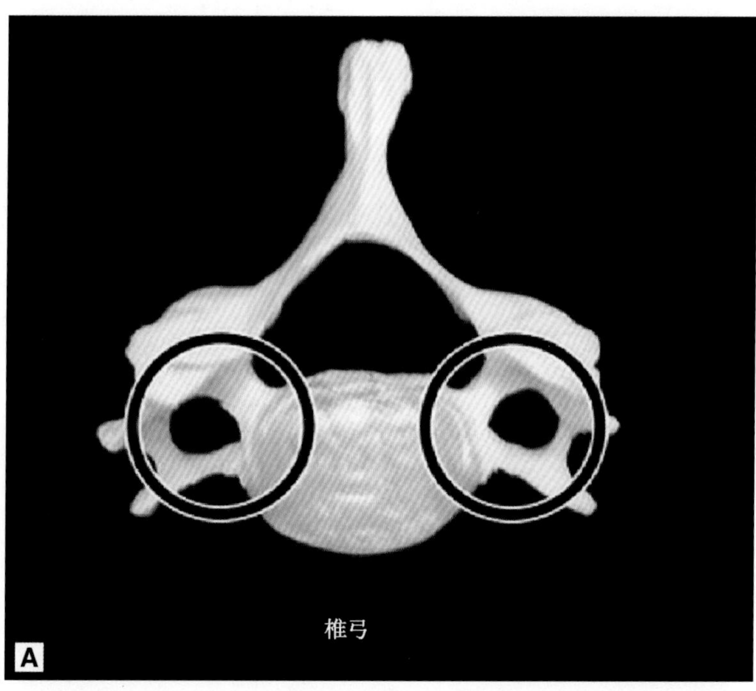

图 6-7

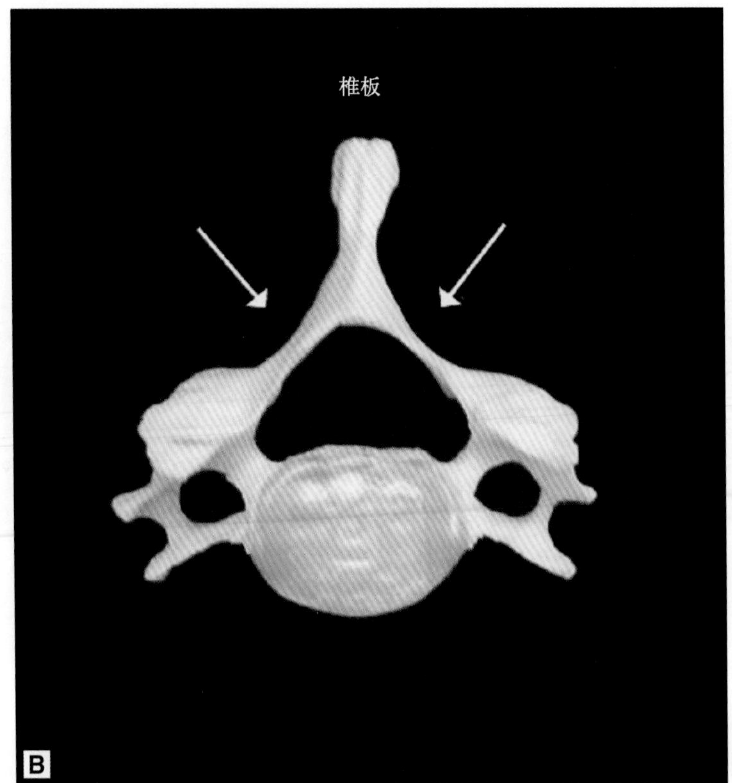

图 6-7

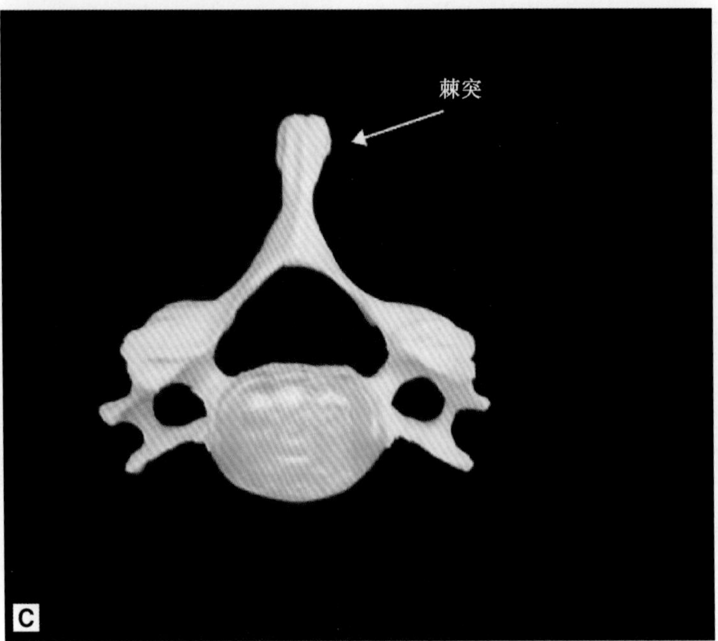

图 6-7

从椎弓根和椎弓板连接的部位向外伸出三对骨性突起：一对横突，一对上关节突和一对下关节突(图 6-8 A～C)。

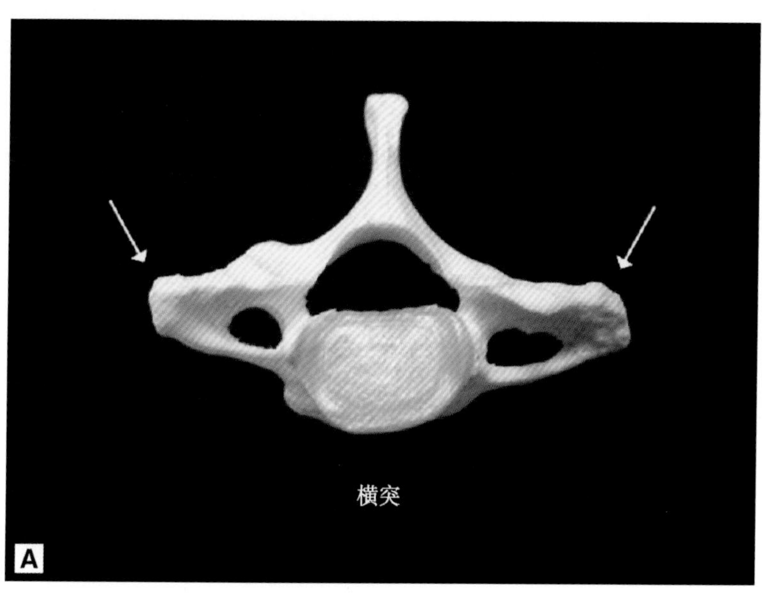

图 6-8

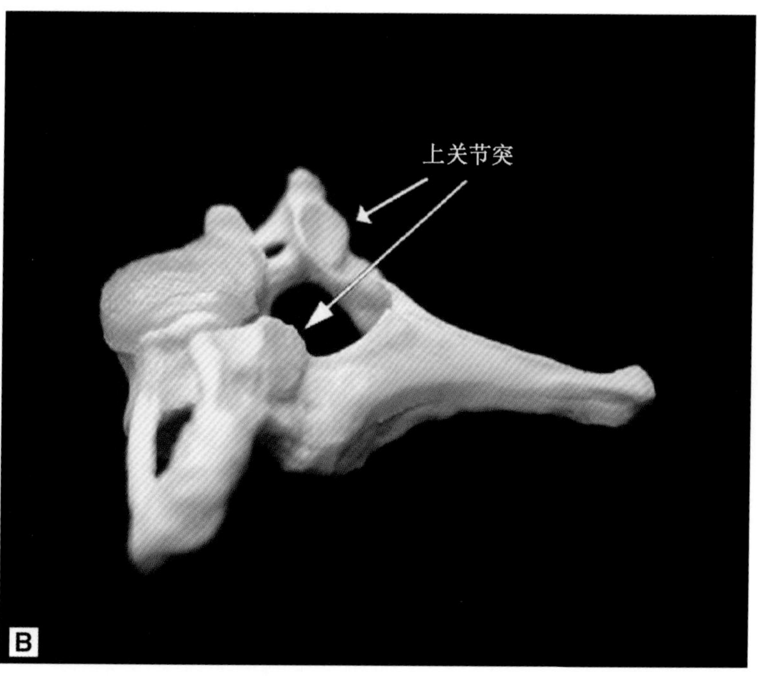

图 6-8

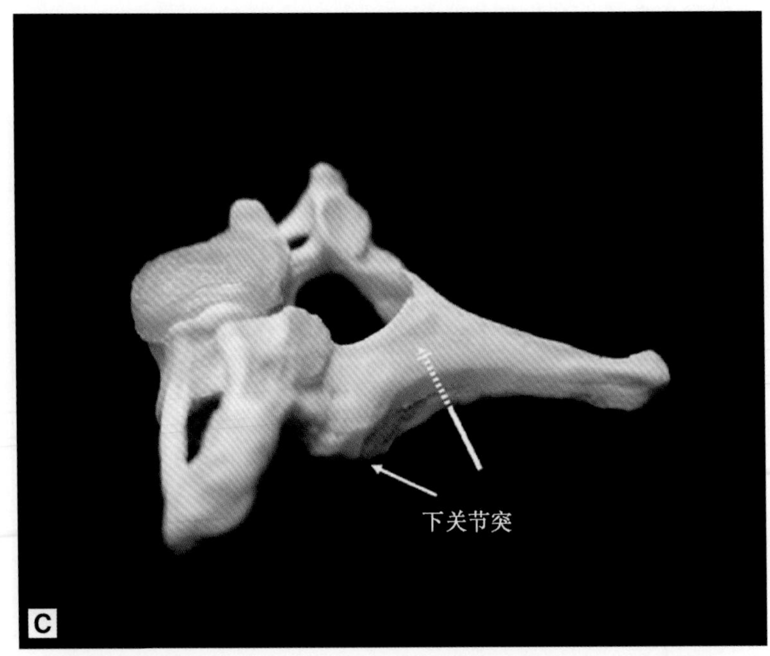

图 6-8

上下关节突组成小面关节(关节突关节)。这些层叠状的关节使脊柱可以活动,并防止一个椎体从另一个椎体上向前滑脱(图 6-9A,B)。

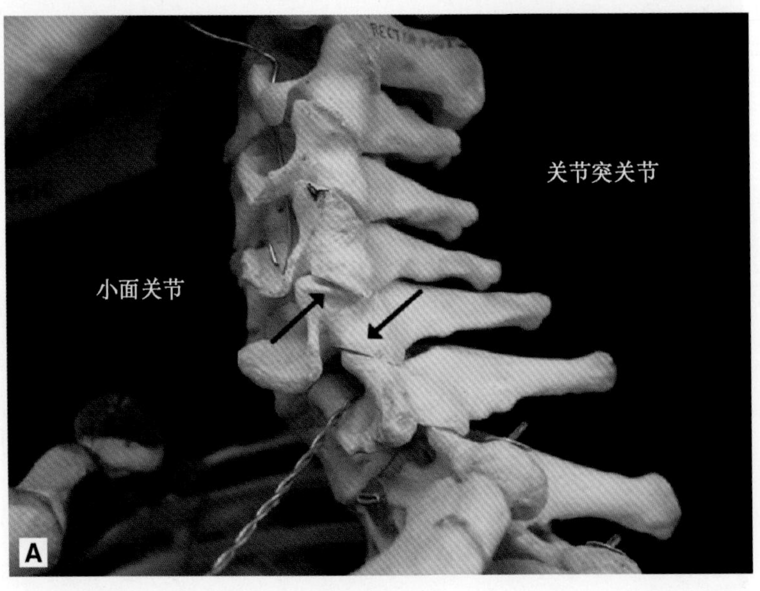

图 6-9

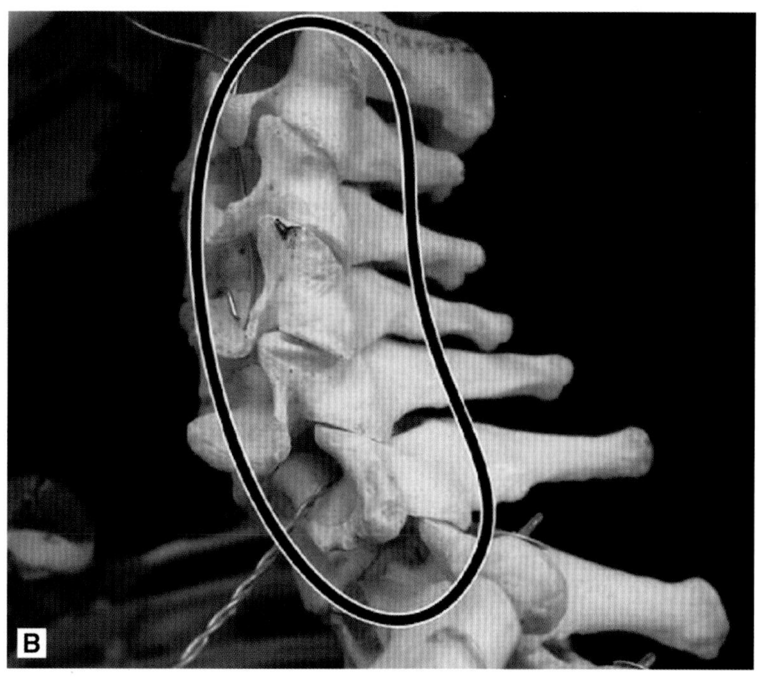

图 6-9

此外，在 C_3 到 C_7 椎体上面侧缘常常有独特的骨性突起。这些突起与上位椎体的前后唇缘相接形成钩椎关节(图 6-10A,B)。可使得颈椎的活动度比胸椎和腰椎的活动度更大，并且能增加颈椎侧方稳定性，阻止椎间盘的髓核向侧方突出。

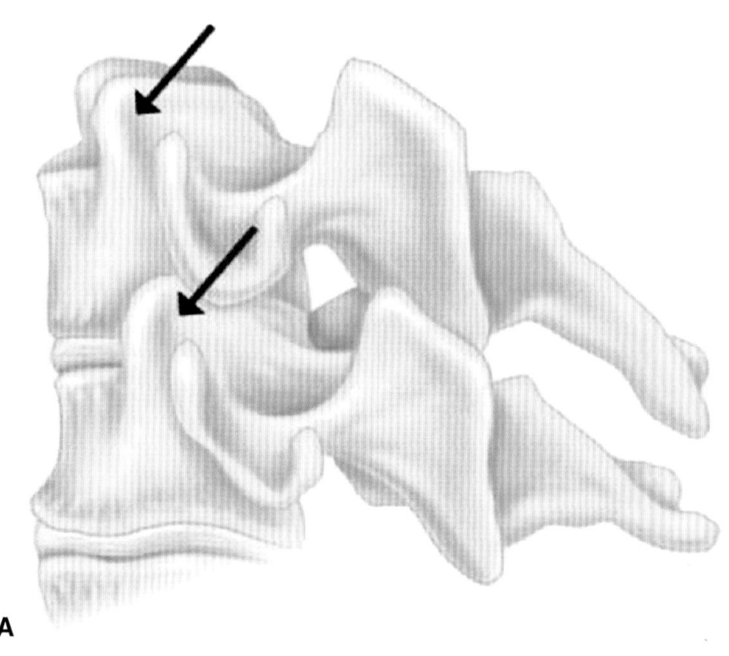

图 6-10

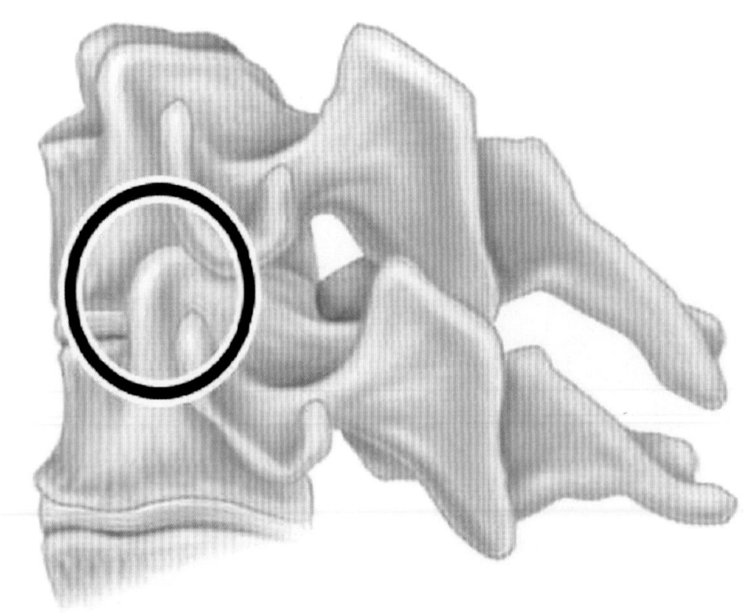

B 钩椎关节

图 6-10

C_3 到 C_7 椎骨可以进行颈部的屈伸运动、侧屈运动、旋转运动。在自然休息位，第 7 颈椎（隆椎）的棘突在颈部中线较明显。

临床病史 在肌肉骨骼检查中采集患者的病史是重要的第一步，对体格检查有重要的指导意义。其中关键的信息包括年龄、职业、休闲活动；关节炎或外伤史以及是否曾经患有颈部疾病。

可以通过 OPQRSTU 进行初始的疼痛评估：

O＝Onset 发作，P ＝Precipitating (and ameliorating)诱发（和缓解）因素，Q＝Quality 性质，R＝Radiation 放射部位，S＝Severity 严重程度，T＝Timing 持续时间；U＝Urinary or upper motor neuron symptoms 有无泌尿或上运动神经元症状。

一旦确定了疼痛的特点，应着重了解关键病史，利于诊断性评估。如：

是否有严重的创伤的证据？

是否有神经损伤需要外科会诊的证据？

有无潜在的系统性疾病？

是否有社会或心理的因素使疼痛加重、延长，或使其复杂化？

大多数颈部疼痛是由于颈部肌肉或韧带紧张，关节炎，椎间盘突出症或其他原因导致。虽然影像技术和神经诊断技术在进步，但大多数急性和慢性的颈部疼痛的病因诊断仍然十分复杂并且非常困难。

简而言之，询问病史时应该着重关注骨折、恶性肿瘤、感染、潜在的内脏或系统性疾病的危险因素以及需要紧急外科手术处理的情况。根据病史重点和思考产生的初步诊断应该根据颈部的肌肉骨骼检查来判断真伪。

在临床实践中非复杂性的突发性颈部和腰部疼痛大多是由于脊柱的疼痛引发。在排除严重的潜在性问题后，通过明确的病史和体格检查也可以对急性非特异性颈部疼痛或下背痛做出临床诊断。

大约 85％的急性颈部或腰部疼痛的患者不能给予确切的解剖学诊断，但是其中超过 2/3 患者的症状在 4～8 周会出现缓解。

凭借这些信息，临床医生可以将随后的工作重点放在正常的功能恢复上，而不是在大量的、昂贵的影像检查上，而且影像学检查往往具有误导性。

检查，概述

在询问病史和进行体格检查的过程中观察患者的姿势、动作以及行为。

患者坐位，观察患者的休息姿势和脊柱颈段有无歪斜。注意休息状态下颈部有无不对称和畸形并且检查正常休息状态下颈椎的生理弯曲。接下来检查皮肤，需注意有无瘢痕或皮疹。

触诊枕骨隆凸，然后沿着 C_2 到胸椎中段的棘突逐渐向下触诊，记录有无压痛。触诊枕骨下区的肌肉附着点、斜方肌中上部、冈上肌以及两侧肩胛骨内侧缘有无压痛点或扳机点。

通过指导患者将下颌贴近胸部来评估颈椎屈曲；抬头仰望天花板来评估颈椎伸展；将下颌分别转向两侧肩来评估颈椎左右旋转；将耳朵贴向同侧肩来评估颈椎侧屈。

根据病史和体格检查判断是否需要进行肩部的肌肉骨骼检查。

根据病史和体格检查判断是否需要进行特定的试验来检查有无神经根刺激或颈椎脊髓病变。

评估肱二头肌、肱桡肌、肱三头肌反射。通过抗肩关节外展、抗肘关节屈曲、抗肘关节伸展和抗手指外展评估三角肌、肱二头肌、肱三头肌、骨间肌的肌肉力量。然后，轻触并且(或)用针轻刺三角肌外侧和五根手指评价感觉。

患者取坐位，头后仰并偏向患侧，检查者用手掌在其头顶加压(即压头试验或椎间孔压迫试验)。如出现神经根疼痛或神经根症状，注意患者是否可以通过将疼痛侧的前臂放于枕部以减轻症状(即 abduction relief sign)。

评估可能的上运动神经元损伤症状。轻弹患者中指指尖，观察是否有拇指和示指的不自主屈曲(即 Hoffman 征)。接下来检查膝反射和踝反射。观察是否有反射亢进。检查踝阵挛和巴宾斯基征,观察患者是否有宽基步态或醉酒步态。

如果患者的病史有其他的临床诊断提示,可以进一步考虑肺、心或其他内脏来源的颈椎疼痛。

检查,组成部分

视诊 在询问患者病史和体格检查的同时,应仔细观察患者的体态、动作和行为。这可以使检查者在患者不知情的情况下观察其运动和功能。

在询问病史和体格检查的过程中建立医患之间的信任可以促进医患间交流、帮助你获得更多有价值的信息。

患者取坐位,观察患者的休息姿势和颈段脊柱是否歪斜。注意休息状态下颈部有无不对称和畸形并且检查正常休息状态下颈椎的生理弯曲(图 6-11)。

接着检查前后颈部的皮肤,注意是否有既往手术或外伤造成的瘢痕以及皮疹,特别是有无囊泡样的带状疱疹。

触诊 在触诊患者的枕骨隆突时,检查者需要轻轻支撑患者头部。注意是否有压痛。然后触诊棘突。沿着 C_2 向下触诊至胸椎上段,注意有无压痛点(图 6-12)。

接下来,向患者询问已知的局部痛点。触诊这些区域来评估弥漫性的肌筋膜疼痛扳机点(图 6-13A)。

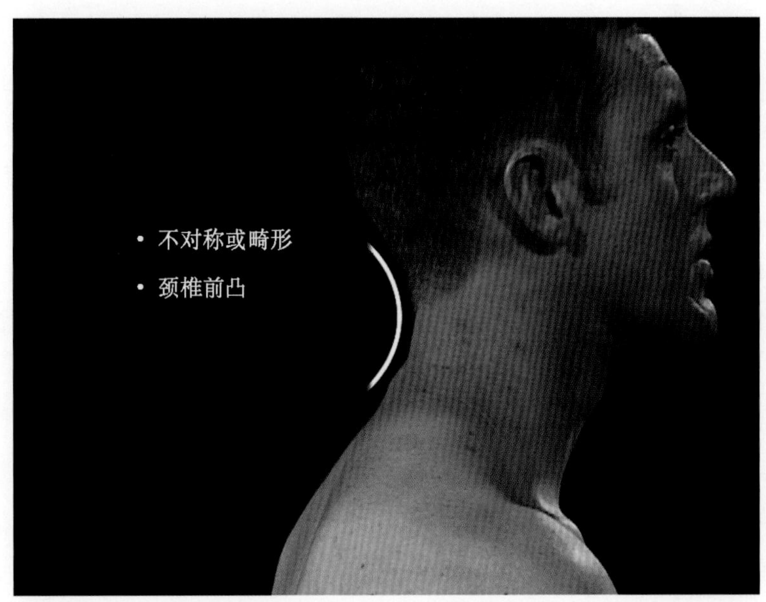

图 6-11

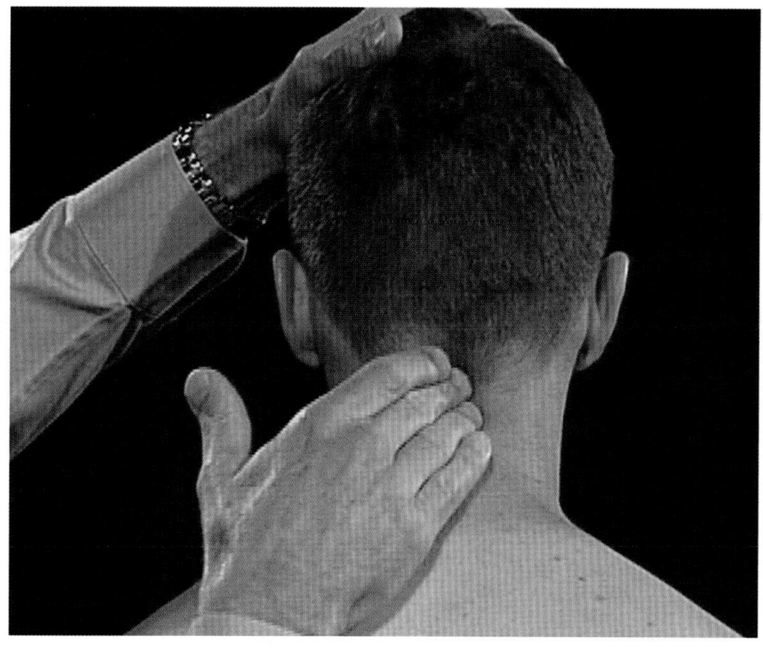

图 6-12

指尖用力按压压痛点(大约 5 磅压力)(图 6-13B),注意是否可以再次诱发患者的主诉症状。

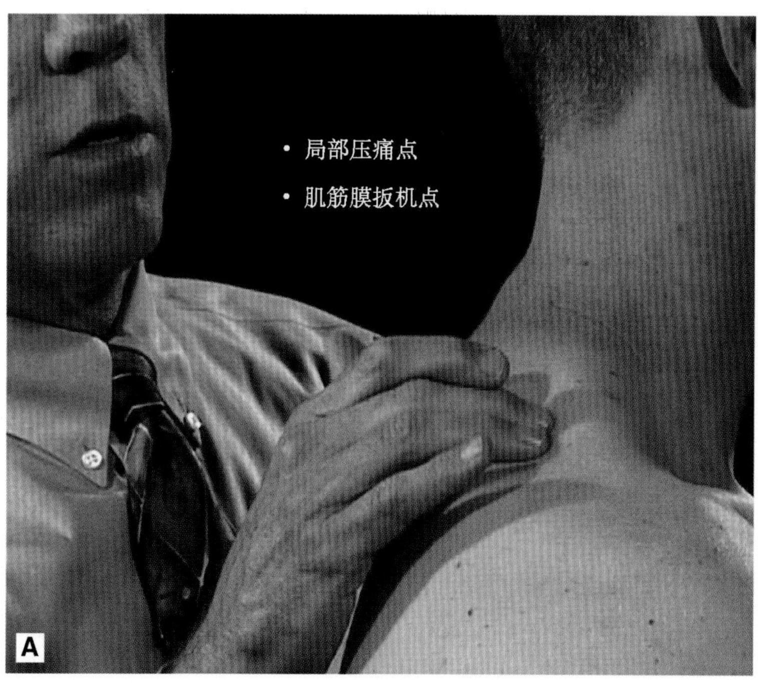

图 6-13

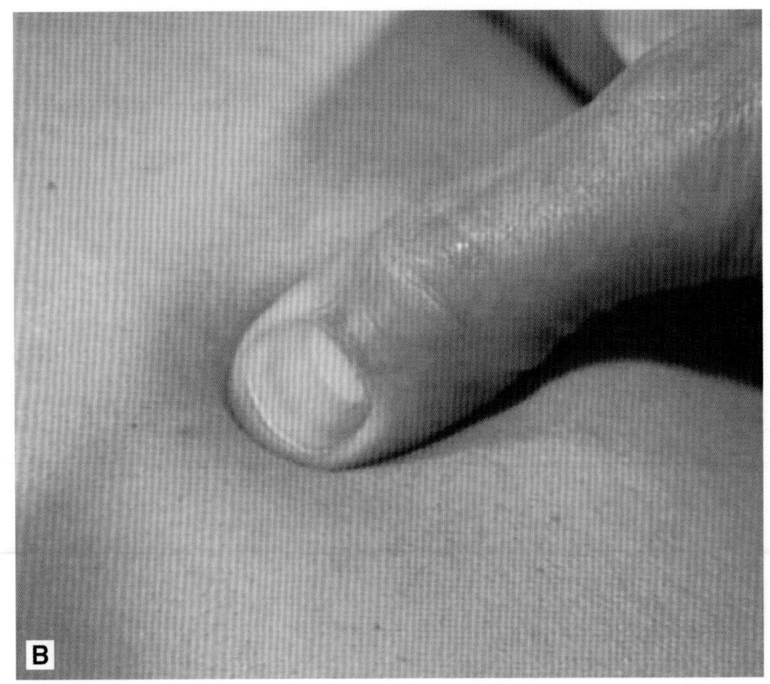

图 6-13

触诊患者枕后隆突两侧的肌肉附着点，中、上段斜方肌，冈上肌中部和肩胛骨内侧缘（图 6-14 A～D）。

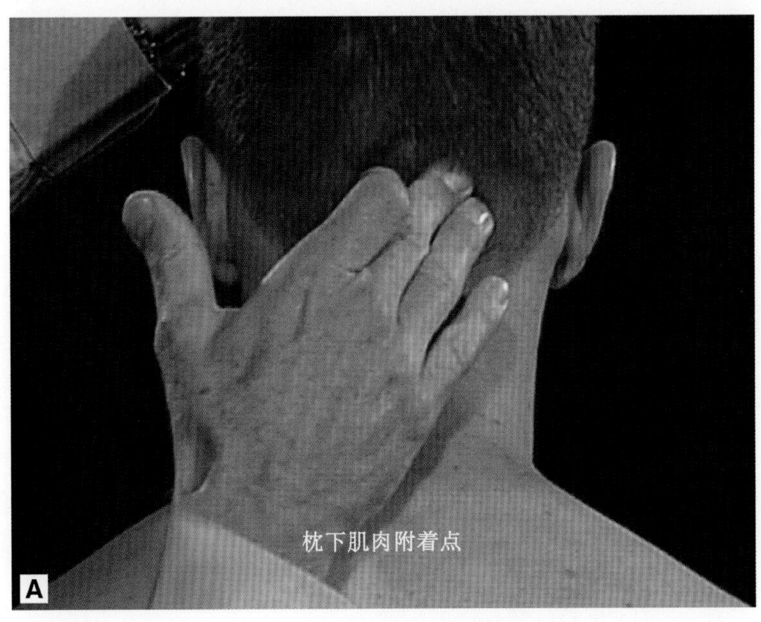

图 6-14

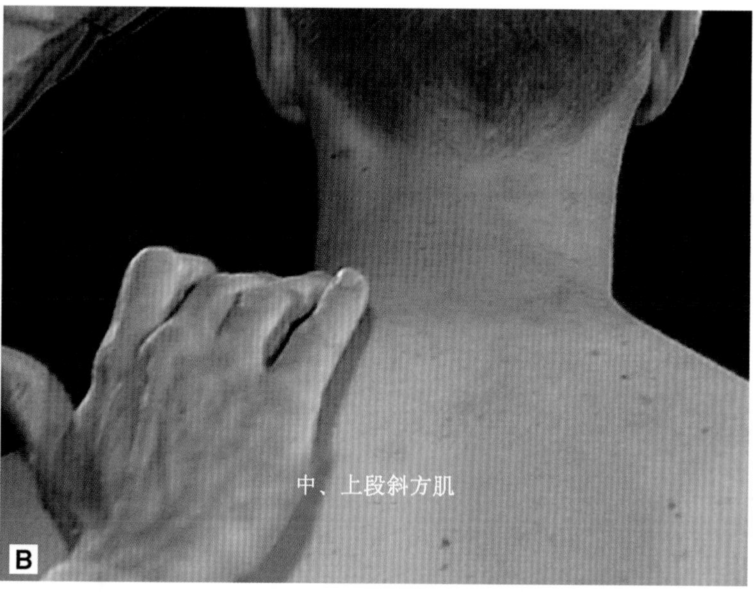

图 6-14

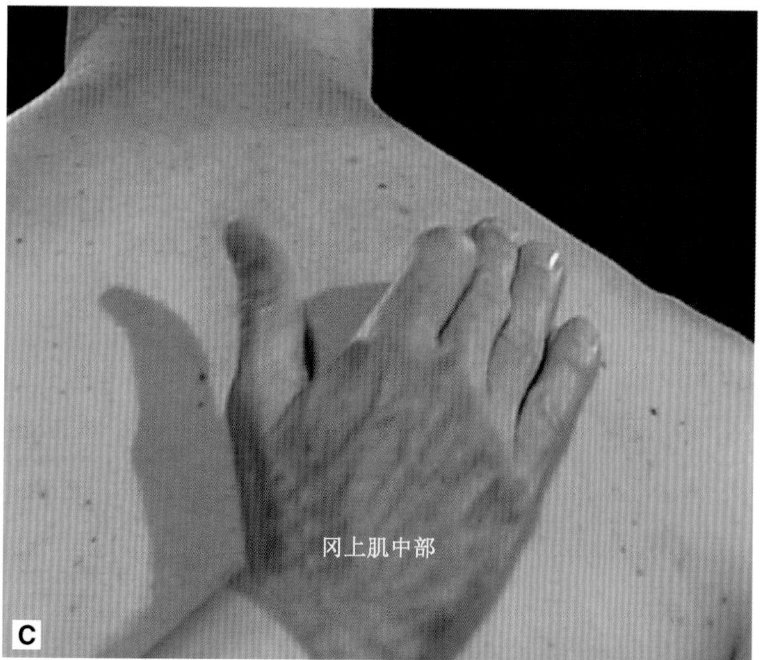

图 6-14

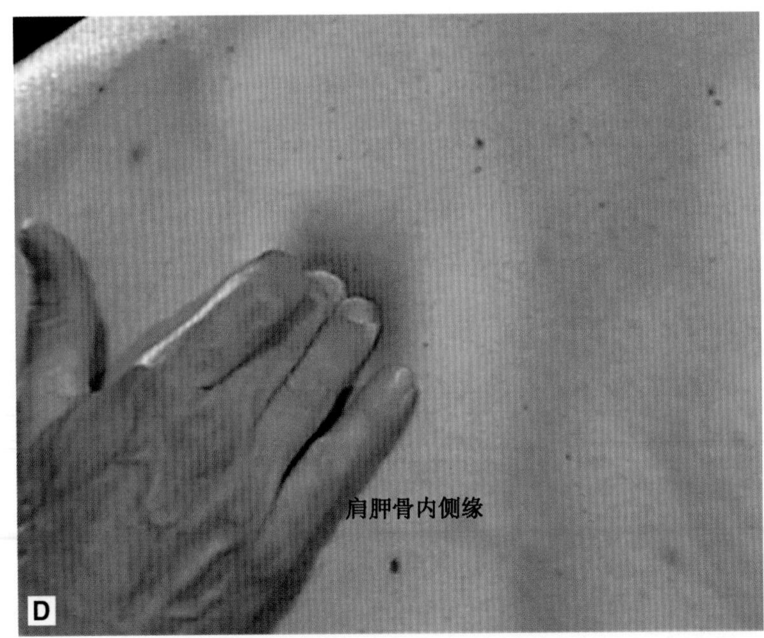

图 6-14

如果在颈部的触痛点较多,应该结束肌肉触诊的检查,并考虑可能患有纤维肌痛症(图 6-15A,B)。

颈部广泛的表浅软组织轻触觉敏感提示患者可能有心理问题(需排除瘢痕的因素)。

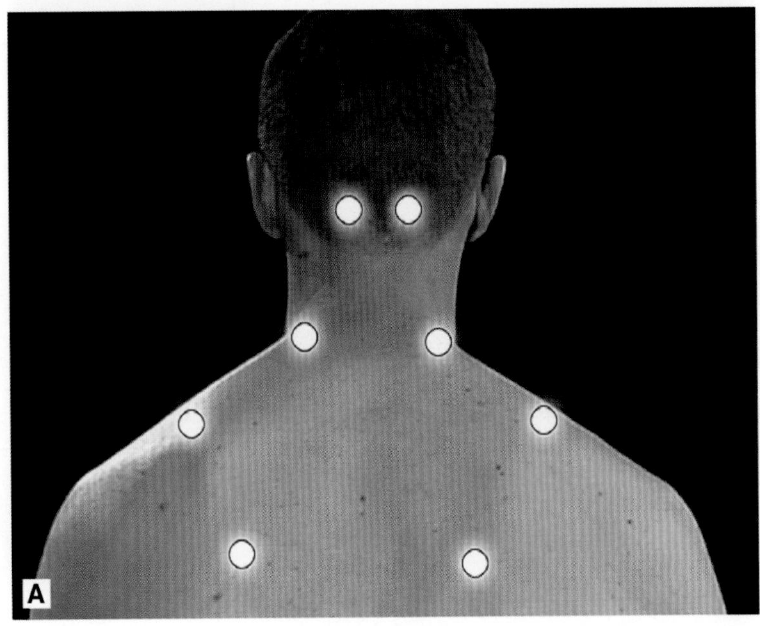

图 6-15

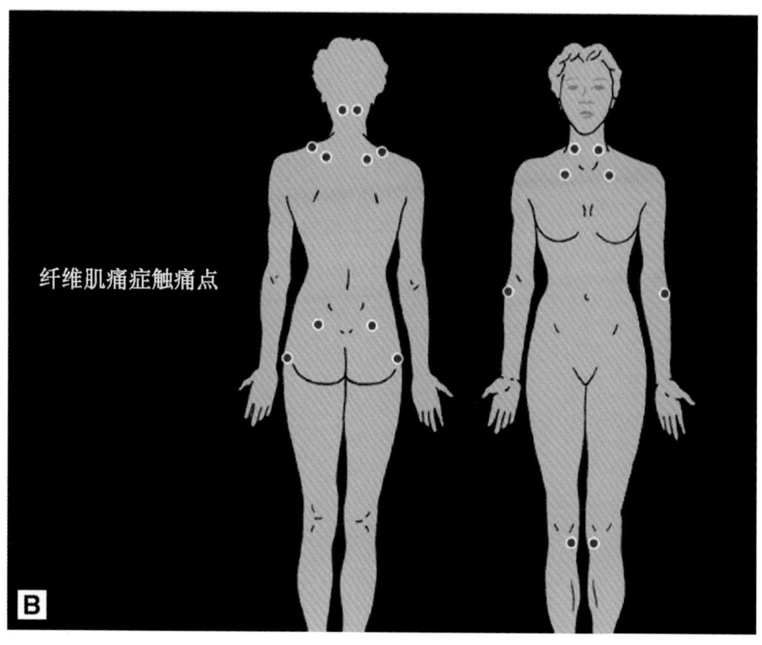

图 6-15

活动度 接下来，观察颈椎的活动度。让患者尝试用下颌接触胸部以评估颈椎的屈曲功能。屈曲活动度正常时下颌可以碰到胸骨上方(图 6-16A)。

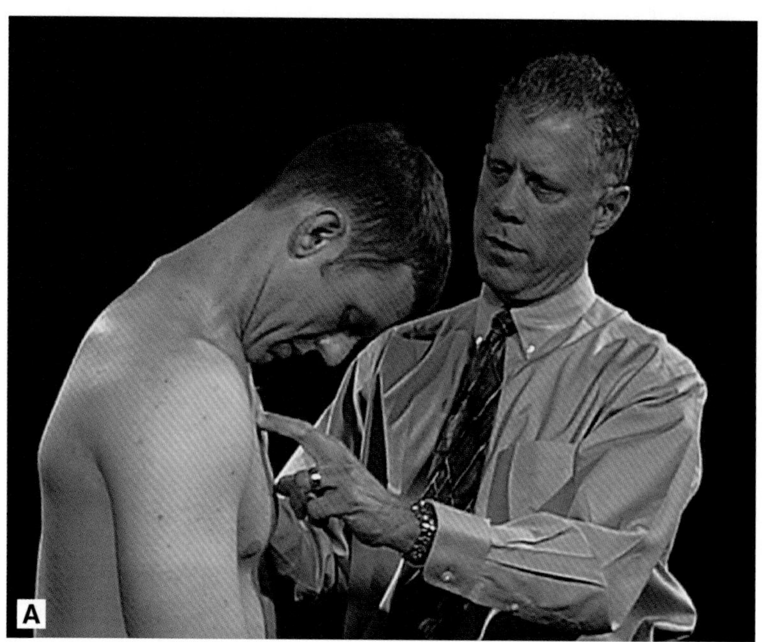

图 6-16

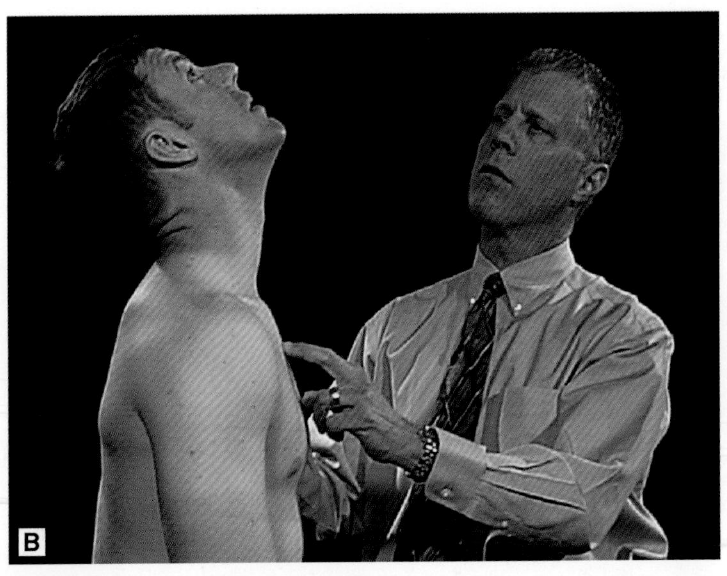

图 6-16

让患者抬头看天花板以评估颈椎的伸展功能（图 6-16B），正常时脸部应该可以和天花板平行。让患者将下颌转向双侧肩膀以评估颈椎的旋转功能，正常时下颌可以到达肩膀的上方（图 6-16C，D）。

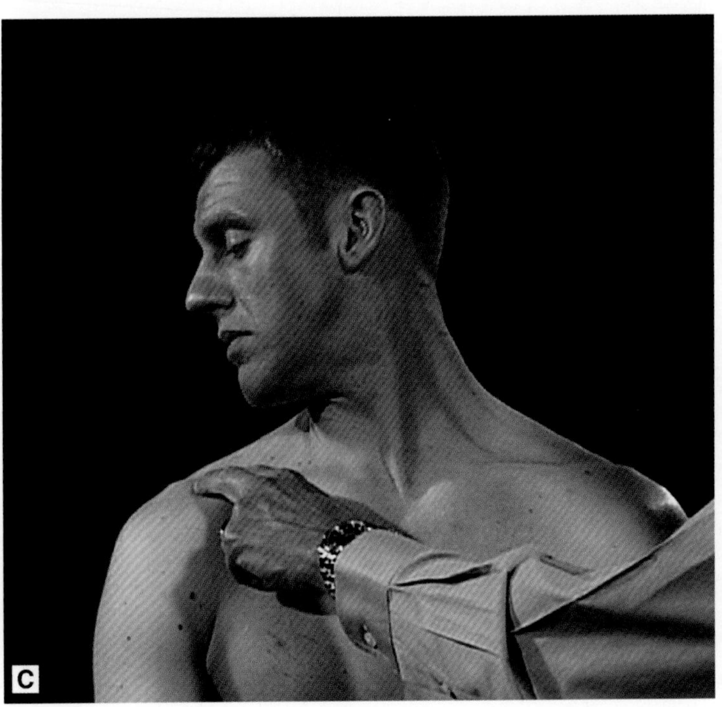

图 6-16

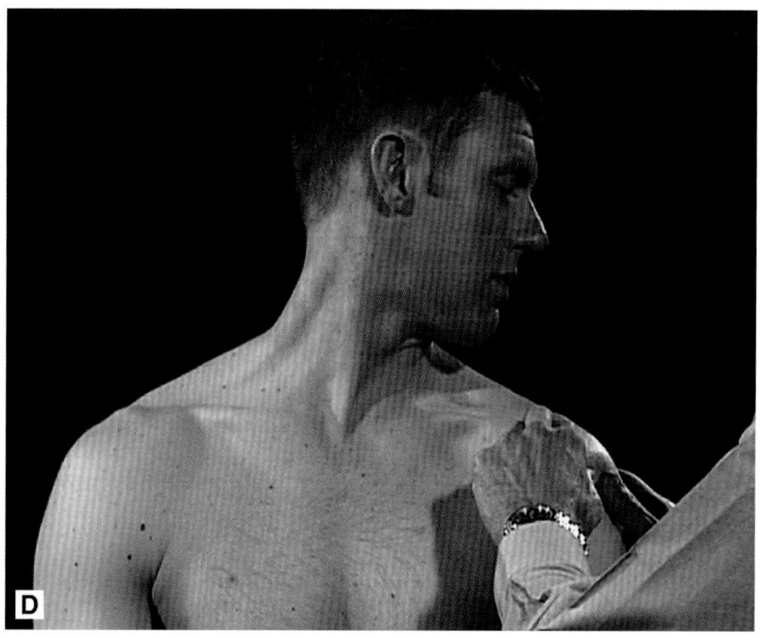

图 6-16

让患者将耳朵靠近同侧肩膀以评估颈椎的侧屈功能。正常时可以侧屈 30°～45°(图 6-16E,F)。注意在活动度检查过程中引起疼痛的位置。

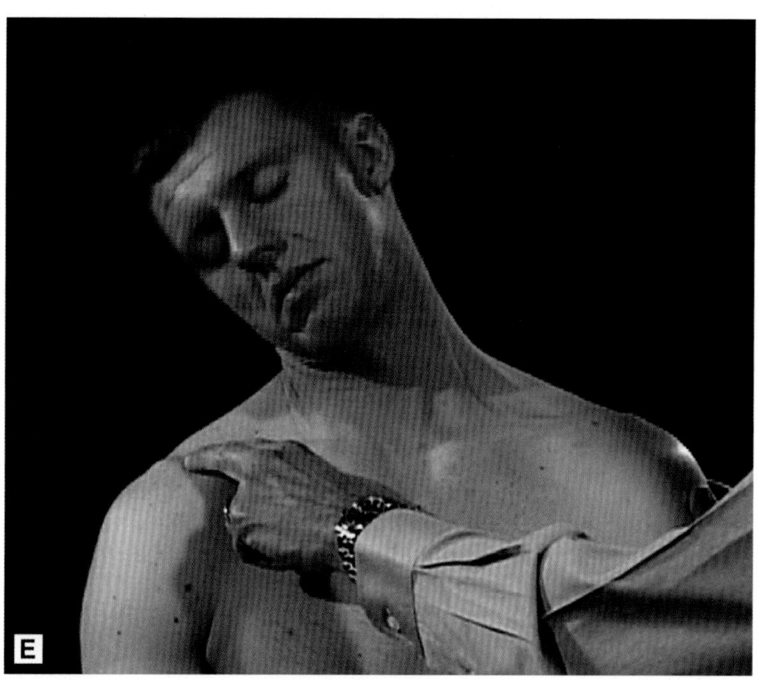

图 6-16

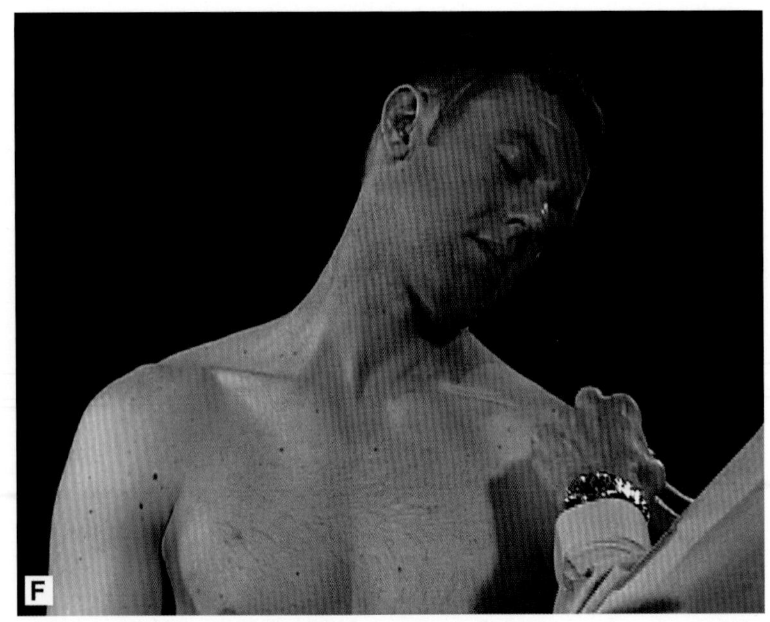

图 6-16

如果主动的关节活动度被限制但未引起患者的疼痛，检查者可以施加一个柔和的力帮助患者被动完成颈部的屈伸、旋转。若能诱发患者的症状，则提示颈部即为疼痛的根源(图 6-17A，B)。

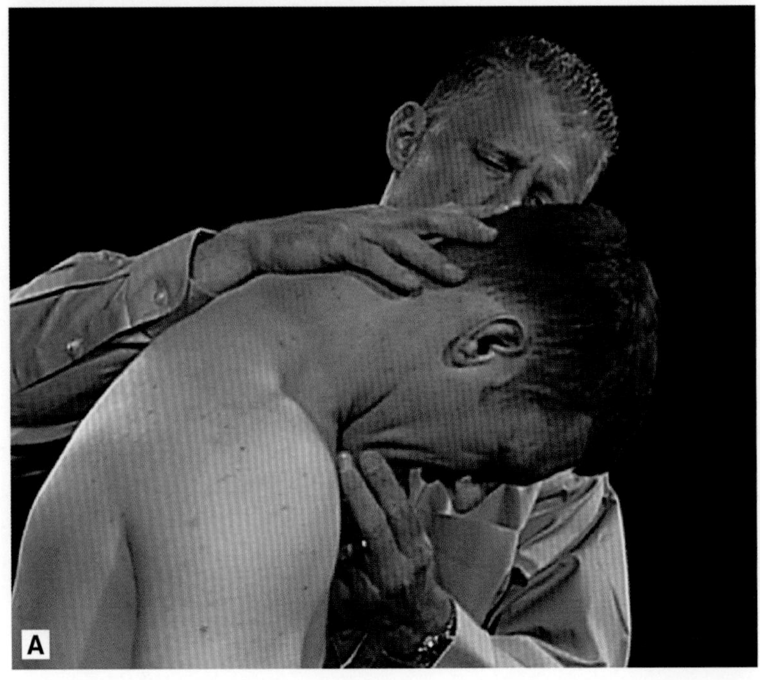

图 6-17

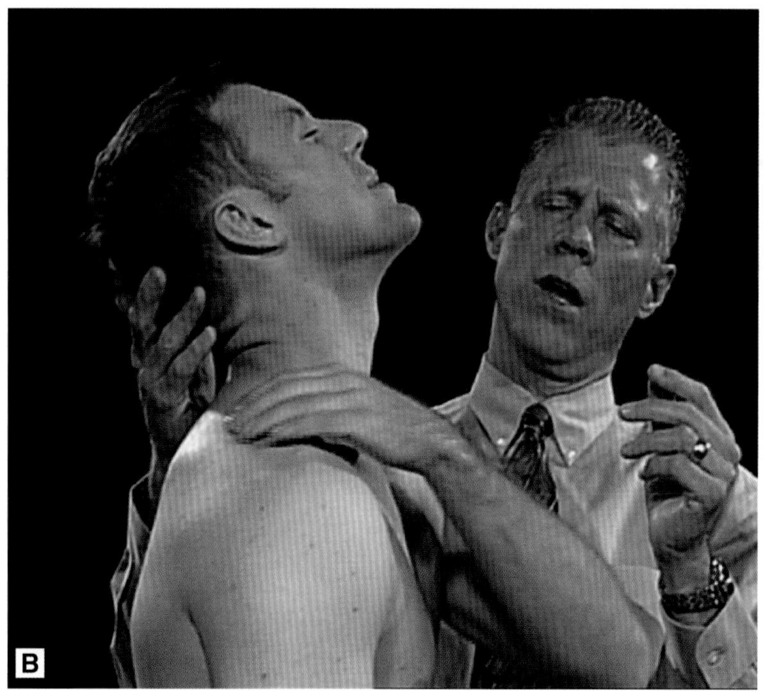

图 6-17

如患者出现非放射性的颈部疼痛并且以往病史未出现神经系统疾病、内脏疾病或者系统性疾病相关的症状。那么在这种情况下没有必要进行进一步的体格检查(图 6-18)。

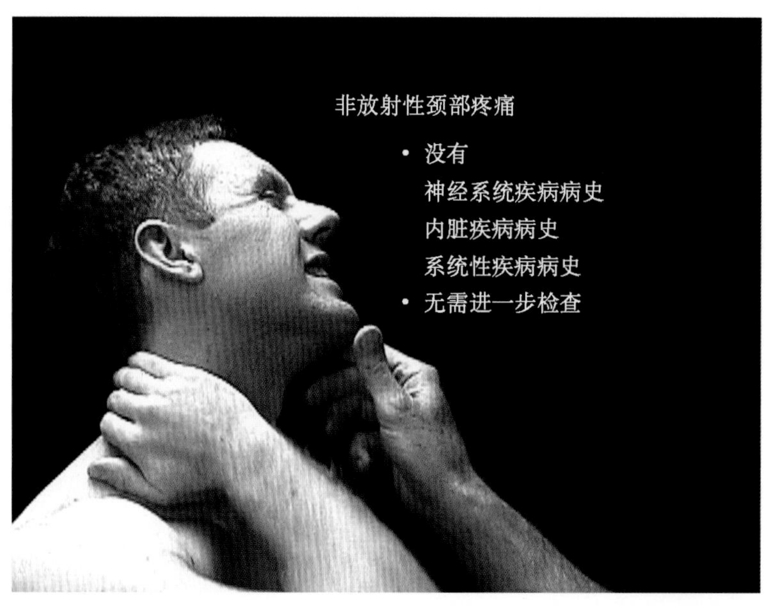

图 6-18

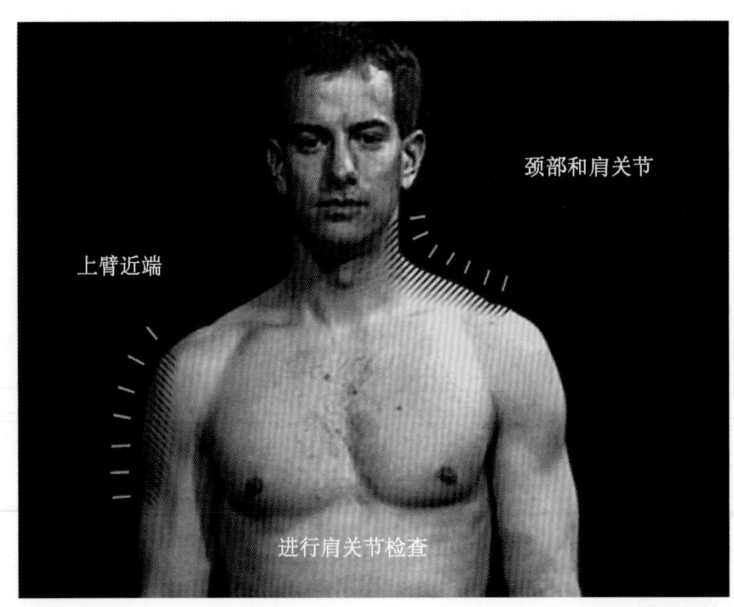

图 6-19

特殊检查

肩部 若患者颈部和肩部疼痛或上臂近端疼痛，则有必要进行肩部周围的局部检查(图 6-19)。

特殊检查

疑似神经根刺激征 若颈椎存在疑似神经根刺激征(颈部合并上肢的疼痛)，则应评估上肢的反射、肌力以及感觉功能。患者取坐位，身体放松，检查双侧肱二头肌反射(C_5)，肱桡肌反射(C_6)，肱三头肌反射(C_7)(图 6-20A～C)。

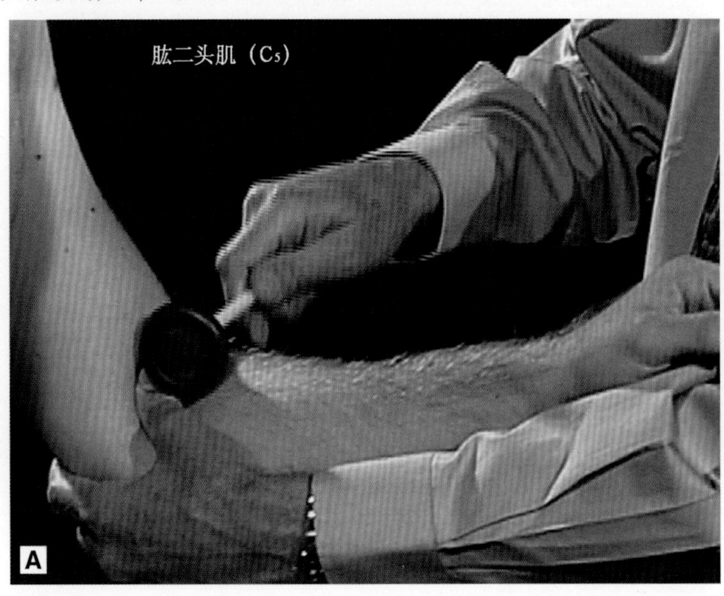

图 6-20

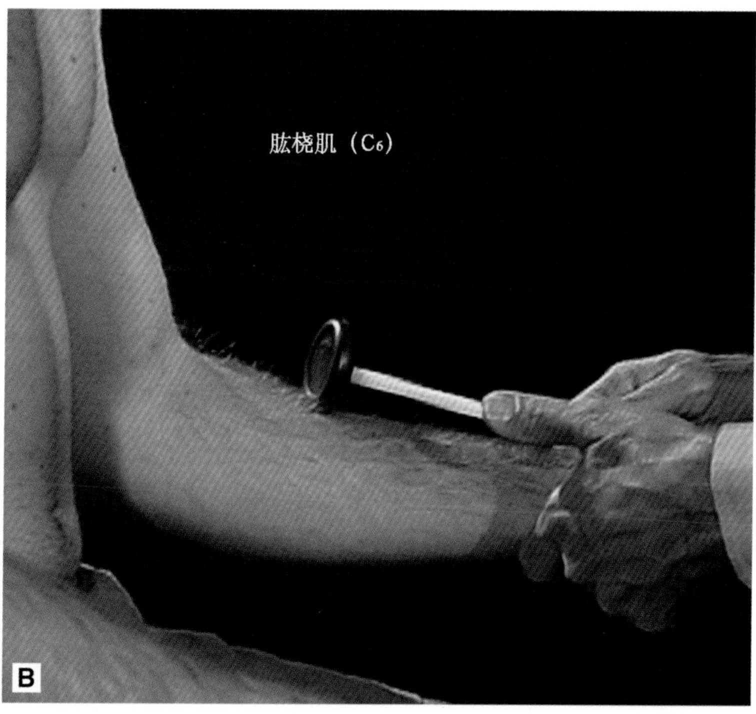

图 6-20

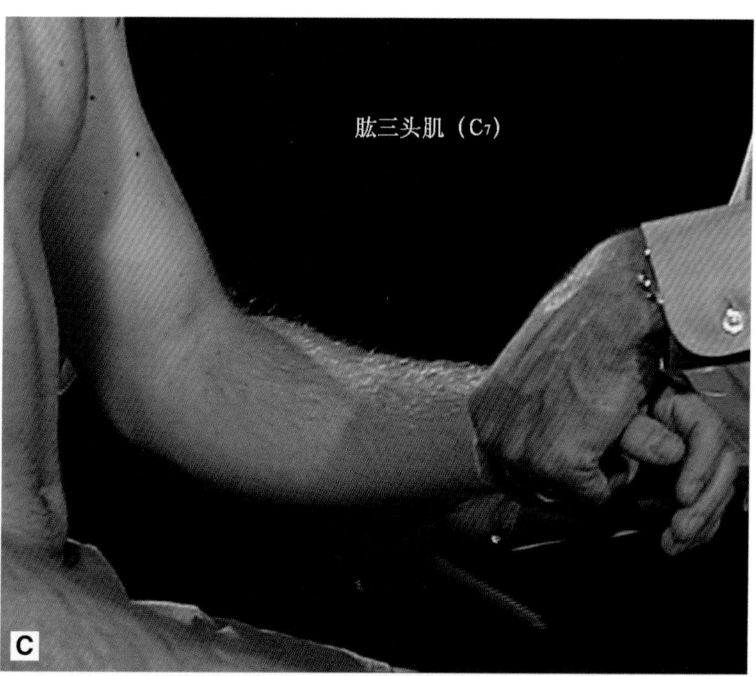

图 6-20

抵抗肩关节外展以评估三角肌(C_5)肌力:将患者双侧肩关节摆放于外展 45°,让患者抵抗检查者施加在肘部朝向躯干的力(图 6-21A,B)。

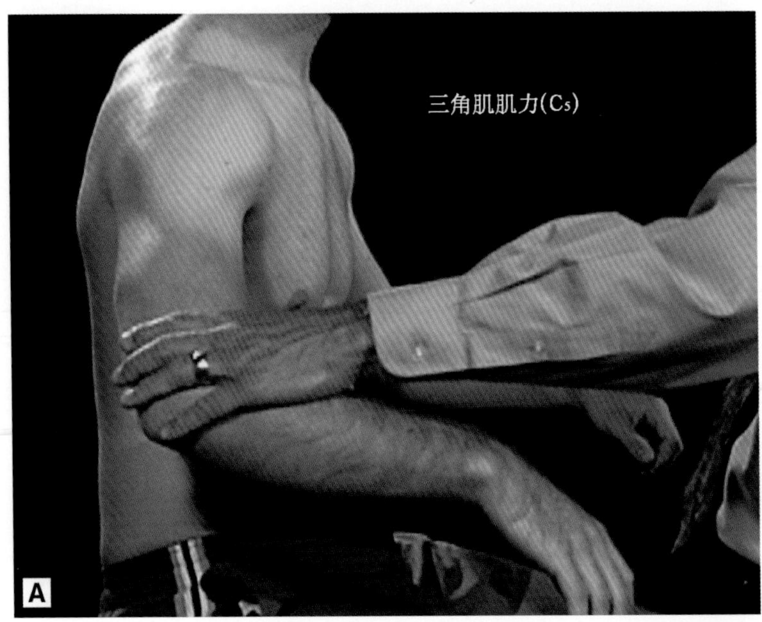

图 6-21

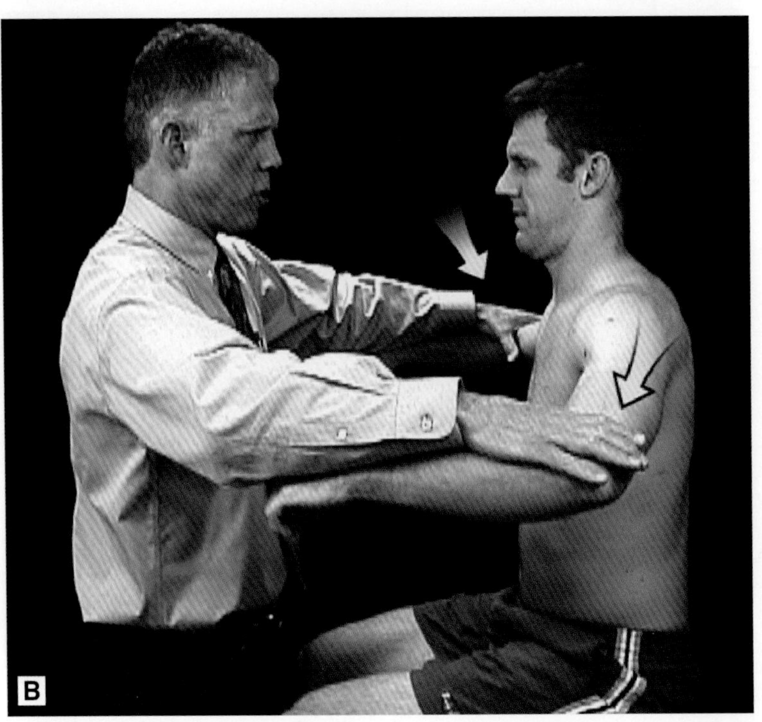

图 6-21

接着评估肱二头肌(C_6)的肌力：将患者肘关节屈曲 90°，检查者一手扶着肘部(用于支撑)一手牵拉前臂使前臂伸展；让患者用力屈肘对抗牵拉(图 6-22A，B)。

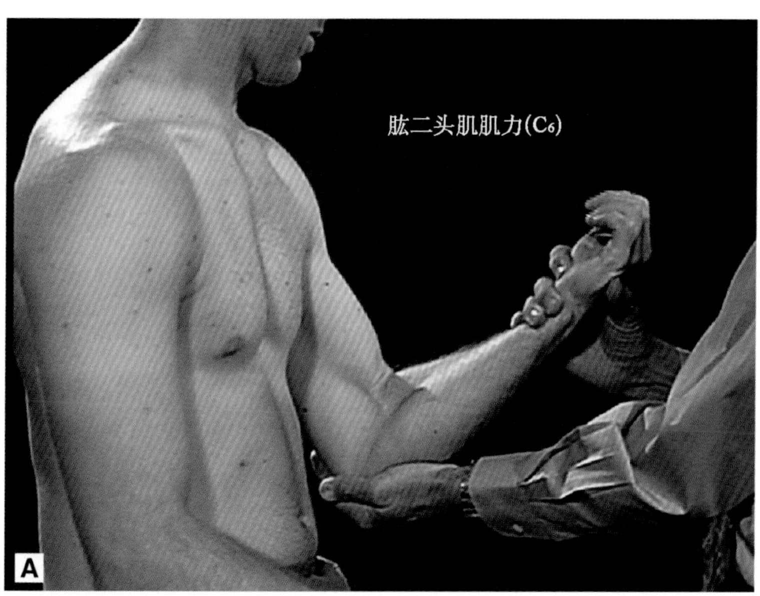

图 6-22

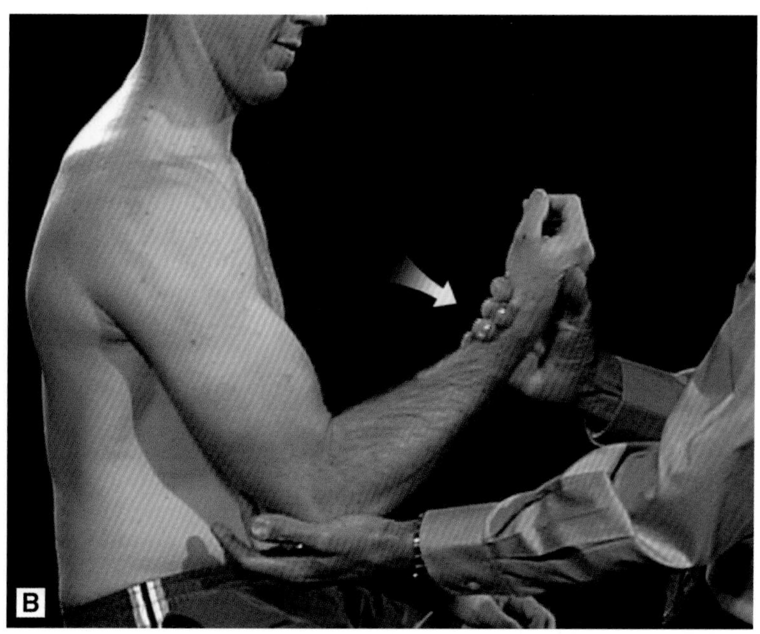

图 6-22

接下来，评估肱三头肌(C_7)的肌力：患者肘关节仍屈曲 90°，检查者施加作用力于患者手腕，将患者手腕朝上臂肱二头肌推；让患者伸肘对抗阻力(图 6-23A,B)。

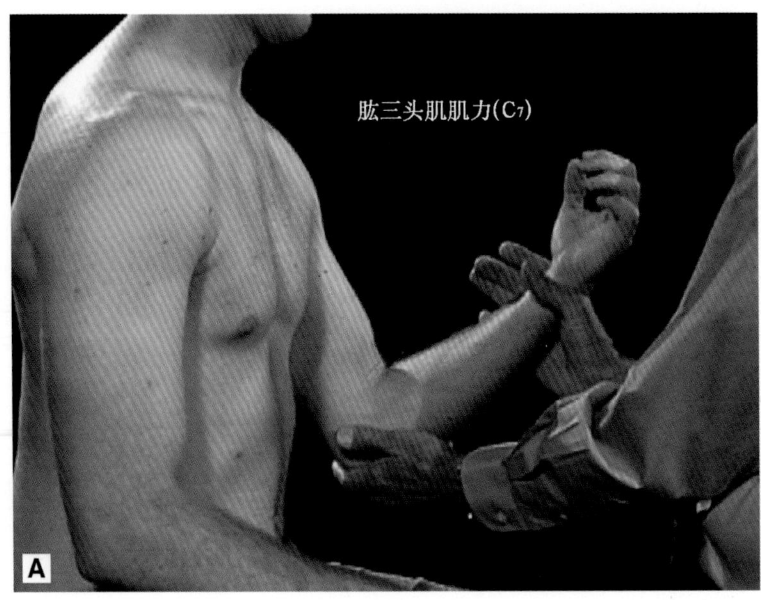

图 6-23

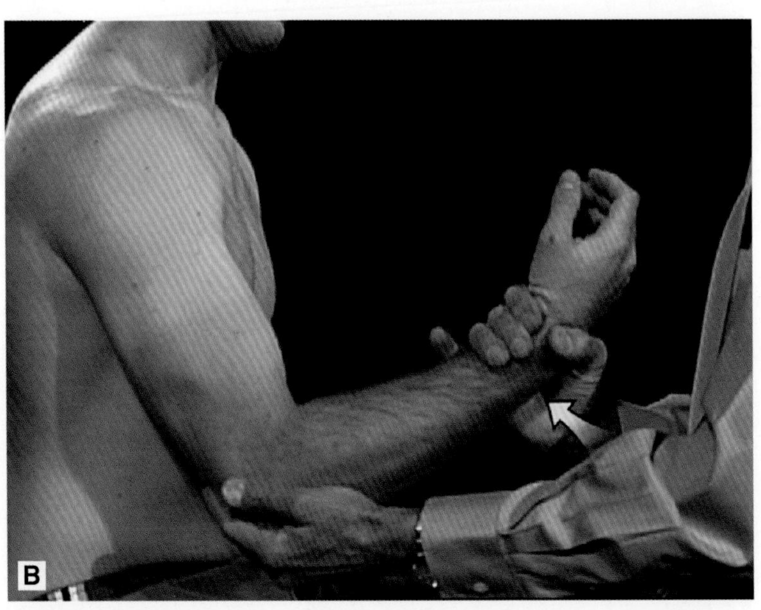

图 6-23

评估骨间肌(C_8)的肌力：让患者张开手指，检查者用拇指和中指同时按压患者示指和小指，让患者手指外展对抗阻力(图 6-24A，B)。

观察每一组肌肉，注意有无肌力减弱，并将两侧情况进行比较(在检测肌力时要做到尽可能无痛，患者应感到舒适。同时检查者给予的鼓励可以帮助患者尽最大努力完成测试)。

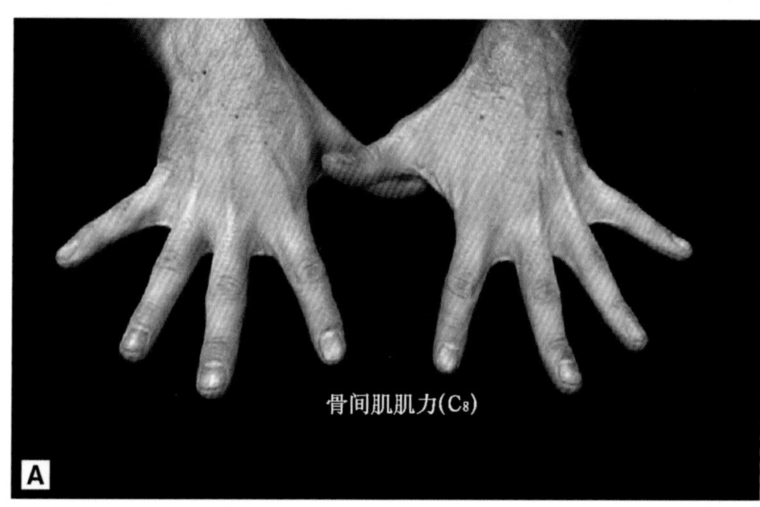

图 6-24

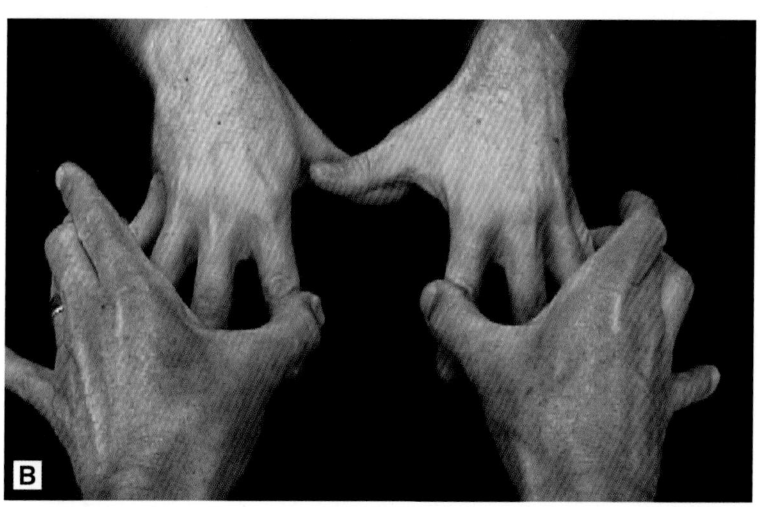

图 6-24

检查三角肌外侧束(C_5)、拇指和示指(C_6)、中指(C_7)、环指和小指(C_8)的轻触觉和(或)针刺觉(图 6-25A～D),并将两侧情况进行比较。

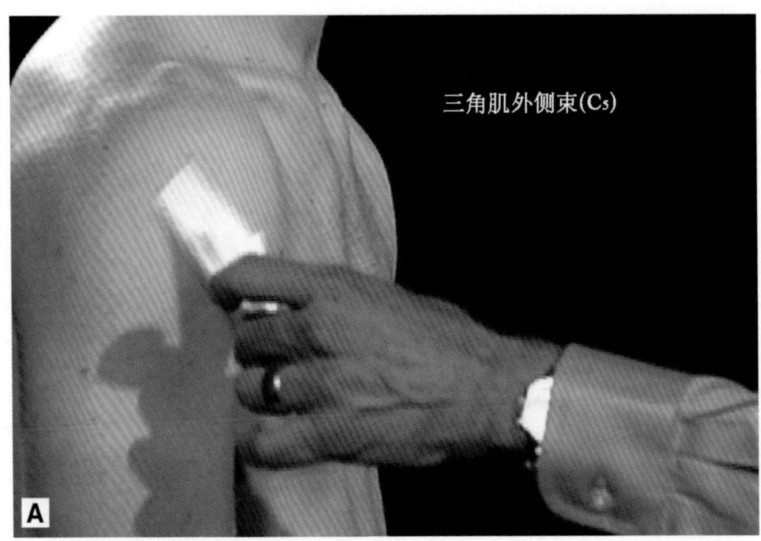

图 6-25

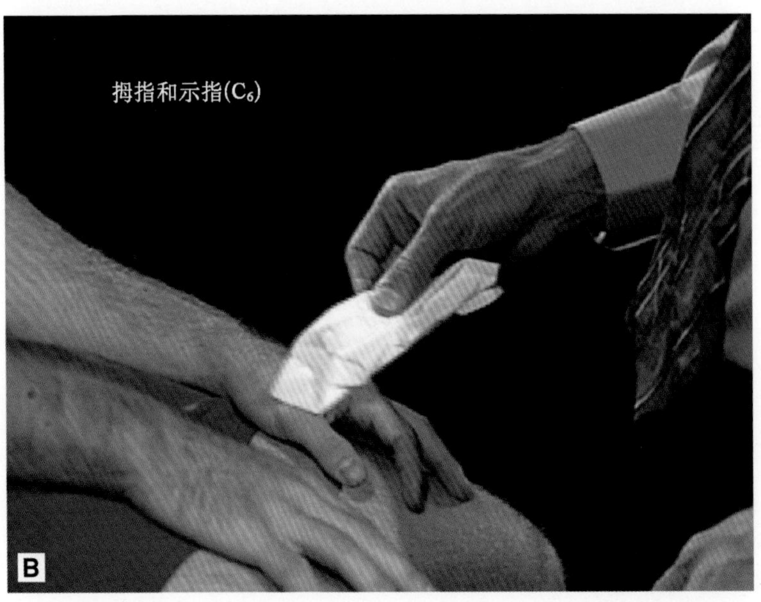

图 6-25

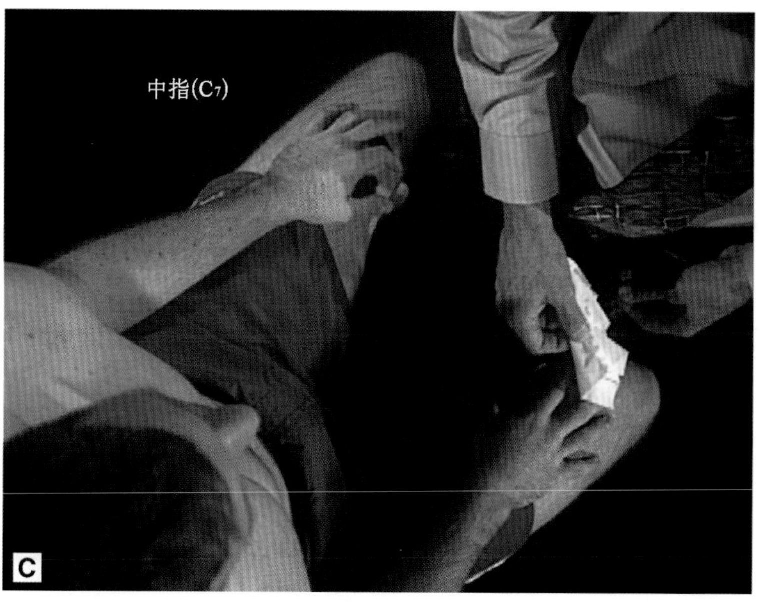

图 6-25

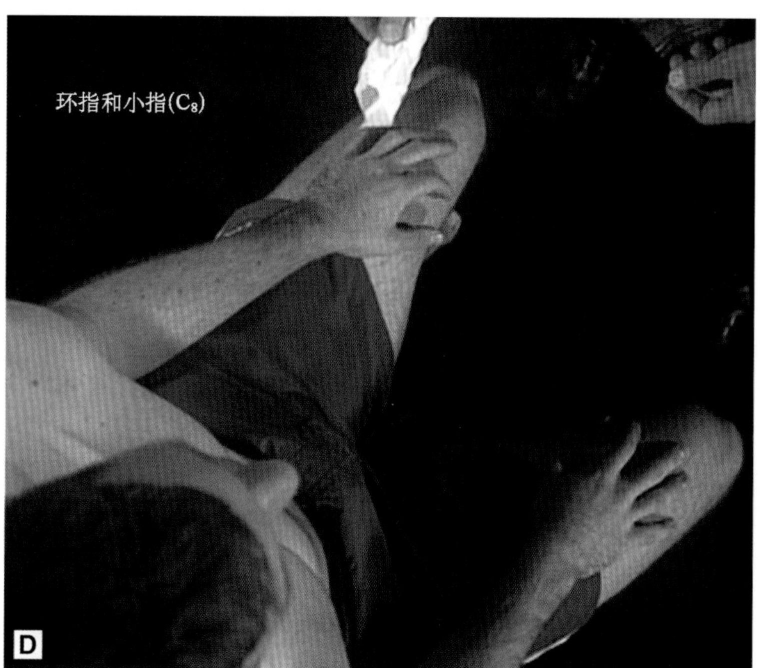

图 6-25

Spurling 手法可进一步确认有无颈神经根刺激：让患者头后伸并斜向患侧，注意有无神经根性疼痛。然后，在枕部轻轻向下压头部（为了缩小同侧神经孔）（图 6-26A）；若神经反射区域再次出现疼痛则表明神经根受到刺激（图 6-26B）。

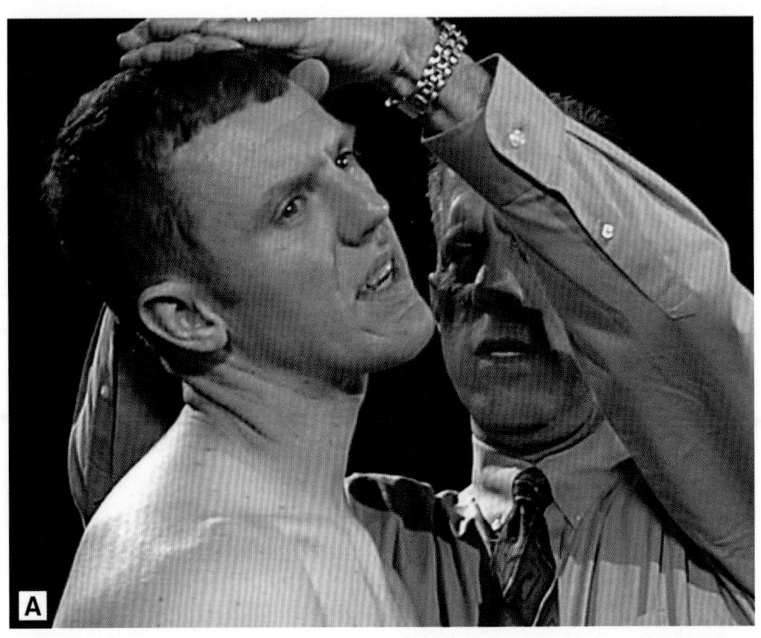

图 6-26

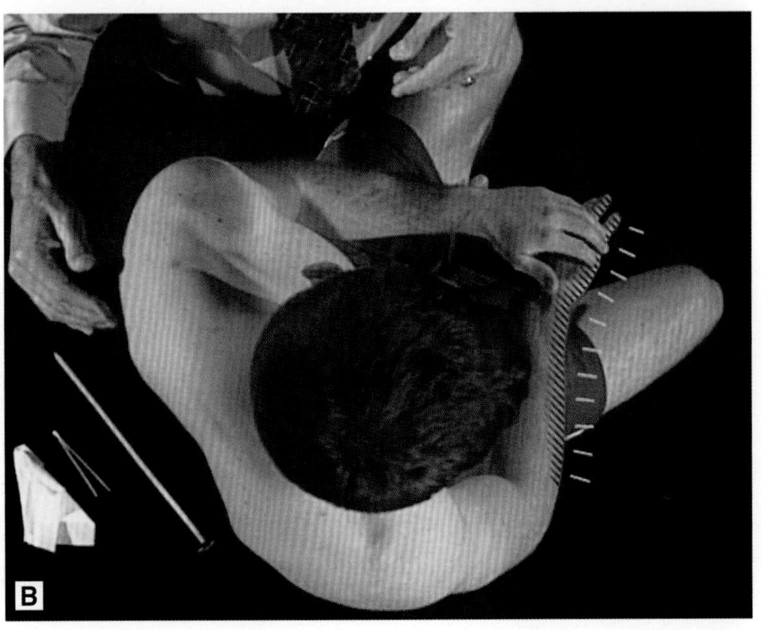

图 6-26

此外，"外展缓解征"是一个能够帮助评估颈神经根病变的常规体征：要求患者将患侧前臂或手腕置于头顶（图 6-27），若上肢疼痛得到了实质性的改善或缓解，则表明存在神经根刺激。

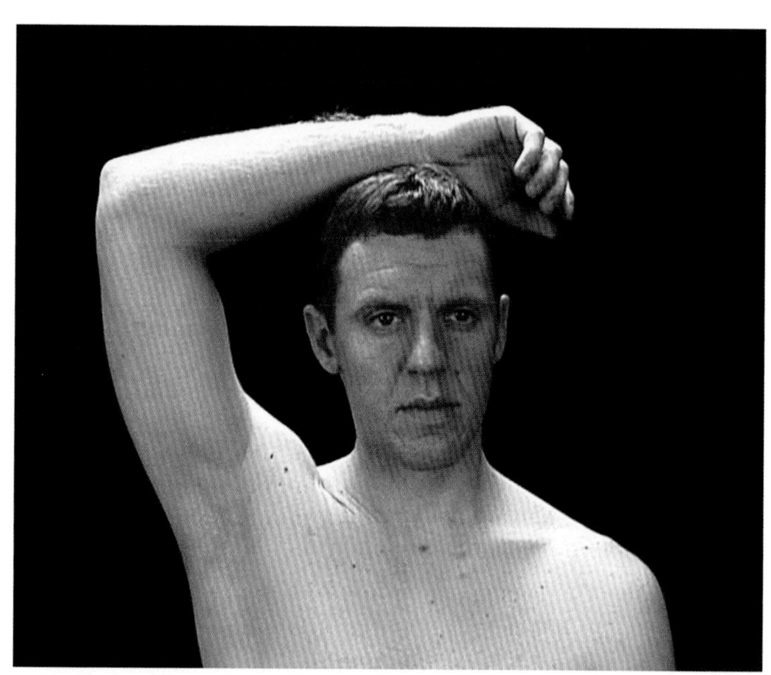

图 6-27

当评估力量和感觉时，注意有无单纯的非生理性无力或感觉改变的非皮肤症状。此外，注意有无过度反应的体征，包括不适当的保护、揉搓、做鬼脸或叹息。这种反应模式是提示患者伴随心理问题的重要临床指标。

特殊检查

疑似颈髓病变 如果怀疑颈段脊髓病变，要检查是否有病理反射；如果存在，可能提示上运动神经元损伤。检查患者有无霍夫曼征：检查者用非惯用手支撑患者的前臂，然后将患者的中指放在惯用手的中指上（图 6-28A）；拇指按在患者中指的指甲上（图 6-28B）向下弹拨。如此快速、反复地弹拨中指尖。注意在每次"轻弹"中指后，患者的拇指和示指有无突然不自主地屈曲的情况。这种屈曲反应类似于下肢的巴宾斯基征，提示可能存在颈椎脊髓病变（但不具有巴宾斯基征那样的特异性）（图 6-29）。

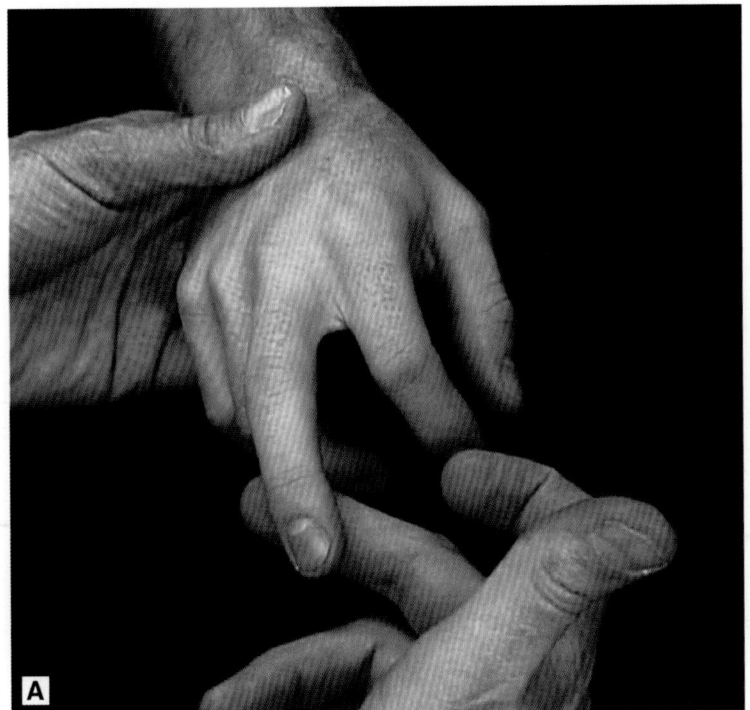

图 6-28

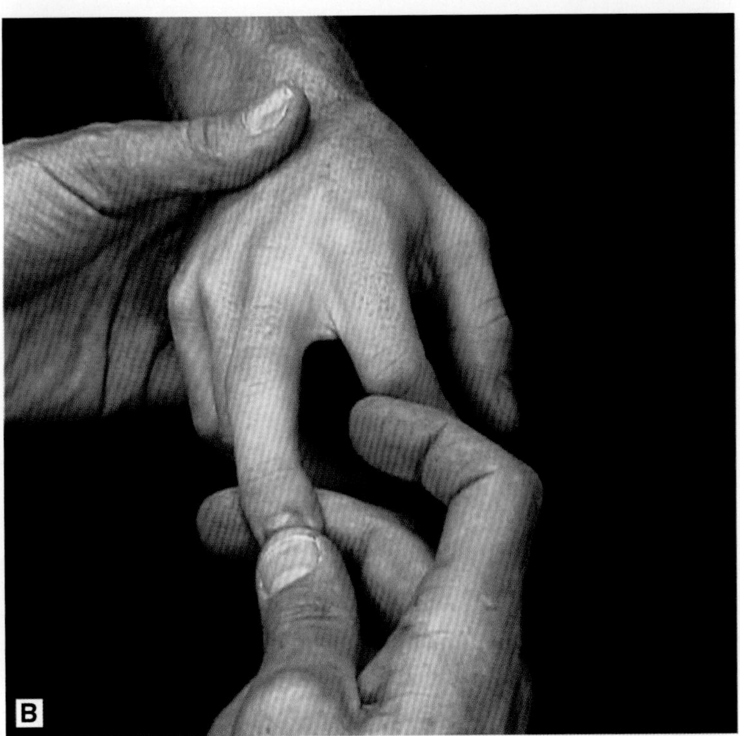

图 6-28

霍夫曼征
• 类似巴宾斯基征
• 作为独立的发现不可靠

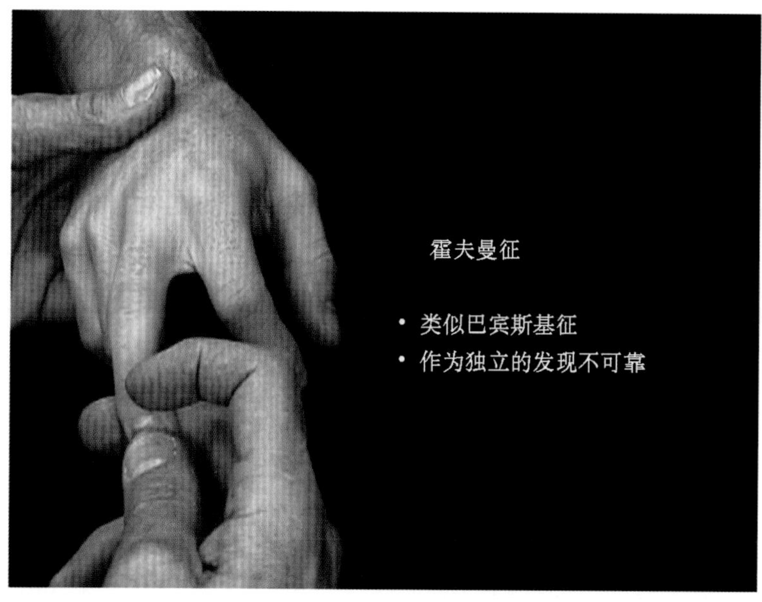

图 6-29

接下来，检查膝和踝的反射，并注意有无反射亢进。检查踝阵挛：让患者的足和踝放松，然后检查者用优势手有力地做一个快速足背屈。注意有无持续的、有节奏的（无意识的）足底屈肌震颤（图 6-30）。若出现震颤，则为踝阵挛。出现两次或两次以上阵挛是病理性的，提示上运动神经元损伤。

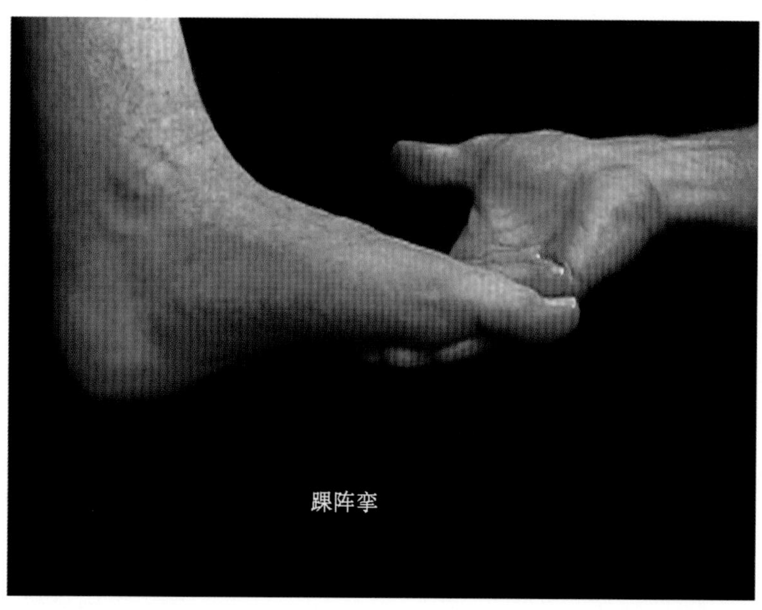

图 6-30

接下来，检查足底反射。向患者解释接下来需要做的检查后，使用叩诊锤的手柄(或回缩圆珠笔的尖端)用力划足跟外侧至足底前侧(图 6-31A，B)，观察伸肌足底反应。若踇趾翘起，同时其余四趾扇形分开，即为巴宾斯基征，强烈提示上运动神经元损伤(图 6-32)。

最后，观察患者的步态有无异常(宽基底、不稳等)(图 6-33)。

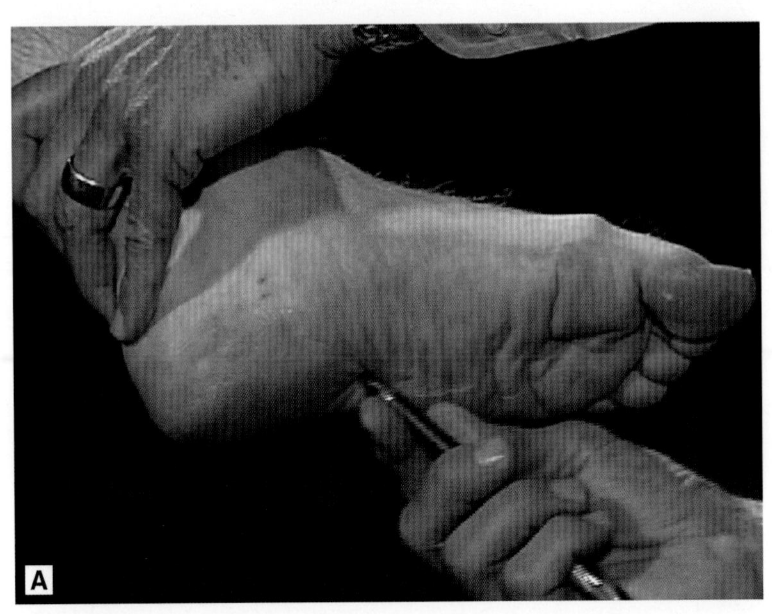

图 6-31

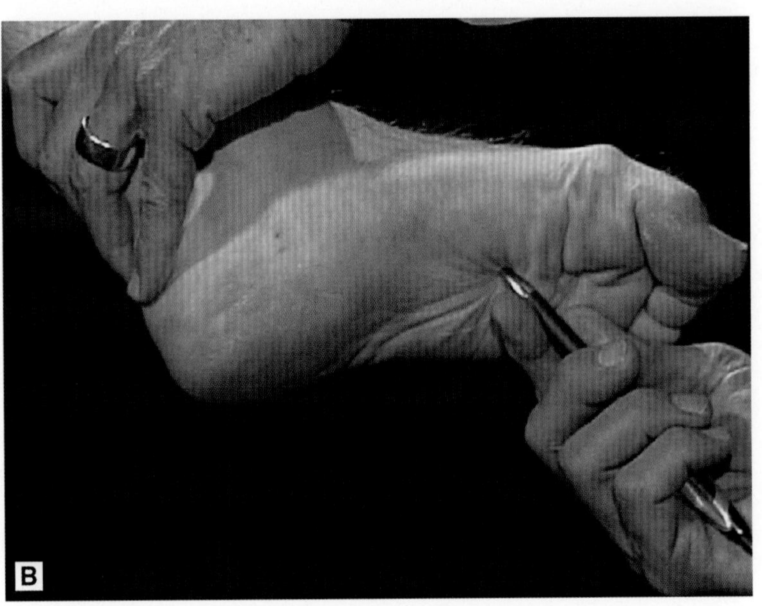

图 6-31

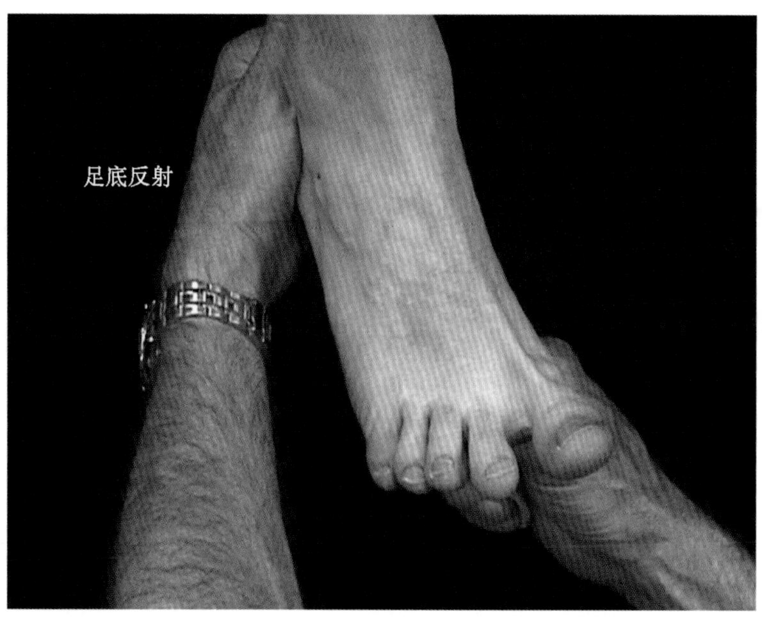

图 6-32

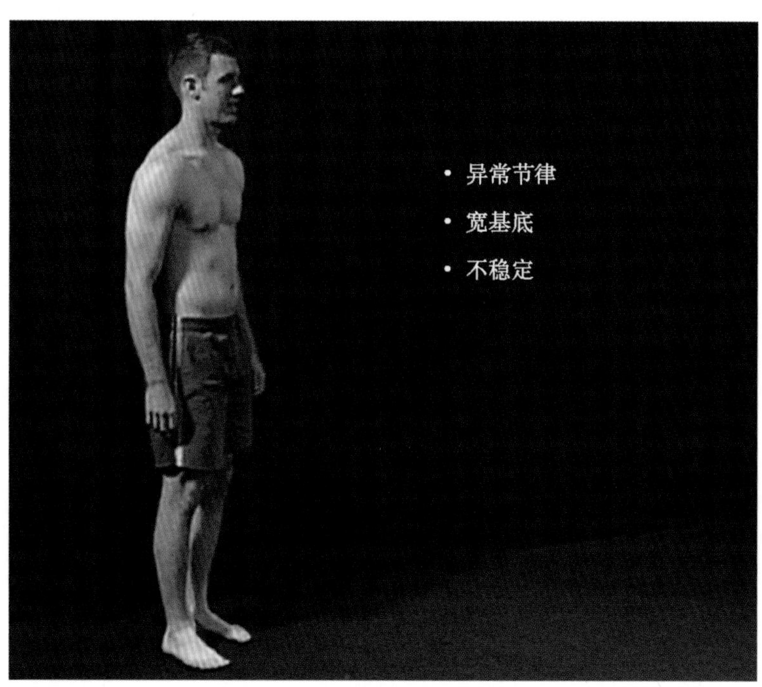

图 6-33

特殊检查

疑似内脏牵涉痛 若伴有颈部疼痛的患者在肌肉骨骼检查中体征基本正常，则可以怀疑可能是内脏疼痛引起的。此时应收集更多的病史，并应进行肺部、心脏和胃肠道的检查。

颈部肌肉骨骼局部检查
练习项目列表

基本检查

视诊

____注意姿势，活动和行为（全部病史和体格检查）

观察

坐位

____观察静息姿势和力线

____检查皮肤（前侧和后侧）

触诊

____触诊枕骨/枕外隆突和棘突（颅底到上胸椎）

____找出肌筋膜痛点或纤维肌痛压痛点（枕下肌群附着点；中上斜方肌；冈上肌和肩胛内侧缘等）

活动度

____脊柱的屈曲度

____脊柱的伸展度

____脊柱的旋转度，左侧和右侧

____脊柱的侧方伸展（屈曲），左侧和右侧

特殊检查：疑似肩部病变

（颈部和上肢近端痛）

____肩部筛查或局部检查

特殊检查：疑似神经根刺激征

（颈部和上臂痛）

____肱二头肌反射（C_5）

____肱桡肌反射（C_6）

____肱三头肌反射（C_7）

____三角肌肌力，外展情况（C_5）

____肱二头肌肌力，抗屈肘肌力（C_6）

____肱三头肌肌力，抗伸肘肌力（C_7）

____手指骨间肌肌力，抗指外展肌力（C_8）

____外侧三角肌感觉（C_5）

____拇指和示指的感觉（C_6）

____中指的感觉（C_7）

____环指和小指的感觉（C_8）

____ Spurling 征：头后伸并斜向患侧，轻度向下压头顶，再现颈部的根性疼痛

____外展松解征：将前臂远端或手腕置于头顶可以缓解颈部的根性疼痛

特殊检查:疑似脊髓病变

____ Hoffman 征:手腕放松,轻弹患者中指指尖,注意拇指和示指的不自主屈曲

____膝反射和踝反射,注意反射亢进情况

____踝阵挛:患者足和踝部放松,快速用力背屈患侧足部

____ Babinski 征:用力划足跟外侧至足底前侧;注意踇趾翘起,同时其余四趾扇形分开站位

____步态:注意宽基底步态或不稳

特殊检查:怀疑有相关内脏痛

____肺部,心脏或消化道检查

常见的颈部疾病

- 急性单纯性颈部疼痛
- 挥鞭样损伤
- 退行性颈椎病
- 颈椎根性病变

急性单纯性颈部疼痛　是一种常见的自限性疾病。患者可能经历由尖锐的疼痛转为酸痛,疼痛分布在颈部侧面和后面,枕骨隆突和 T_1 之间的区域。疼痛可能会放射至肩胛骨间区和肩部,但是不会牵涉上肢。疼痛可能始于微小的创伤,运动损伤或者是工作、学习中过度的颈部屈伸、旋转运动。患者通常没有什么明显的诱因,但是需要采集的信息有:职业、娱乐、个人生活习惯,如:使用电脑和手机(电脑、键盘、耳机),还有搬运承载(包裹、汽车座椅)、不对称的负载(重的手提包、背包)。关于睡觉姿势和枕头使用情况的简单询问对于排除额外的诱发因素会有帮助。

检查通常会发现活动范围减少,弥散压痛点,颈椎尤其颈$_4$ 到胸$_1$ 肌肉的痉挛。疼痛是否起源于肌肉、韧带、间盘、侧块关节还是其他不明确的结构经常是不确定的。然而,由于这种常见的自限性疾病和急性颈痛的良性病程,两者通常并没有临床相关性。因此,应该努力帮患者控制疼痛、功能恢复以及回归正常的生活同时避免不必要的影像学检查。

挥鞭样损伤　是颈椎的机械性损伤(不是特殊类型的颈椎病),通常继发于交通意外或运动损伤。剧烈的加速或减速运动会造成颈椎间盘、小关节以及椎旁软组织的损伤。患者可能颈部前方和后方不适并牵涉肩部或肩胛间区(类似于颈部机械损伤的感觉)。

体格检查通常呈现出弥漫性的压痛点、肌肉痉挛以及活动度降低,尤其是下段的颈椎,通常不出现神经根症状或体征。最初症状的严重性和活动度的比较是重要的预测指标。患者只

有功能受限的情况下，应注意减轻患者疼痛、早期恢复活动、防止形成长期的残疾。患者有神经根、颈椎骨折和滑脱的情况需要转诊做骨科评估。

退行性颈椎病 椎体的退行性改变继发于颈椎间盘的退变，钩椎关节和小关节的骨关节炎被认为是退行性颈椎病。这些常见于老年人，与颈椎间盘完整度的丢失、钩椎关节和关节突关节上骨关节炎继发的改变、黄韧带的增生有关系。这些症状的出现可能引起颈部局部疼痛，有时会牵涉肩部或肩胛区。颈椎活动时的僵硬和骨擦音、姿势性疼痛以及睡眠障碍也会出现。查体时可能会出现压痛点、肌肉痉挛和颈椎活动度降低。治疗应集中于控制疼痛、恢复功能、回归正常的生活（需要着重注意：影像学上的颈椎退行性改变未必与颈部疼痛相关）。

颈椎神经根性病变 颈部疼痛合并放射到上肢的神经性疼痛强烈提示颈椎神经根受累。这种病变比单纯自发性颈部疼痛少见，颈椎神经根性病变通常是由椎间盘突出、小关节增生合并或没有钩椎关节骨刺造成机械性的神经根刺激征。体格检查可能会发现大量的压痛点、椎旁肌肉的痉挛以及颈椎活动度的降低。神经系统检查可能发现反射减弱、反射亢进或者神经根分布区域的感觉受累。除了控制疼痛，颈部疼痛和有神经根性症状的患者需要进一步的影像学检查。

较少见的颈部问题

- 颈髓病变
- 类风湿关节炎和颈椎关节炎
- 恶性肿瘤
- 感染
- 内脏疾病牵涉
- 慢性颈部疼痛

颈髓病变 由于脊髓受压迫引起的急性或慢性的颈部疼痛或胸廓疼痛可能伴随神经功能的丧失。脊柱两侧疼痛和脊髓病变都比较隐秘，临床上考虑此病需要综合病史和体格检查分析。大小便、性功能障碍、步态不稳、共济失调都是脊髓病变的重要指征。体格检查评估包括反射亢进、病理反射、反射平面。如果临床检查提示可能的脊髓病变，X 线片和 MRI 影像检查都需要。

类风湿关节炎和颈椎关节炎 继发于关节炎的颈椎疾病大多数是由颈椎风湿性关节炎和涉及颈椎和胸腰段的脊椎关节紊乱造成（例如：强直性脊椎炎、银屑病脊椎炎、炎症性肠病性脊柱炎）。

类风湿关节炎通常只侵犯颈椎，晚期病程趋向于虫蚀样改变。并且病程进展缓慢。

滑囊炎可以造成 C_1 到 C_2 之间的韧带松弛(导致寰枢关节不稳),合并或没有下位颈椎不稳(造成颈椎半脱位)。尽管病情较严重,但颈部类风湿关节炎的患者很少出现疼痛的症状。

颈椎关节炎造成的症状也是不易察觉的,但是与类风湿关节炎晨僵、疼痛、关节活动度下降等症状相比更常见。

肿瘤 由恶性肿瘤转移或原发肿瘤造成的颈椎疼痛,通常有一些典型的特征:患者年龄超过 50 岁、有恶性肿瘤的病史、不明原因的体重减轻、严重的持续性的颈椎疼痛、夜间和仰卧位疼痛加重、止痛药效果较差。应该进行完整的体格检查,包括对应的神经系统检查。若临床检查结果提示可能有肿瘤,就需要进一步做影像学检查。

感染 颈椎感染包括:脊髓炎、感染性椎间盘炎、椎管内硬膜外脓肿,可以造成颈椎的急性、亚急性、慢性疼痛。重要的易感因素包括:免疫功能不全、皮质激素的应用、糖尿病、近期或当前的皮肤感染或尿路感染以及静脉注射毒品。临床症状包括发热、夜间盗汗、不明原因的体重减轻。体格检查可能发现颈部中心压痛点和肌肉痉挛,若临床检查结果提示有颈椎感染的可能,则需要进一步的影像学检查。

内脏疾病牵涉 虽然相对少见,但很多内脏疾病可以造成颈椎牵涉痛。肺部、胸膜、心脏、心包疾病可能引起颈部和肩部的疼痛。胃肠道疾病、胰腺疾病、泌尿生殖系统疾病以及动脉粥样硬化可能造成胸廓、侧腹以及腰部的疼痛。明确患者心肺、胃肠道或血管疾病的病史可以提供重要的线索,有助于查明患者脊柱的问题。

慢性颈部疼痛 一般极少部分患者会出现这类情况:经过保守治疗颈部疼痛仍然持续超过 3 个月,但无潜在的系统性疾病。且在病史中可能发现还有其他重要的相关特征如:患者的工作和家庭、心理健康病史。与慢性颈部相关的职业风险因素包括体力劳动中的身体压力、体力劳动者和办公室工作人员的精神压力以及由于缺乏自主性、工作负荷变化缺乏弹性以及工作人员之间缺乏合作而导致的工作相关压力。法律诉讼或残疾认定、婚姻和家庭压力、毒品或酗酒问题以及焦虑、沮丧、躯体化也是重要的相关因素。这些警示信号是确定患者慢性颈部疼痛的高风险因素,应该尽早进行多学科专业的疾病管理。

第七章

腰部肌肉骨骼局部检查

前言

腰部(下背部)肌肉骨骼局部检查(RMSE)是建立在SMSE和GMSE所教的检查顺序和手法的基础上,通过特定试验对结构和功能进行综合评估的检查。可以用于常见的主要腰部肌肉骨骼问题的门诊评估。掌握这些评估方法需要大量的练习和细心的观察,在经过实践之后,不难掌握。

临床应用

临床上,针对病史明确提示具有急、慢性腰部不适的患者,如:背部为主的脊柱疼痛、下肢为主的疼痛(很可能是腰丛神经根压迫症状)或与系统性或内脏来源疾病相关的不适,腰部RMSE作为初始检查非常有效。经过练习,一套系统、高效的腰部RMSE可以在4～5分钟完成。

此外,腰部RMSE为学习其他诊断技术提供了基础。以后可通过接触其他涉及腰部问题诊断和治疗的专科人士,如矫形外科医师、风湿病学家、理疗师、物理治疗师等,学习更多的诊断技术。

教学目标

本次教学计划是认识腰部解剖、功能和病理之间的关键联系,包括:

- 观察姿势、步态和运动
- 视诊、触诊和腰骶椎活动度检查

- 髋部检查
- 评估神经根是否受刺激
- 心理疾病的关节征象的评估
- 骶髂关节炎/脊柱关节炎的评估
- 系统性或者内脏性疾病的筛查

最重要的是，为在临床上完成一套有计划性、综合性的、有效的腰部局部检查做准备。

基本概念

结构及功能解剖 脊柱有四个生理弯曲：颈椎前凸、胸椎后凸、腰椎前凸和骶椎后凸（图 7-1）。这些生理弯曲使人体可以使用最小的肌肉力量保持正常的放松姿态。

椎体都有重要的相同结构：前柱为承重的椎体，后柱为椎弓和小关节（图 7-2A，B）。

椎间盘是椎体之间的减震结构，可以使加于其上的力均匀地向纤维环及软骨板的各个方向传递。周围是纤维环，由无数同心圆样排列的纤维软骨环组成，坚韧而富有弹性；中央为髓核，由白色柔软的胶冻样物质构成，富有水分和弹性（图 7-3A～C）。

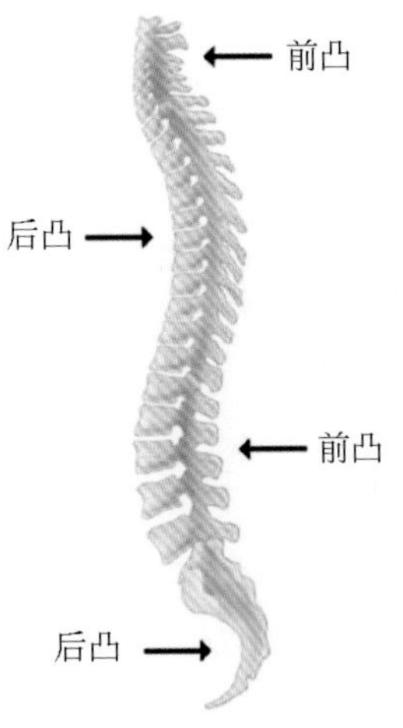

图 7-1

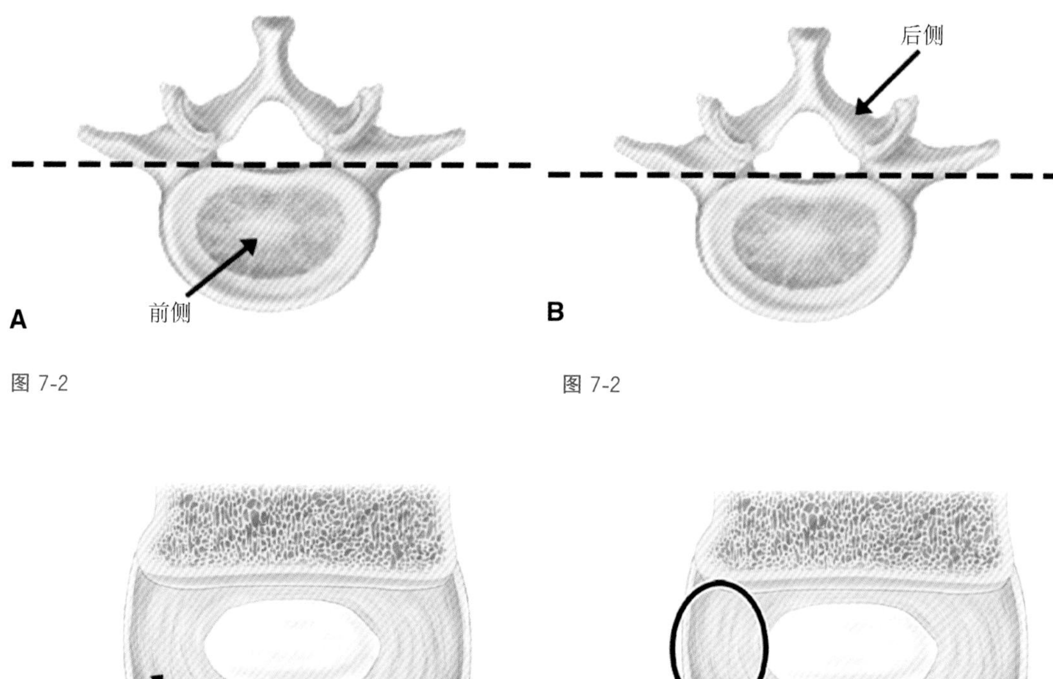

图 7-2

图 7-2

图 7-3

图 7-3

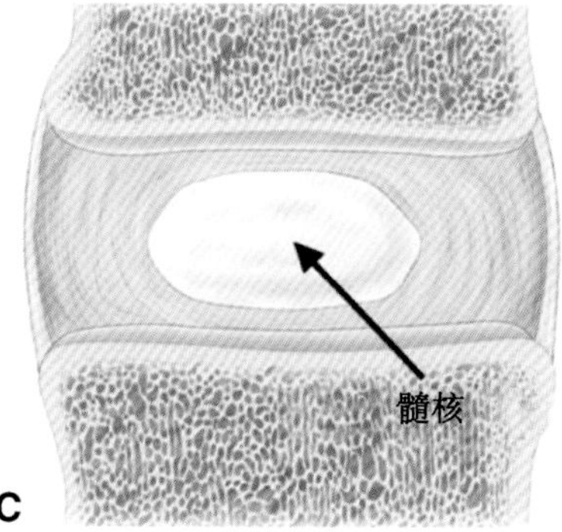

图 7-3

椎体后方是椎弓，由两个与椎体相连的椎板组成。两个椎板在中线融合，形成棘突，然后从椎弓根和椎板连接的部位向外伸出一对横突（图 7-4A～D）。

由邻近椎骨两侧的上、下关节突构成的关节是椎小关节，它由上位椎体的下关节突和相邻的下位椎体的上关节突对合而成（图 7-5A～C）。当脊柱侧屈时，这些层叠状的关节之间会产生相对滑动，当脊柱前屈后伸时，这些关节可防止一个椎体从另一个椎体上向前滑脱。

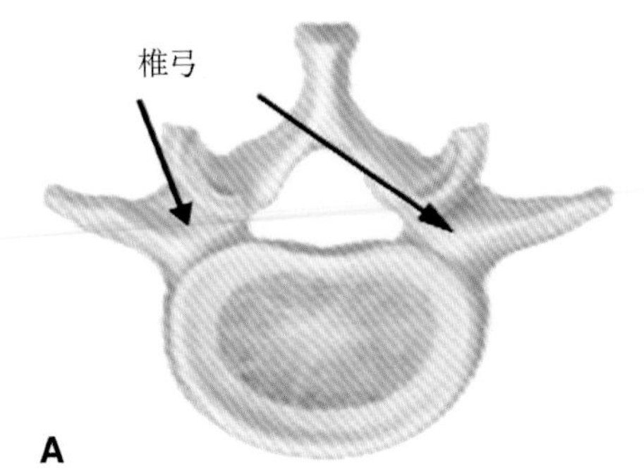

图 7-4

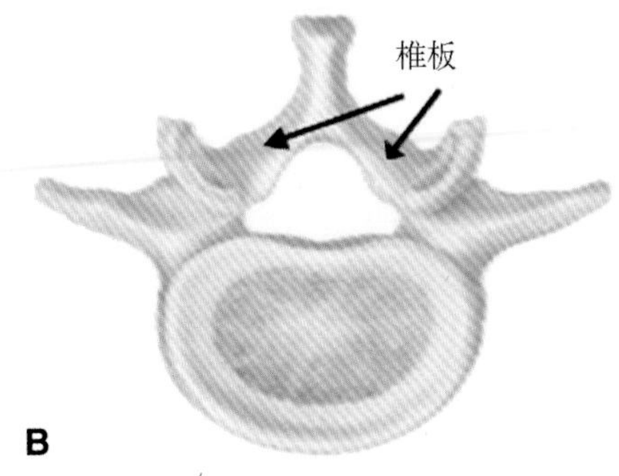

图 7-4

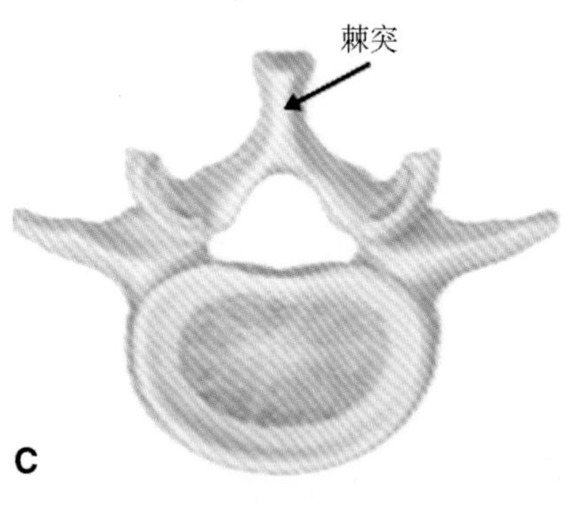

图 7-4

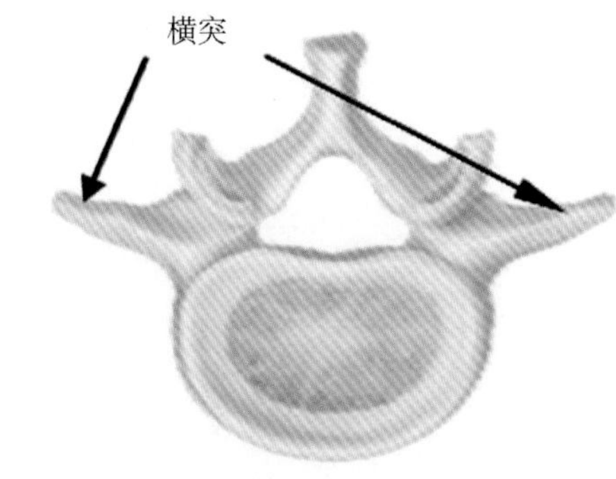

图 7-4

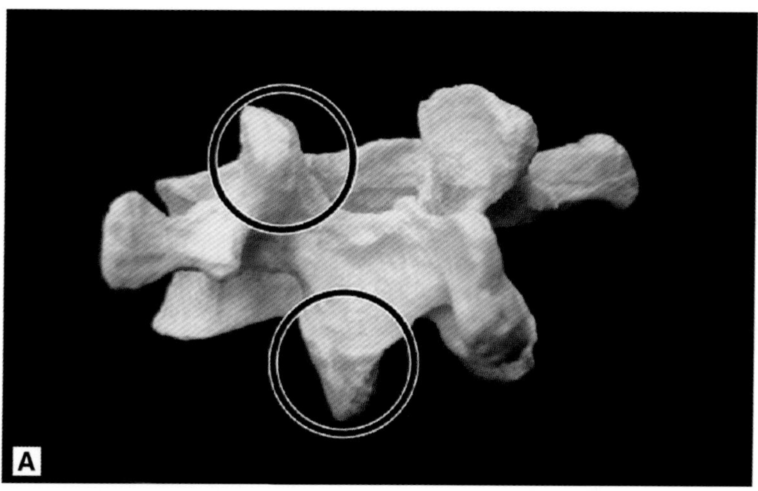

图 7-5

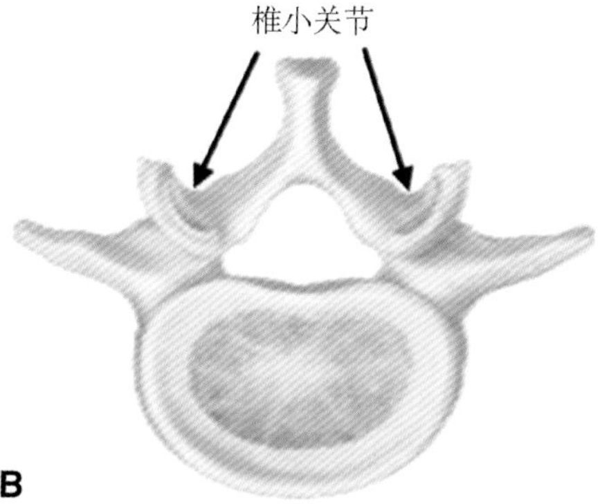

图 7-5

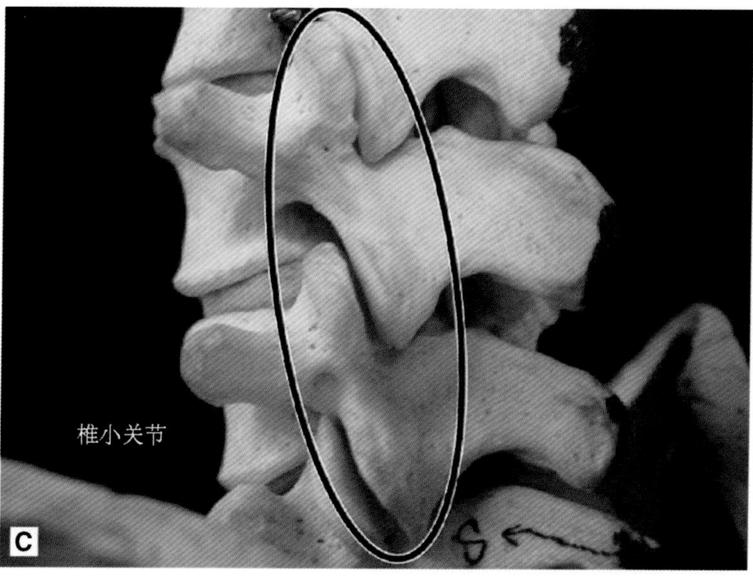

图 7-5

固定脊柱结构的主要韧带有两种:前纵韧带和后纵韧带。前纵韧带是人体最长的韧带,紧贴椎体和椎间盘的前面。上起枕骨大孔的前缘,下达第一或第二骶椎体,它强壮有力较为宽厚,可防止脊柱的过度后伸(图 7-6A)。后纵韧带位于椎体和椎间盘的后面,上起枢椎并与覆盖枢椎体的覆膜相续,下达骶管前壁,与椎间盘纤维环及椎体上下缘连结,相较前纵韧带更为薄弱和狭窄,可防止脊柱过度前屈(图 7-6B)。

还有其他固定脊柱的韧带结构:黄韧带连结相邻的椎弓板和棘间韧带连结相邻的棘突(图 7-6C,D);棘上韧带连结各棘突。这些韧带均有限制脊柱过度向前屈和侧屈的作用。

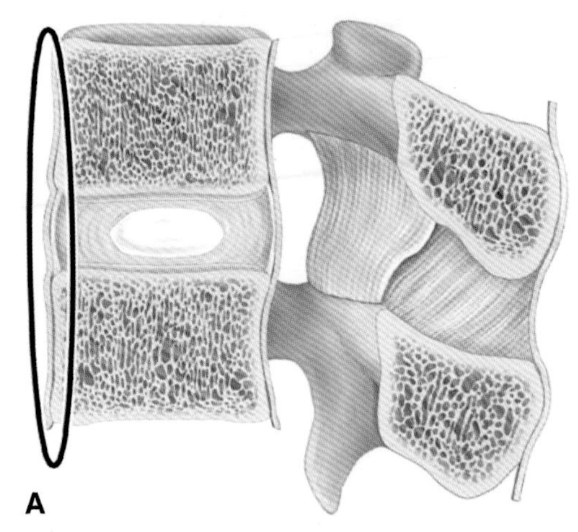

图 7-6

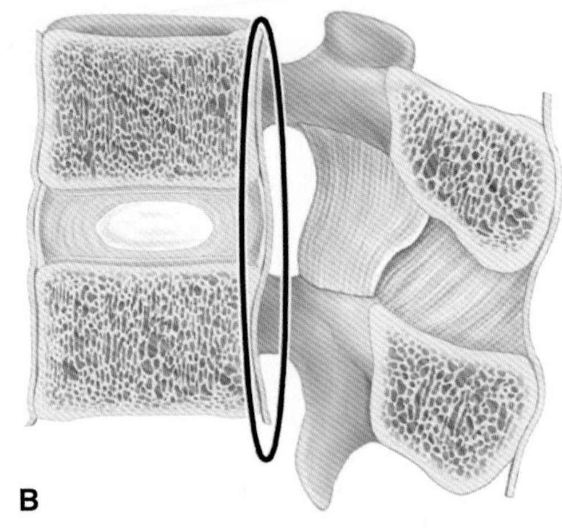

图 7-6

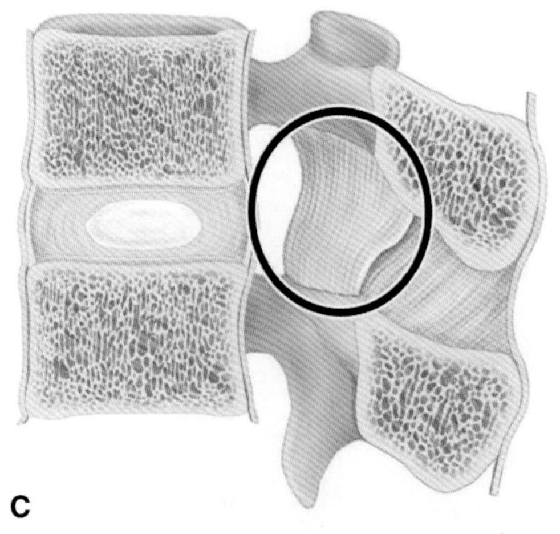

图 7-6

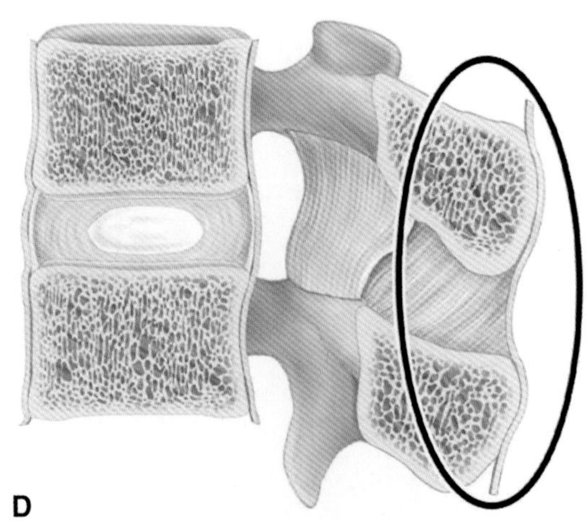

图 7-6

腰椎终板的较大横截面积有助于椎间盘承受负荷(图 7-7A)。腰椎小关节(骨突关节)较大的表面积增加了这些脊柱节段的扭转和稳定性:限制了旋转,但允许侧弯(图 7-7B)。这些特征结合在一起,使腰椎有很大的活动范围,包括前屈、后伸、侧弯和旋转。

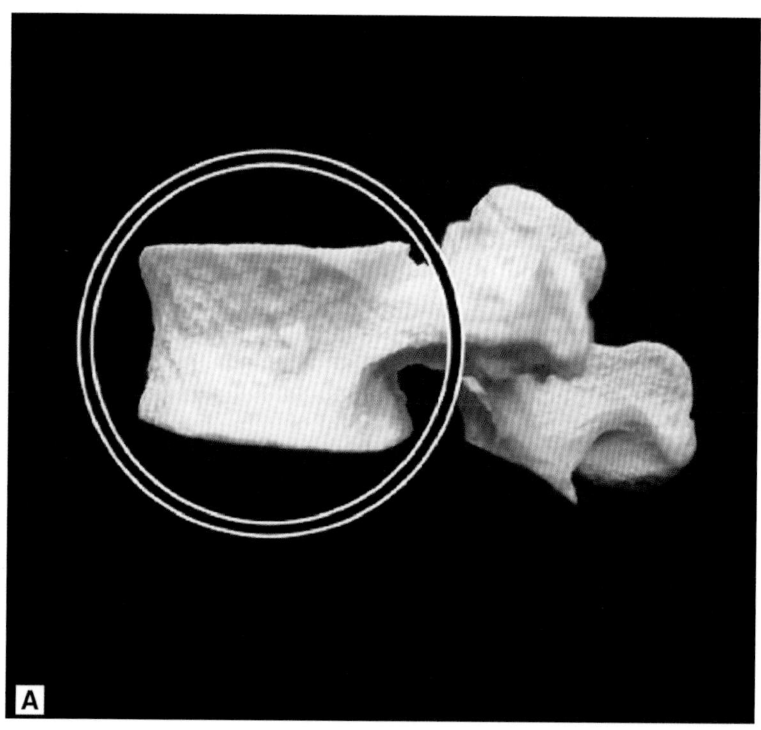

图 7-7

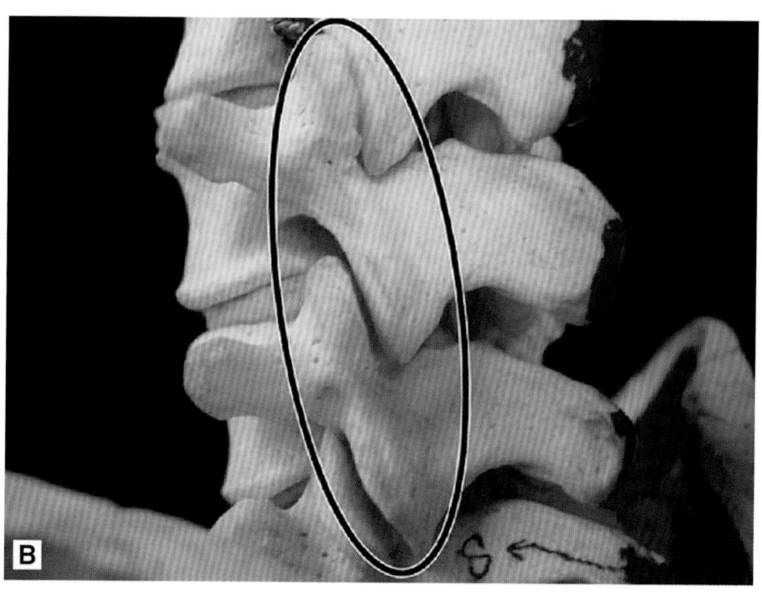

图 7-7

楔形的骶骨为脊柱提供一个固定点，骶骨两侧与髂骨组成骶髂关节。关节面粗糙不平整，有利于维持骨盆后方的稳定性(图 7-8A，B)。骶髂关节是纤维滑囊关节，活动度极小(图 7-9)。尾骨由四块小的椎骨融合而成，上接骶骨(图 7-10)。

临床病史 在肌肉骨骼检查中采集患者的病史是重要的第一步，对体格检查有重要的指导意义：综合考虑病史进行肌肉骨骼检查有利于做出假设诊断，然后利用体格检查证实或反驳假设诊断。准确的腰部疼痛评估要求对疼痛的特征有仔细的描述。可以通过 OPQRSTU 进行初始的疼痛评估：

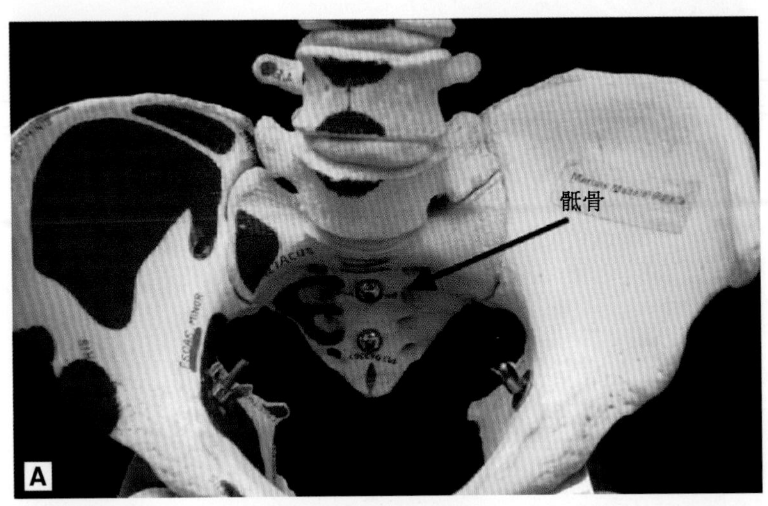

图 7-8

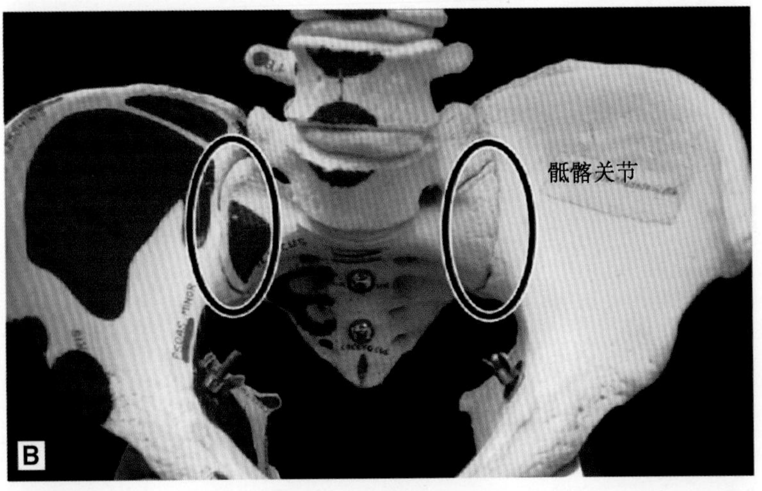

图 7-8

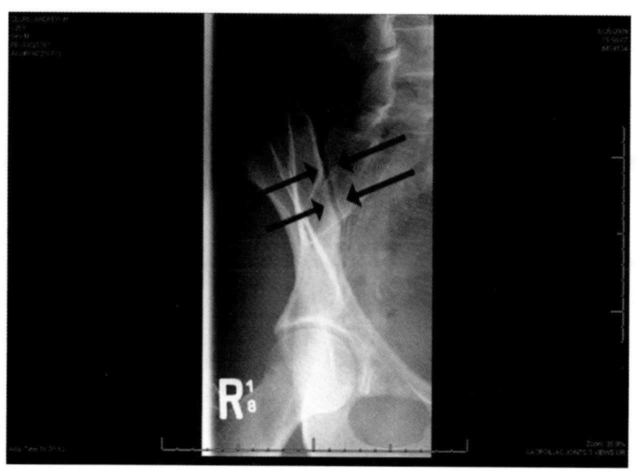

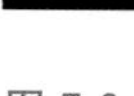
图 7-9

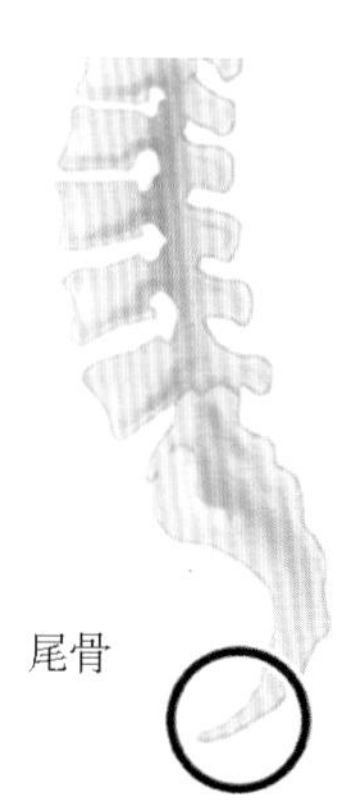

图 7-10

O=Onset 发作，P =Precipitating (and ameliorating)诱发（和缓解）因素，Q=Quality 性质，R=Radiation 放射部位，S=Severity 严重程度，T=Timing 持续时间；U=Urinary or upper motor neuron symptoms 有无泌尿或上运动神经元症状。

腰部痛的评估应该着重回答四个重要的问题：

是否有严重创伤的证据？

是否有神经损伤需要外科会诊的证据？

有无潜在的系统性疾病？

是否有社会或心理的因素使疼痛加重、延长，或使其复杂化？

腰部疼痛的病因主要分为机械性因素、系统疾病、内脏疾病。

机械性因素 大多数来诊疗的背痛患者都属于不明原因、突发性、机械性的腰部（下背部）疼痛（背部疼痛突出）。少部分是神经性疼痛，如：坐骨神经痛或假性跛行（下肢疼痛突出）。另外，脊柱疾病也会继发腰部痛，如：创伤（青年常见），骨关节炎（老年人）。

系统性疾病 腰部疼痛很少与系统性疾病有关系，有联系的包括肿瘤疾病，（转移性肿瘤和原发癌），感染性疾病（骨髓炎、椎间盘炎、脓肿），脊椎的炎症（强直性脊柱炎、僵直性脊椎关节炎）。

内脏疾病 腰部疼痛与胃肠疾病（消化性溃疡、胆囊、胰腺疾病）、泌尿系统疾病和妇科疾病（肾结石、肾部感染、子宫内膜移位、慢性盆腔炎、前列腺炎）、动脉硬化疾病（腹动脉瘤）很少有联系。

大多数腰部疼痛是由于腰部肌肉或韧带紧张，关节炎，椎间盘突出症或其他原因导致。虽然影像技术和神经诊断技术在进步，但大多数急性和慢性的腰部疼痛的病因仍然十分复杂并且诊断非常困难。

简而言之，询问病史时应该着重关注骨折、恶性肿瘤、感染、潜在的内脏或系统性疾病的危险因素以及需要紧急外科手术处理的情况。根据病史重点和思考产生的初步诊断及腰部的肌肉骨骼检查来判断真伪。

在临床实践中非复杂性的突发性颈部和腰部疼痛大多是由于脊柱的疼痛引发。在排除严重的潜在性问题后，通过明确的病史和体格检查也可以对急性非特异性颈部疼痛或腰部疼痛做出临床诊断。

大约 85％的急性颈部或腰部疼痛的患者无法给予确切的解剖学诊断，但是其中超过 2/3 的患者的症状在 4～8 周出现缓解。

凭借这些信息，临床医生可以将随后的工作重点放在正常的功能恢复上，而不是大量、昂贵的影像检查上，而且影像学检查往往具有误导性。

检查，概述

在询问病史和进行体格检查的过程中观察患者的姿势、动作以及行为。

首先观察患者的步态，注意有无节律不齐或不对称。指导患者使用足跟和足尖走路，注意是否无力或不对称。观察放松状态下的姿态，注意下半身是否不对称或畸形。观察胸椎后突和腰椎前突的情况。观察皮肤的情况。

接下来，评估腰骶部皮肤在轻触和滚压时的压痛情况。注意患者的反应模式。触诊骶骨到中段腰椎的棘突，注意是否压痛点。

指导患者弯腰评估腰椎的屈曲；后伸评估腰椎伸展；向左和向右侧屈评估腰椎的侧屈。旋转骨盆同时保持肩膀和臀部位于同一平面上或在颅骨上施加轻微的阻力，模拟腰椎的旋转。注意患者的反应模式。

接下来，患者左右分别进行单腿站立试验，Trendelenburg 征。然后，患者仰卧。触诊患者是否大转子滑囊炎，触诊臀中肌肌腱和中部的肌肉。握住患者足跟，将大腿靠近胸部以评估髋关节的屈曲。然后将髋关节屈曲 90°同时使膝关节屈曲 90°，踝向内侧移动，评估髋关节外旋功能；使踝向外侧移动，评估髋关节内旋功能。如果患者的病史和基础检查提示有特殊的症状，可能是神经根刺激征。

患者卧位，分别进行有症状和无症状两侧的直腿抬高，检查会发生疼痛的角度。然后让患者坐位，检查膝反射和踝反射，检查患者足内翻、踝背屈、趾背屈、足外翻的力量。接下来，膝关节完全伸展做直腿抬高测试股四头肌的力量，嘱咐患者抵抗向下的阻力。注意患者的反应模式。

检查足内侧、踝内侧、足背部、足和踝关节的外侧。

如果怀疑有马尾神经综合征，检查肛周的感觉、反射和括约肌的紧张性。

如果患者的病史和基础检查提示有症状，进一步完善检查，注意有无 Waddell 征。

如果患者的病史和基础检查提示有特殊症状，对可能的髂关节炎和脊椎关节炎进行检查。

患者站立位，触诊骶髂关节，注意压痛点。使用改良弯曲试验测量腰椎的活动度。患者仰卧位，固定骶髂关节进行髋关节 FABER 测试（髋关节屈曲、外展、外旋）。注意 S_1 区域的疼痛。接下来，在髂嵴上施加一个向下的力。注意 S_1 区域的疼痛。如果患者的病史和体格检查提示腰椎关节病变，也要注意。

如果患者的病史和基础检查提示有症状，对可能的内脏和血管疾病进行检查。患者仰卧位，仔细进行腹部的检查以及腹主动脉瘤的检查。检查下肢的动脉和静脉灌注。进行骨盆的检查或对男性做前列腺的检查以及直肠指诊。

检查，组成部分

视诊 柔和熟练地体格检查可以与患者建立良好的信任关系，有利于患者身心放松，尽力配合检查。在询问病史和体格检查的同时，应仔细观察患者的动作以及与疼痛有关的行为，这可以在患者不知情的情况下观察患者的运动和功能。如果患者疼痛的水平与随后进行的体格检查中的运动水平出现明显差距，这将是有关感知疼痛的重要线索。

理想情况下，应确保患者舒适并适当地裸露。通常男性穿宽松短裤，上身穿或不穿罩衫；女性通常穿内衣搭件罩衫。必要时可调整罩衫来保证检查者的视野。

观察 患者的步态及摆动相和站立相的情况，注意有无跛行、节律不齐或躯干不正常的摇摆，并让患者指出行走时的疼痛部位。观察患者用足跟和足尖行走的情况，注意有无不对称或畸形的情况（图 7-11A，B）。观察皮肤是否因手术或外伤造成的明显伤疤；观察腰骶部有无脂肪瘤、纤维瘤、色素沉着点或毛发增生区域（可能与腰骶椎的先天性结构异常有关）以及皮疹（图 7-12）。

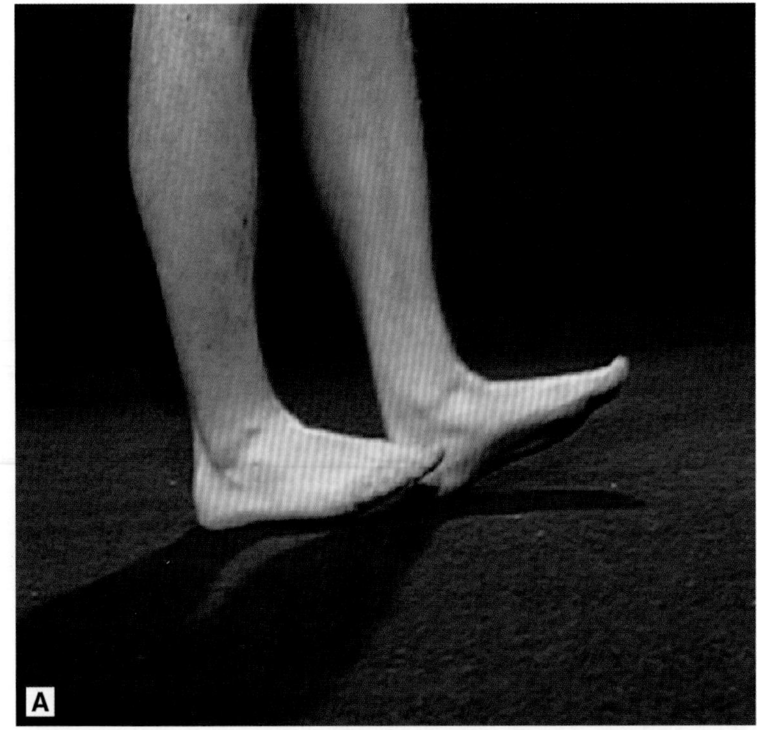

图 7-11

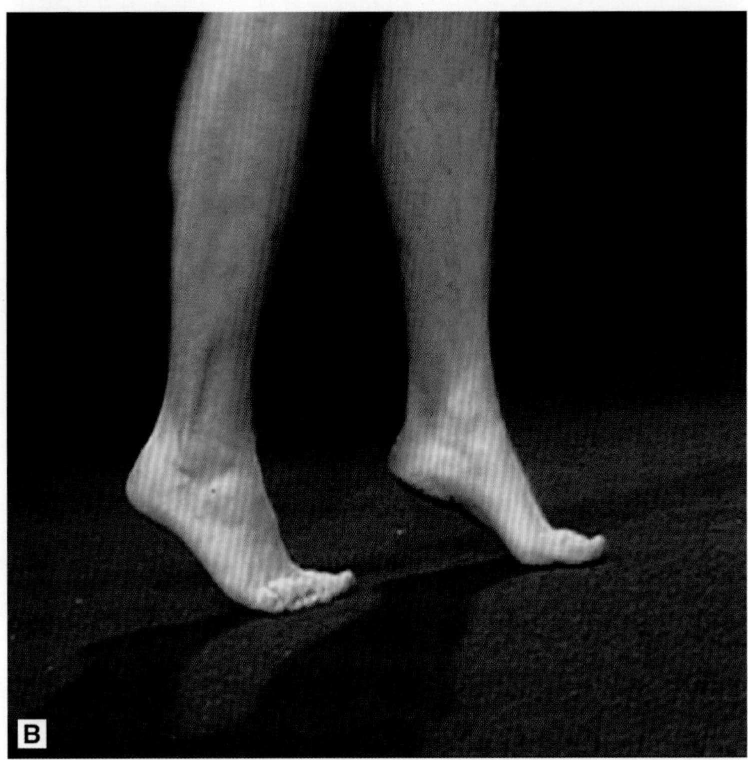

图 7-11

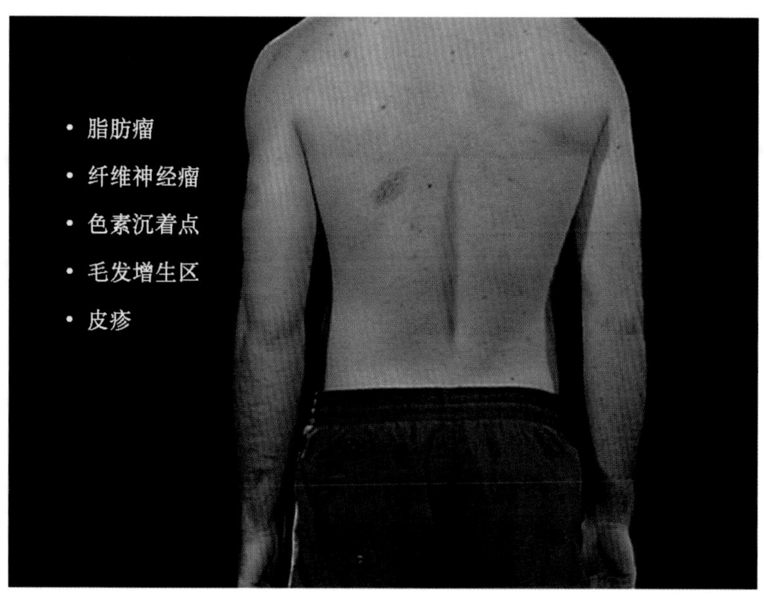

图 7-12

触诊 轻触或滚压腰骶部两侧的皮肤。注意患者的反应。腰部皮肤表面大面积感觉敏感可能与心理因素相关(图 7-13A)。从上胸椎开始向下触诊至骶骨,然后是棘突(图 7-13B)。在患者俯卧位时触诊更容易进行。

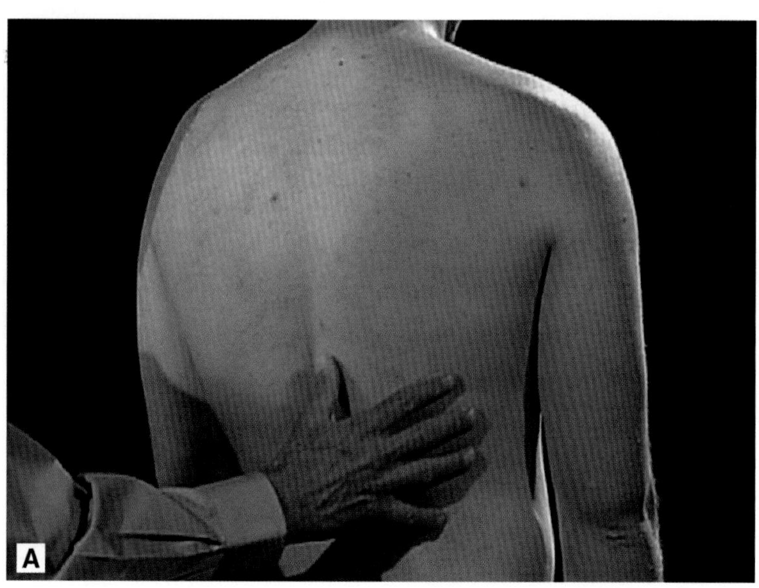

图 7-13

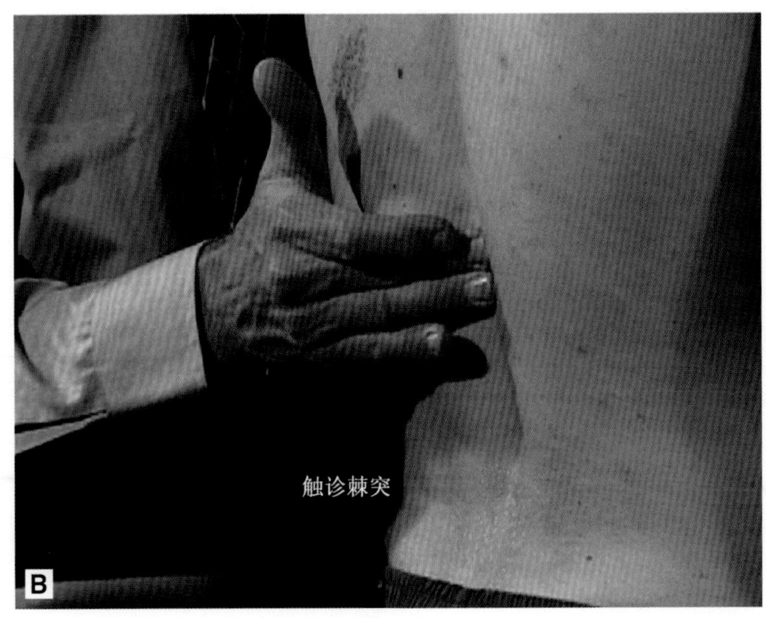

图 7-13

脊柱的骨折、转移性肿瘤或脊柱的感染在中线处会发现压痛点。这些压痛点的意义要结合病史背景(图 7-14)。疼痛范围广泛并出现多个压痛点，同时不能准确定位，而且经常从腰椎扩展至骶骨或骨盆，提示可能是心理疾病(图 7-15)。

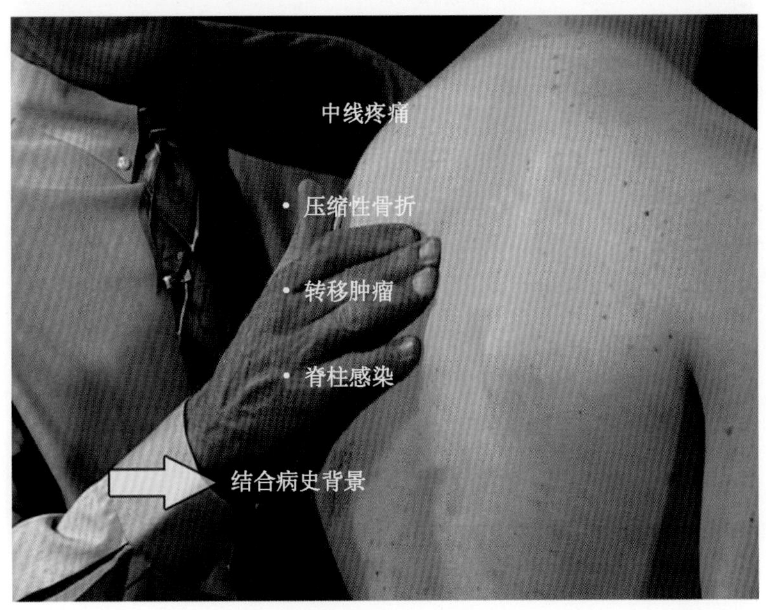

图 7-14

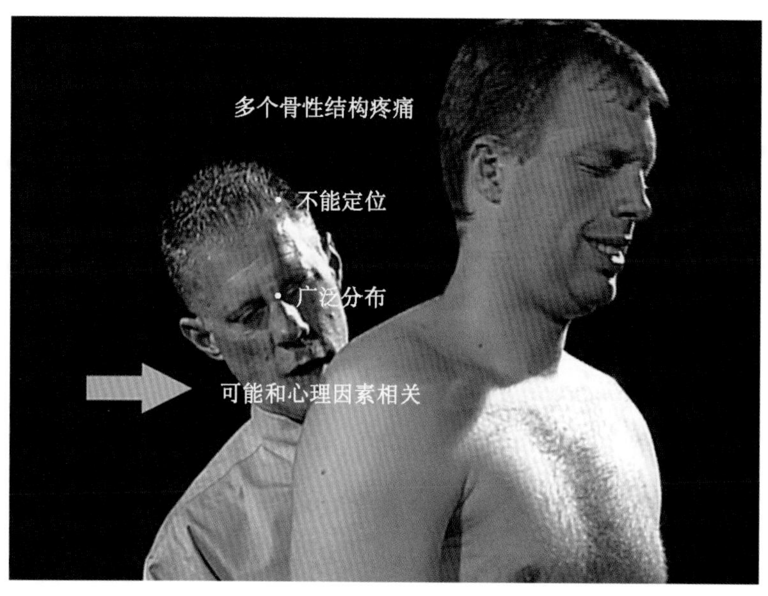

图 7-15

活动度 观察腰椎的活动度。让患者弯腰评估腰椎的屈曲功能。如果腰椎屈曲功能正常，在半屈位时，腰椎正常的腰曲会变平，完全屈曲位时，腰椎变为后凸(图 7-16A)。让患者向后伸时评估腰椎的伸展功能；向左或向右侧弯来评估腰椎的侧屈功能(图 7-16B)。

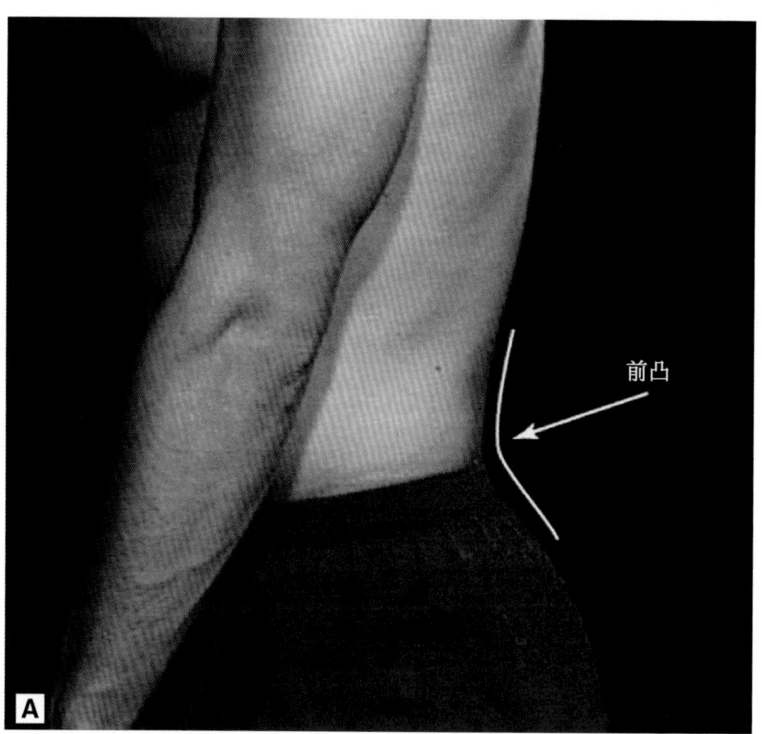

图 7-16

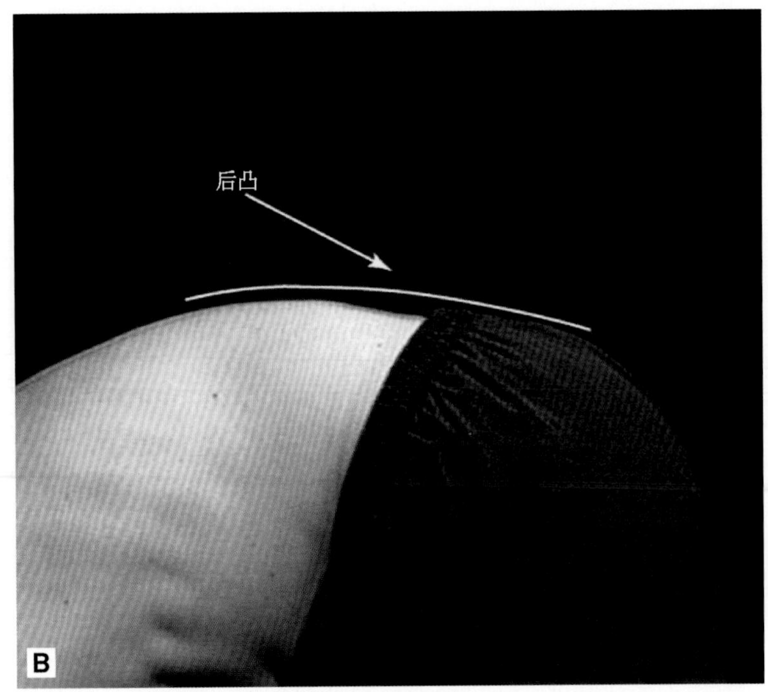

图 7-16

腰椎充分屈曲时从后面观察患者(图 7-17A),查看两侧后胸腔有无不对称或突出,从而判断有无脊柱侧弯的迹象(由脊柱侧弯造成的显著旋转引起的)(图 7-17B)。

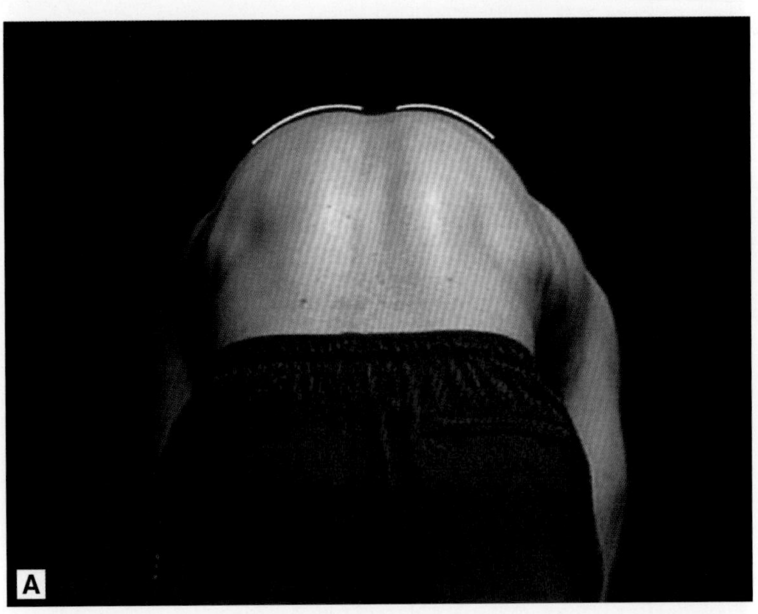

图 7-17

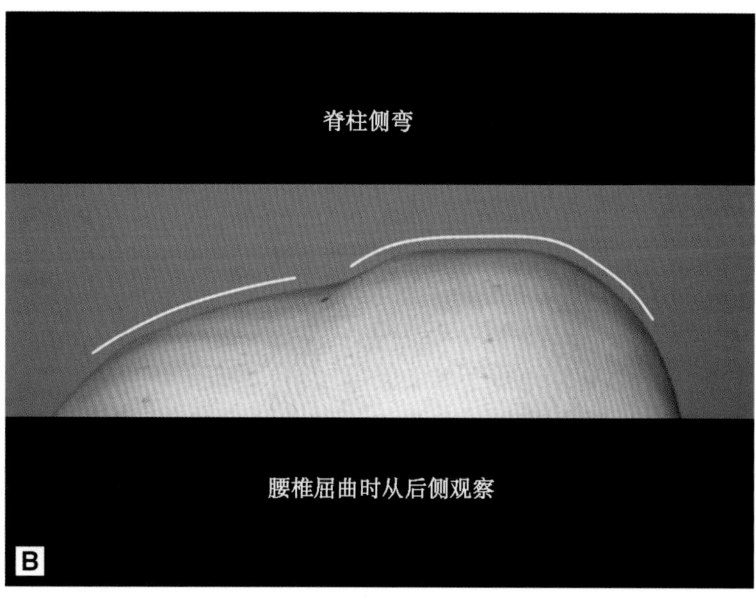

图 7-17

接下来，通过让患者向后伸来评估腰髋部的伸展。用一只手支撑患者腰髋部，同时另一只手支撑一个肩膀，以此来帮助患者完全伸展(图 7-18)。

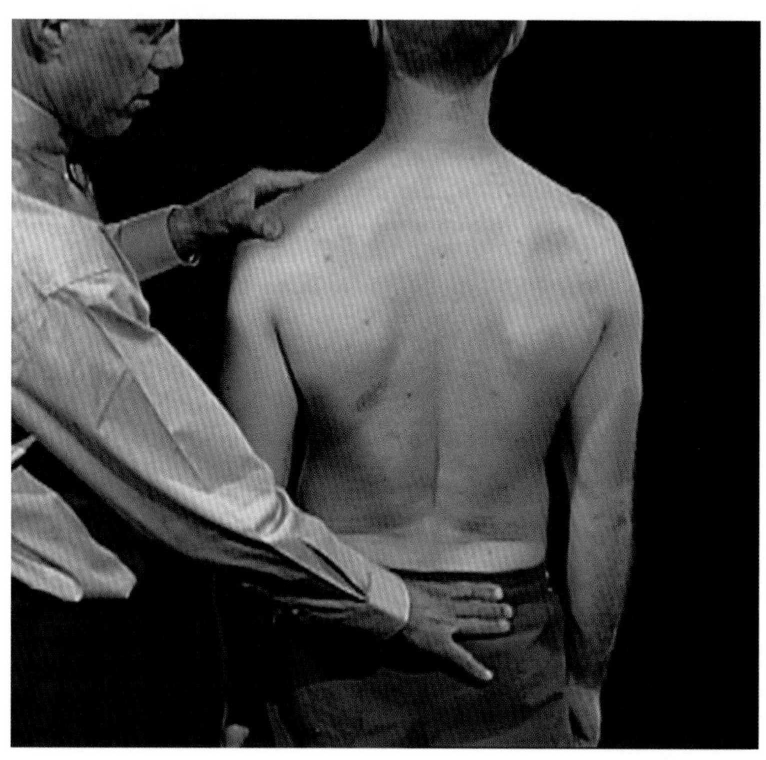

图 7-18

让患者左右侧弯来评估腰椎侧屈(图 7-19)。必要时轻轻按压肩部,帮助患者侧屈,观察患者的反应,留意有无弯曲、伸展异常情况。最重要的是注意这些动作是否伴随疼痛,若伴有疼痛,需指出疼痛的位置和放射痛情况(图 7-20)。

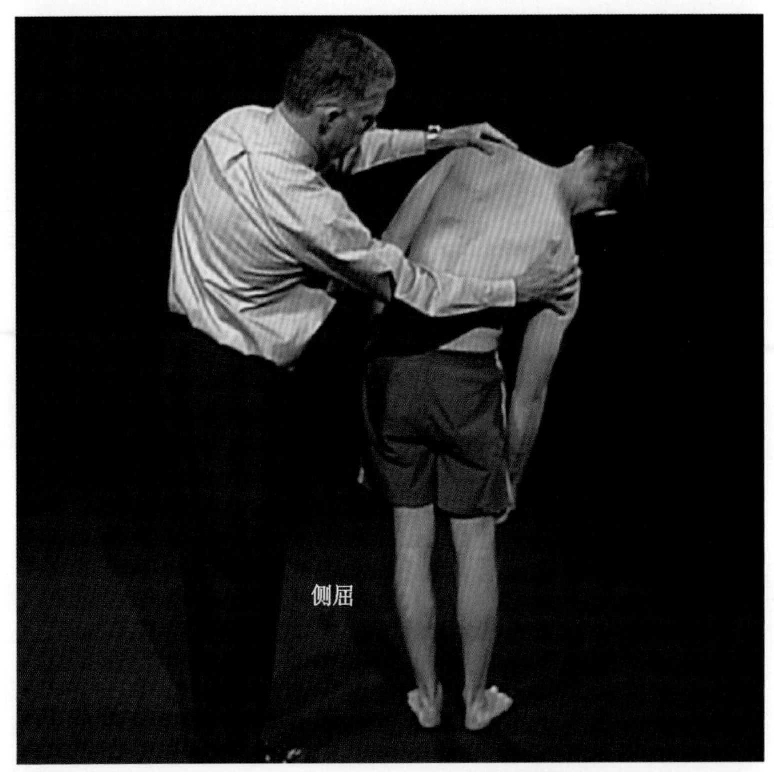

图 7-19

Waddell 征的筛查

模拟试验 模拟腰椎旋转:要求患者放松、双脚并拢、手臂置于身体两侧;检查者用双手握住患者前臂远端正对大转子的部位,然后分别向左和向右轻柔地旋转骨盆 10°～15°。旋转时要求骨盆与肩膀在同一水平面(腰椎不旋转),同时不加重腰部疼痛(图 7-21);注意患者的反应。

若检查情况与上述相同,可在告知患者后,向下压患者头部(大约 5 磅,可以手指甲发白为力度)以检查腰部痛是否加重(图 7-22)。轻微的压力不应该加重腰部疼痛。检查中可能出现颈部疼痛,需将其排除避免干扰腰部检查的结果。注意患者的反应。

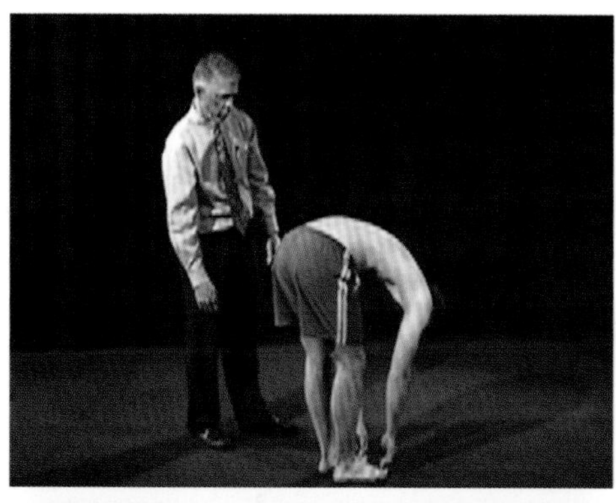
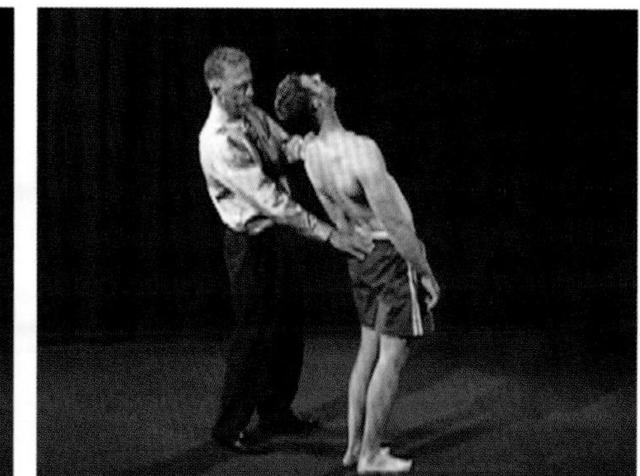
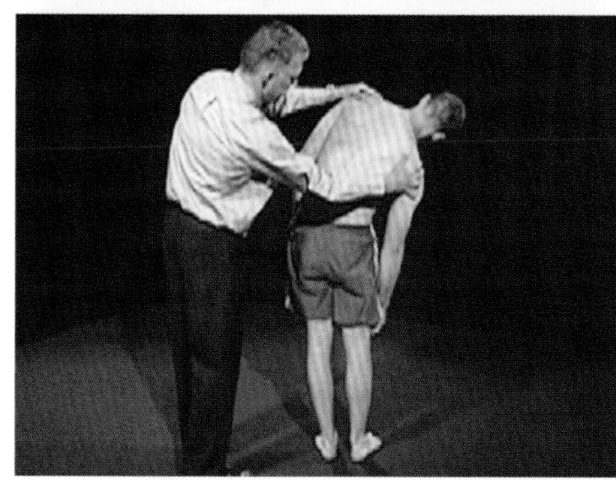
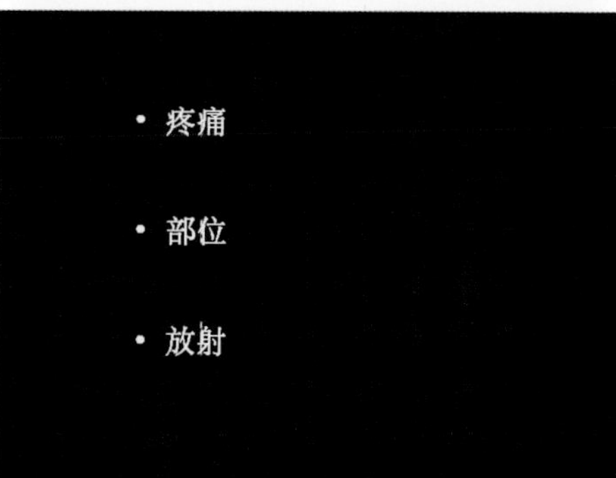

图 7-20

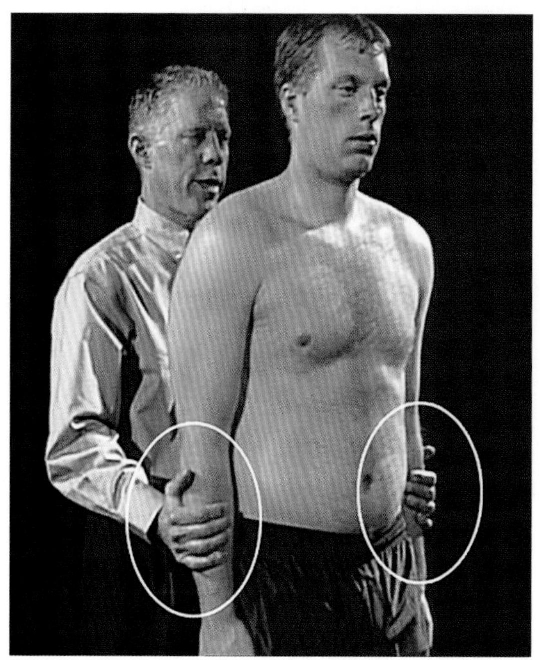

图 7-21

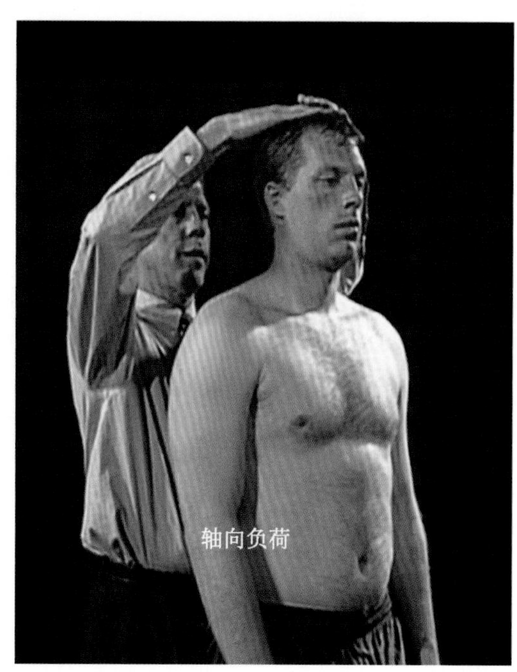

图 7-22

髋部的测试　腰部疼痛可能来源于骨盆，所以对腰部痛患者进行髋部评估非常重要。当腰骶部或臀部出现症状时患者通常会描述为髋部疼痛（图 7-23），因此对髋部和腰椎的评价也很重要。

患者站立位，从后面观察，确定髂棘的水平位置（图 7-24A，B），然后让患者单腿站立。注意患者有无髂棘水平位置的改变或骨盆倾斜向非负重腿一侧（图 7-25A，B）。若骨盆发生倾斜，或患者必须倾斜向负重腿一侧来保持骨盆不倾斜，则认为单腿站立试验为阳性。是负重髋部疾病或肌力减弱的重要指征。

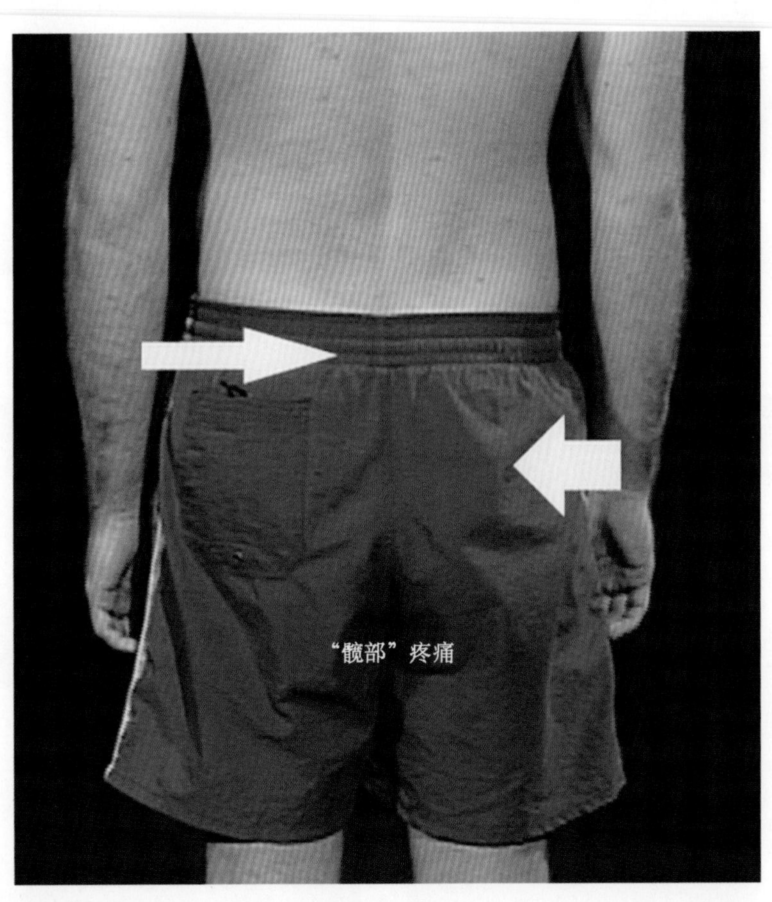

图 7-23

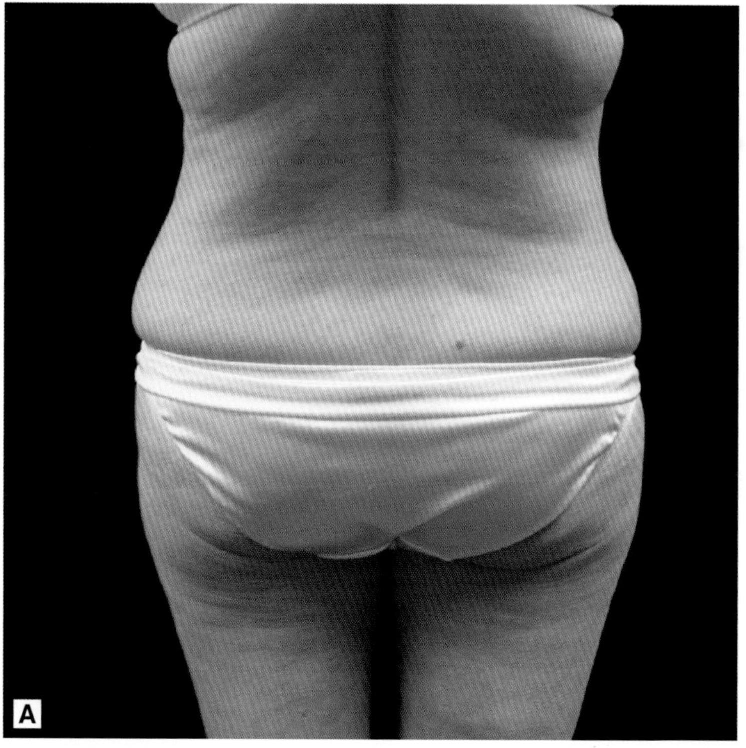

图 7-24

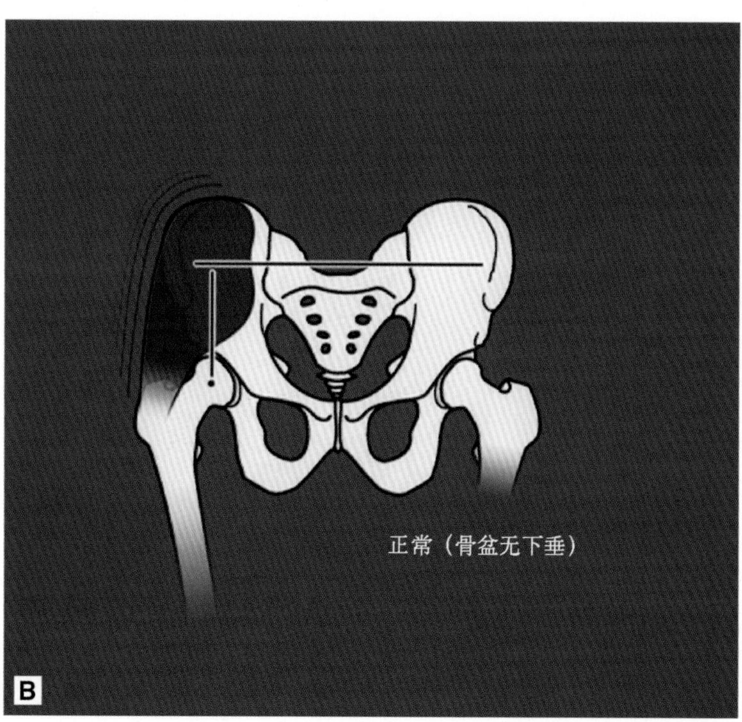

图 7-24

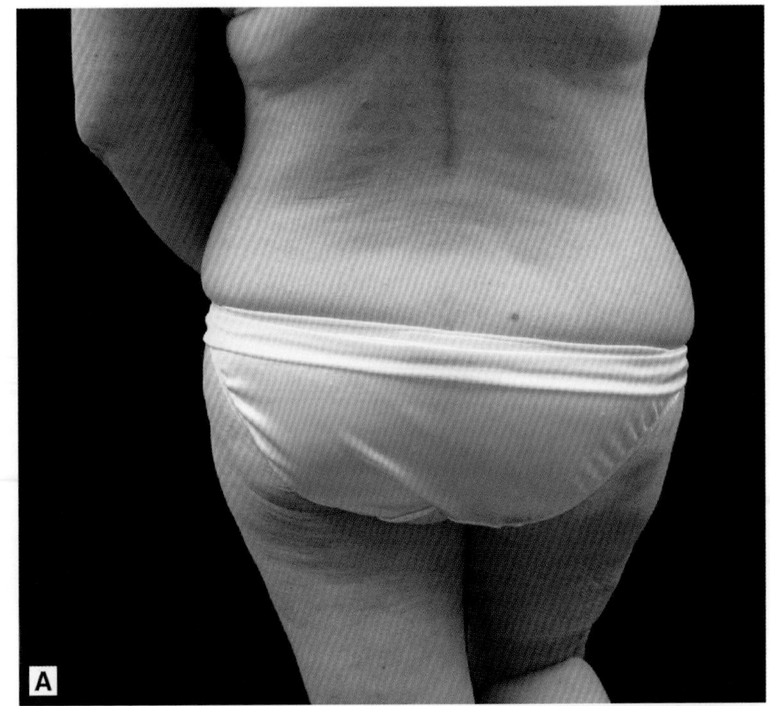

图 7-25

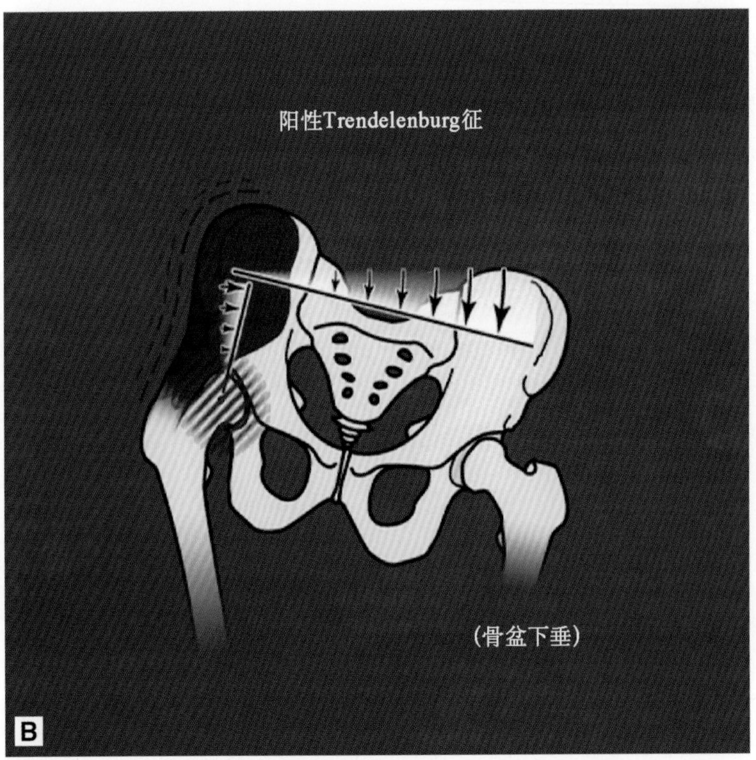

图 7-25

患者仰卧位，髋关节半屈位。检查者站在患者右侧，拇指置于患者两侧髂前上棘，其余的手指置于大转子并按压大转子，检查有无炎症。注意压痛点(图 7-26A)。按压大转子上的臀中肌肌腱止点，注意有无压痛点。压痛点提示臀中肌肌腱存在炎症(图 7-26B)[大转子综合征可能包括大转子滑囊和(或)臀中肌肌腱的压痛]。

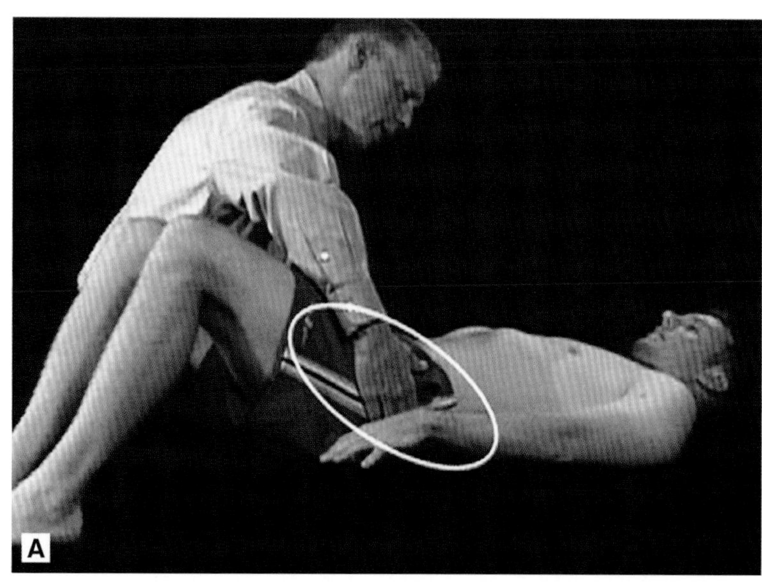

图 7-26

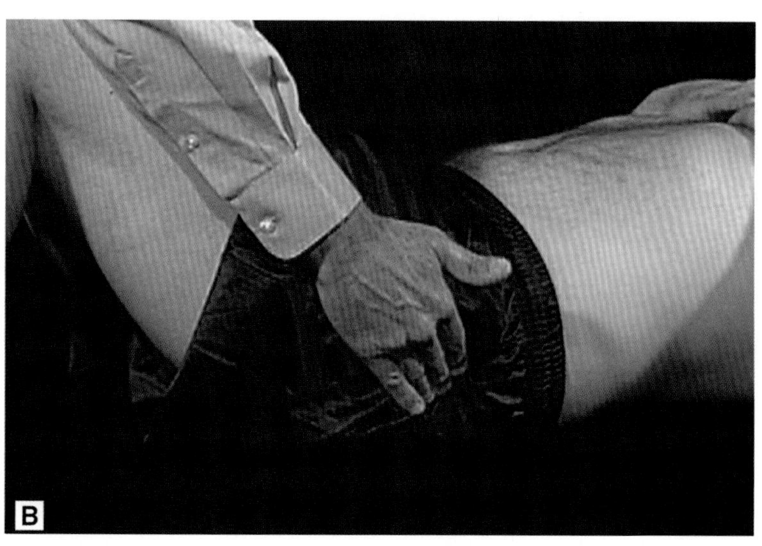

图 7-26

接下来，检查髋关节的活动度：将大腿移向胸部，评估髋关节屈曲，正常髋关节屈曲末端大腿前部应靠近胸部；再将髋关节屈曲至90°，并保持大腿垂直于床面，以方便显示运动弧。内移踝，评估髋关节外旋（图7-27A）；外移踝，评估髋关节内旋（图7-27B）。施加稳定而轻柔的力来充分评估活动范围，同时观察患者面部表情。面部表情改变可能提示髋关节活动范围中出现疼痛。

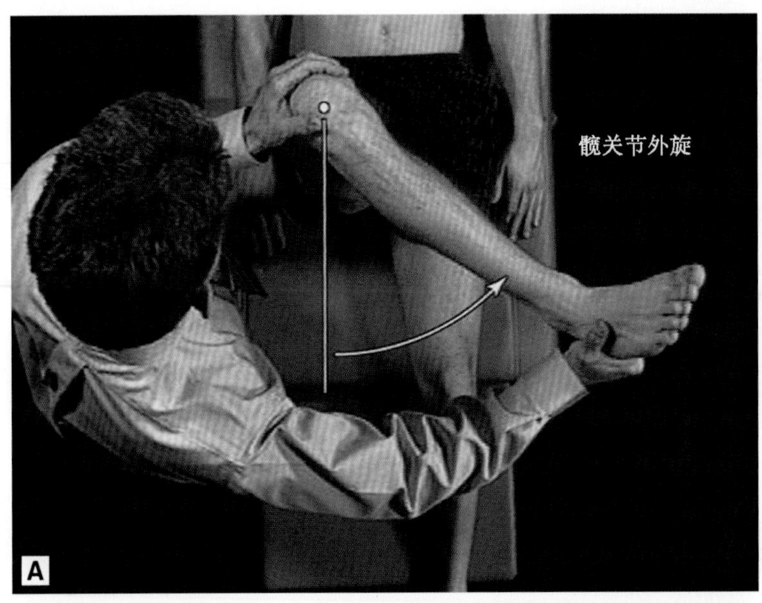

图7-27

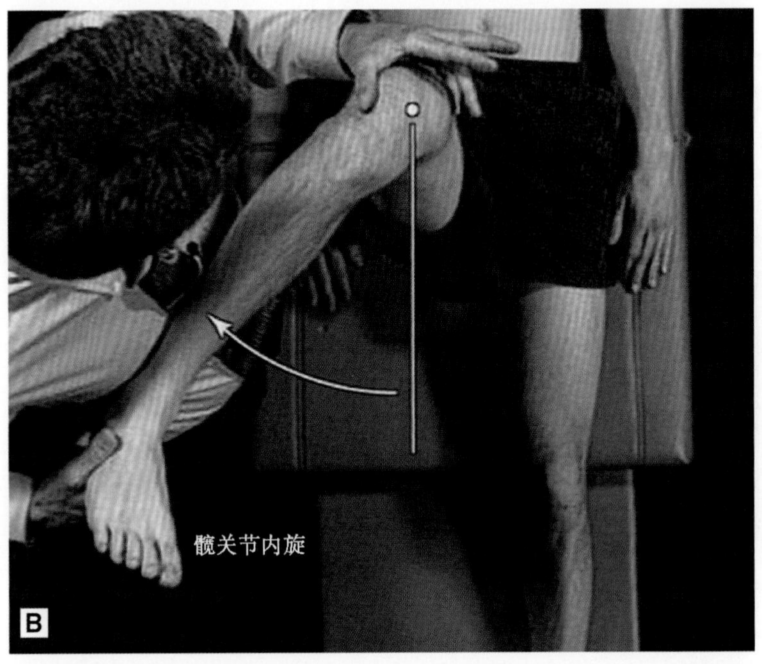

图7-27

源于髋关节本身的疼痛，通常局限在腹股沟或大腿内侧（图 7-28）（注意：全髋关节置换的患者，应谨慎评估髋关节活动范围。屈曲、内收和内旋可能使股骨假体脱位）（图 7-29）。

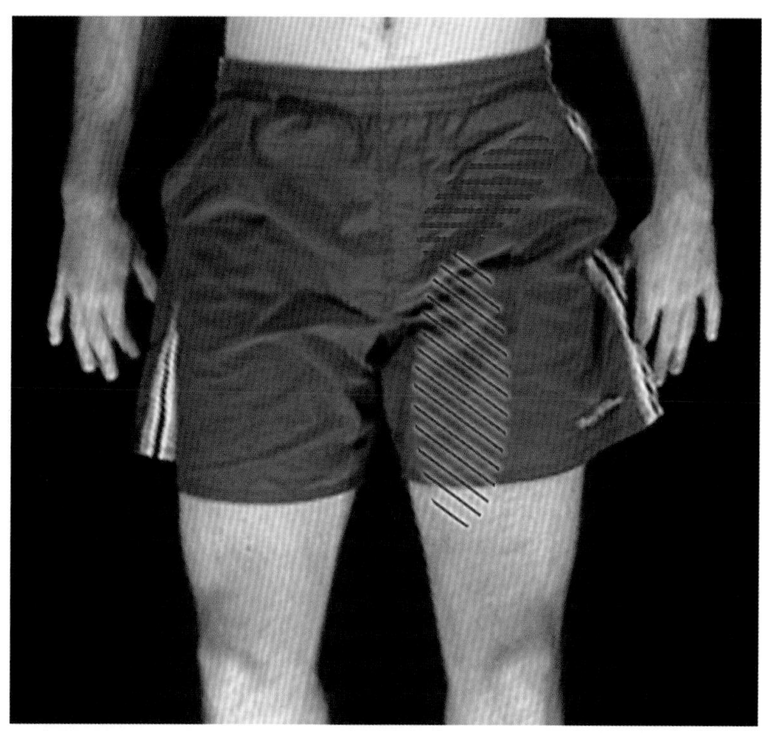

图 7-28

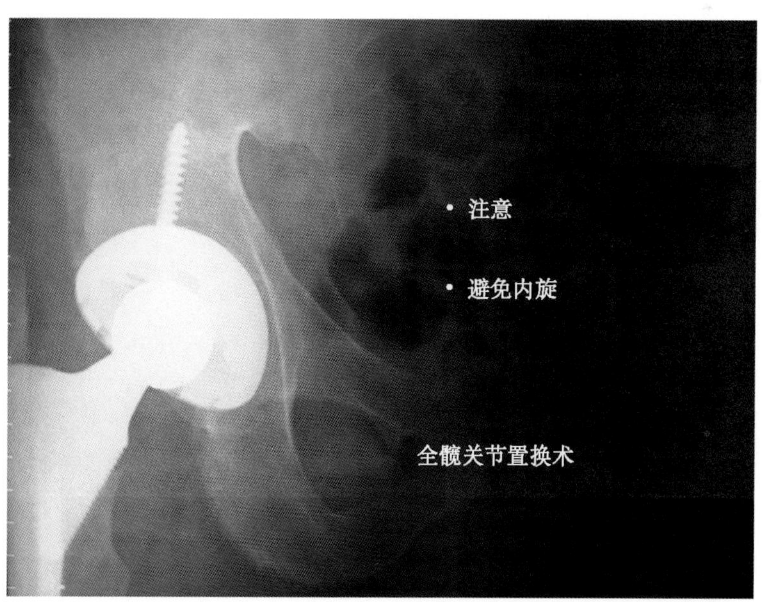

图 7-29

检查者需要认识到当髋关节旋转至最大角度,大腿是一个有力的杠杆,这非常重要。检查者可以利用这个杠杆评估腰骶部:当髋关节旋转至最大角度时,在大腿上施加一定的力,可使骨盆旋向头侧,从而影响同侧腰骶部的小关节(图 7-30A)。评估中,患者可能会描述为"髋部疼痛",所以若出现疼痛,需让患者指出疼痛或不适的部位(图7-30B)。源于腰骶部小关节的

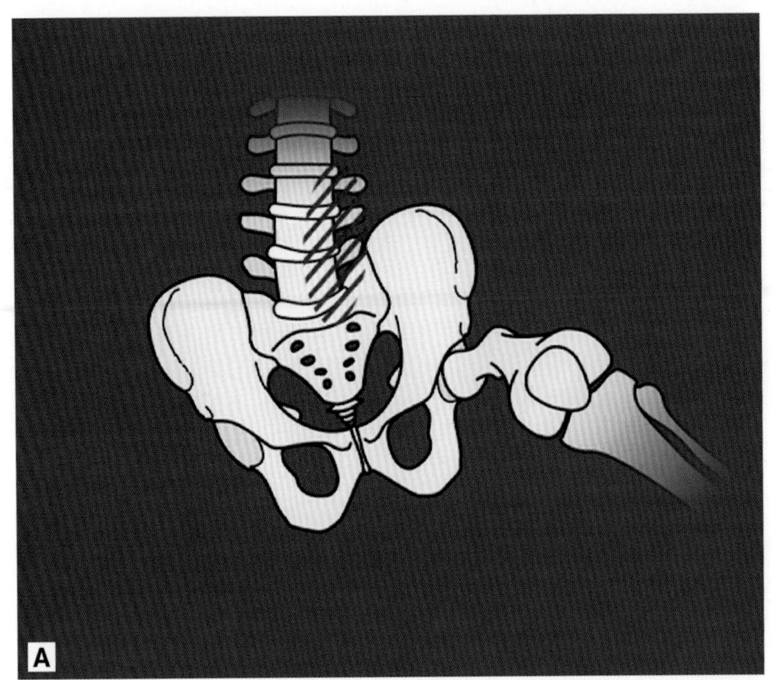

图 7-30

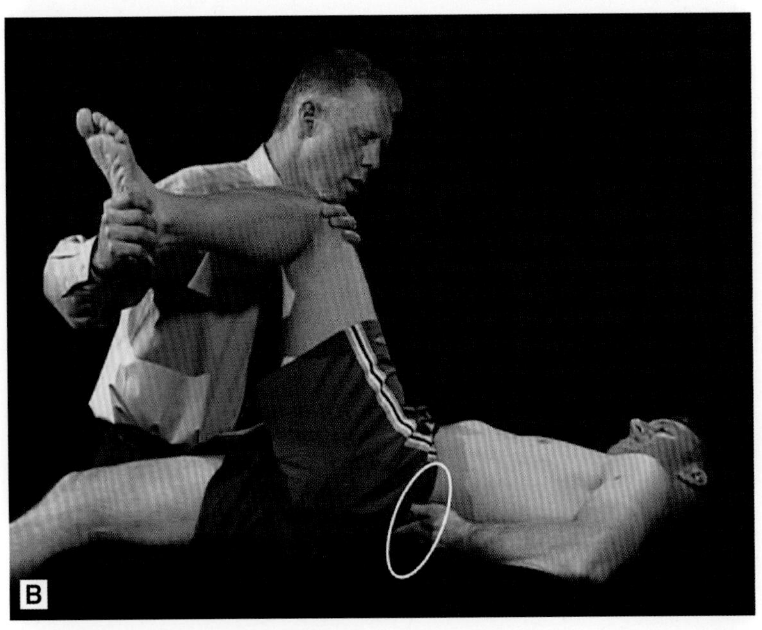

图 7-30

疼痛通常会引起同侧腰带水平后面的疼痛。局部非放射性疼痛的患者，若病史没有提示神经、内脏或系统性疾病的情况下，没必要再进行深入的检查（图 7-31）。

然而，疑似神经根刺激征、存在明显的心理疾病、可能存在内脏疾病、骶髂关节炎、脊柱关节炎的患者要进行深入的检查来评估。

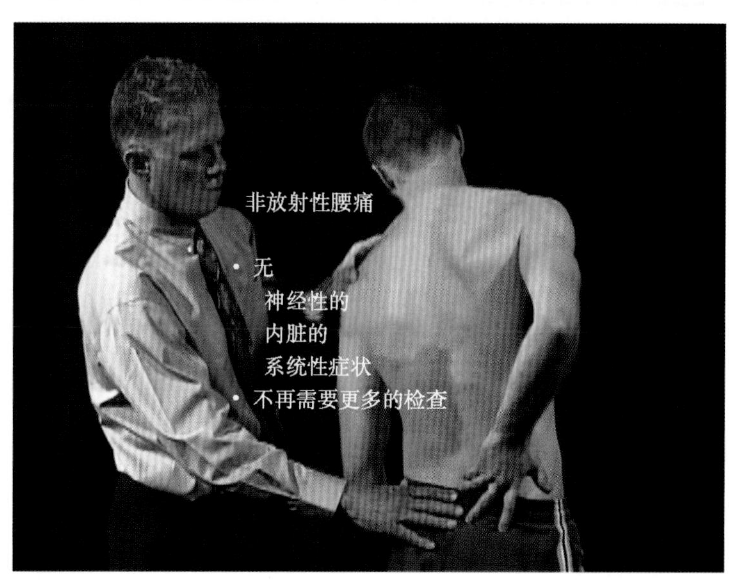

图 7-31

特殊检查

疑似神经根刺激征 若腰骶部存在疑似神经根病变，让患者取仰卧位，并将膝关节完全伸展，大腿放松。检查者一手握住患者一侧足跟，将患者足跟缓慢抬高，直到患者感觉到疼痛。直腿抬高试验会使 L_5 和 S_1 神经根紧张，尤其是下肢抬高至 30°～70°（图 7-32）。

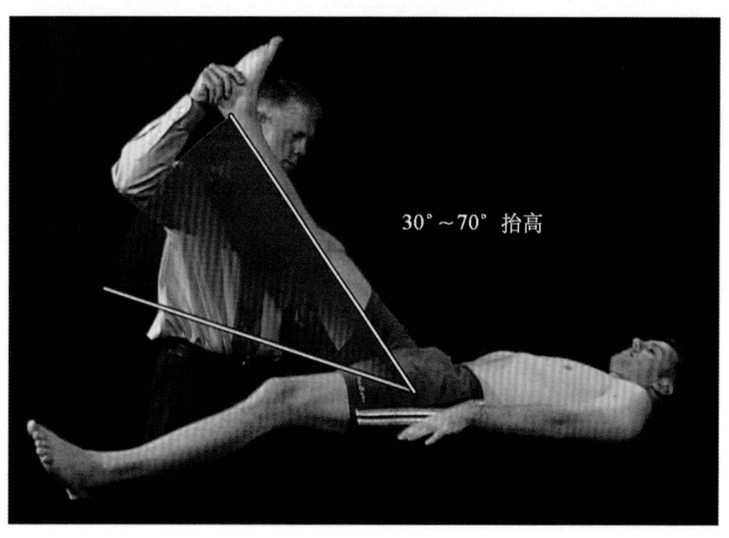

图 7-32

腘绳肌肌腱在腿抬高过程中出现“紧张”不是阳性体征(图 7-33A)。注意患者不适的部位是否在背部或大腿后方(直腿抬高试验阴性)(图 7-33B)或疼痛是否放射至膝关节(直腿抬高试验阳性)(图 7-33C)。

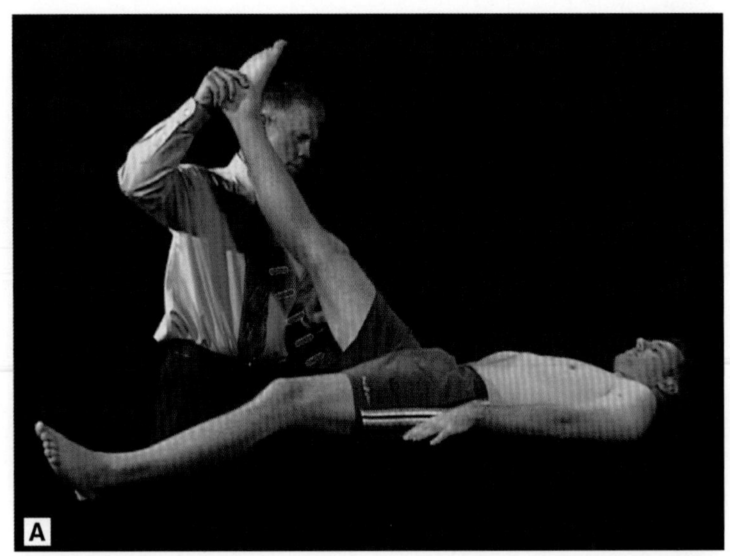

图 7-33

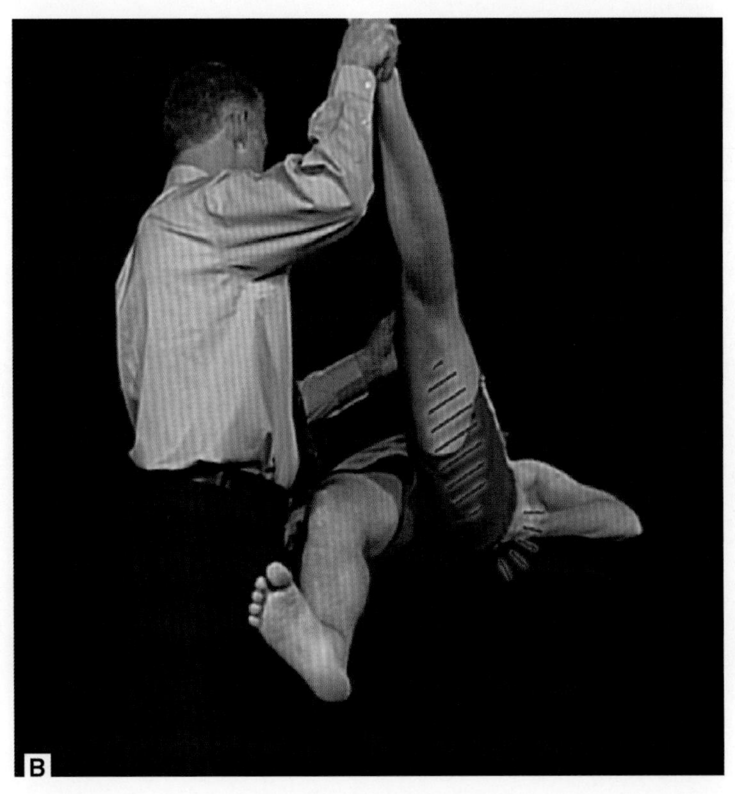

图 7-33

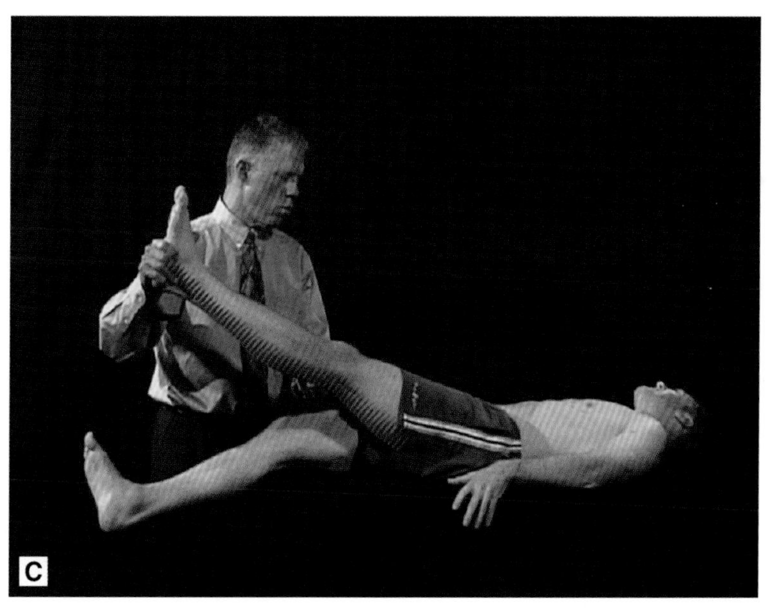

图 7-33

注意疼痛的部位以及引起疼痛时抬高的角度。然后在对侧下肢重复直腿抬高试验，如果出现疼痛，注意疼痛的部位及引起疼痛的角度。

利用直腿抬高试验同时评估患侧及健侧下肢，检查有无“交叉直腿抬高征”。当被动抬起健侧下肢时，患侧的神经根刺激症状重现则为交叉直腿抬高阳性(图 7-34)。直腿抬高试验阳性是敏感的，但对腰椎间盘突出特异性低，交叉直腿抬高试验阳性不常见，但对腰椎间盘突出敏感性高。

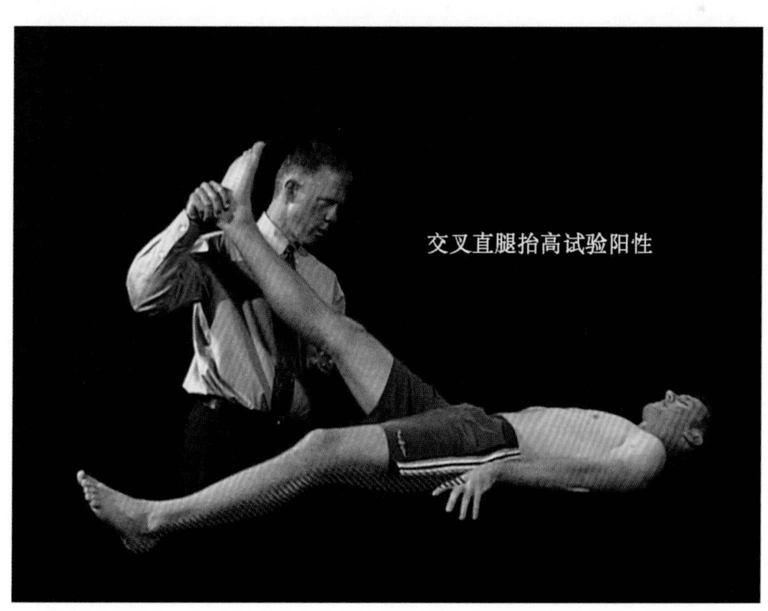

图 7-34

出现阳性反应的角度越小(30°～70°),腰椎间盘突出的可能性越大(图 7-35)。

患者坐位。快速敲击髌骨粗隆和髌骨下极之间的髌腱,检查髌腱反射(L_4)。接下来,检查跟腱反射(S_1):患者放松,检查者托住前足缓慢地牵伸跟腱直到感觉有明显阻力,在踝部水平敲击跟腱(图 7-36)。

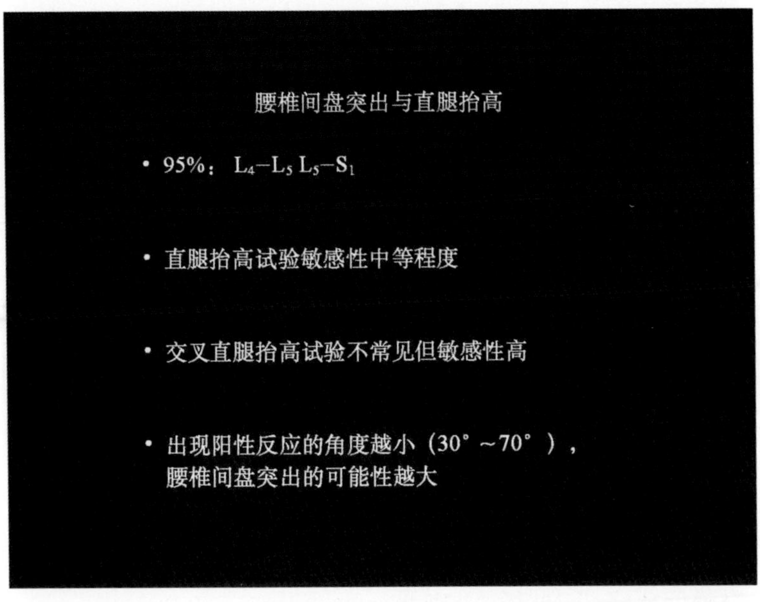

图 7-35

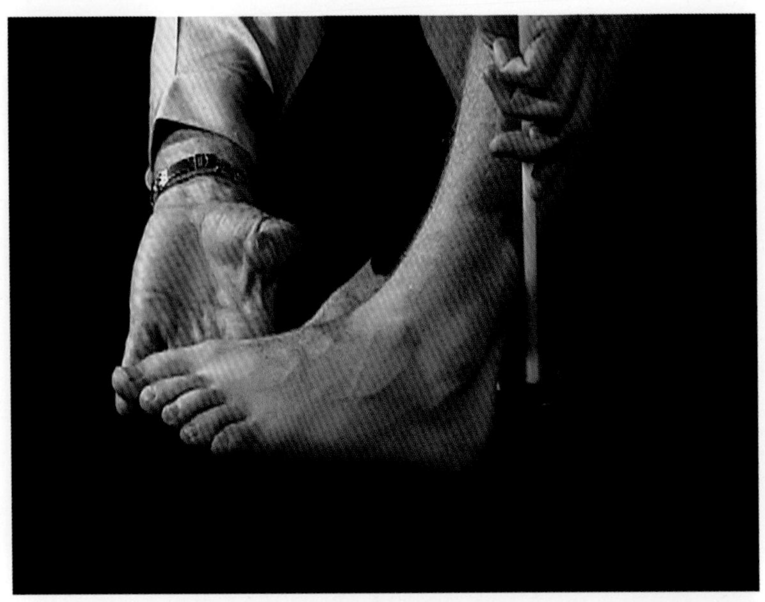

图 7-36

接下来，检查肌力：先让患者主动内翻足踝，同时尽力背屈踝关节（图 7-37A），检查足内翻联合踝背屈的功能（L_4）；然后让患者保持这个姿势，检查者下压前足内侧，注意有无肌力减弱。

让患者背屈踇趾并用两指向下施加阻力，检查踇趾背屈的功能，注意肌力有无减弱（图 7-37B）。

让患者主动外翻足踝，同时尽力背屈踝关节，检查足外翻联合踝背屈的功能（S_1）；让患者保持这个姿势，检查者下压前足内侧，注意有无肌力减弱，并将两侧情况进行比较（图 7-37C）。

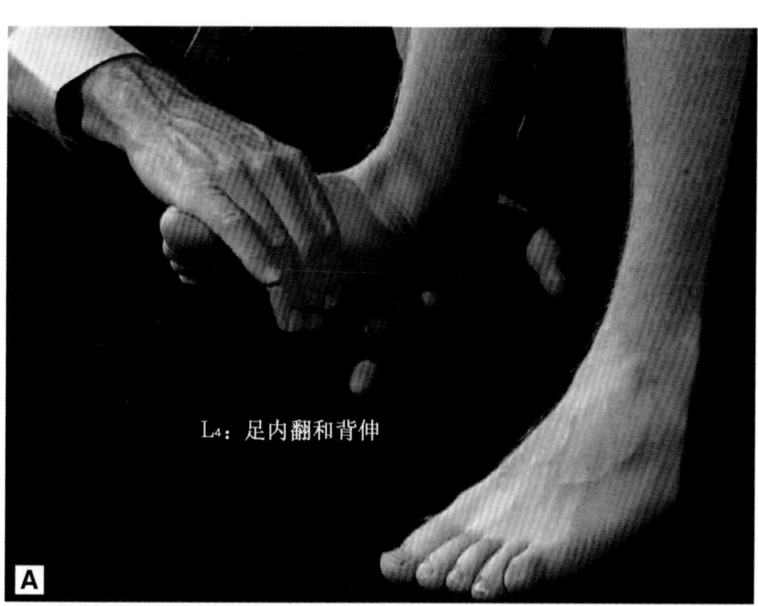

图 7-37

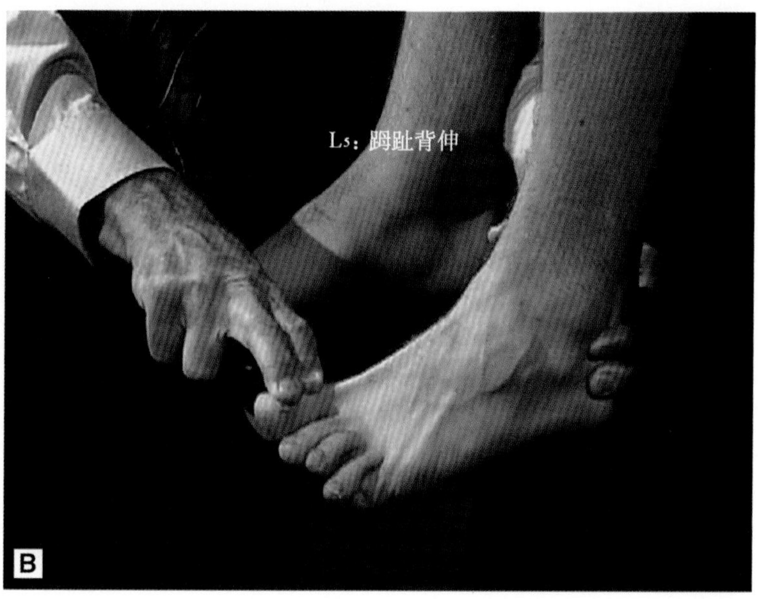

图 7-37

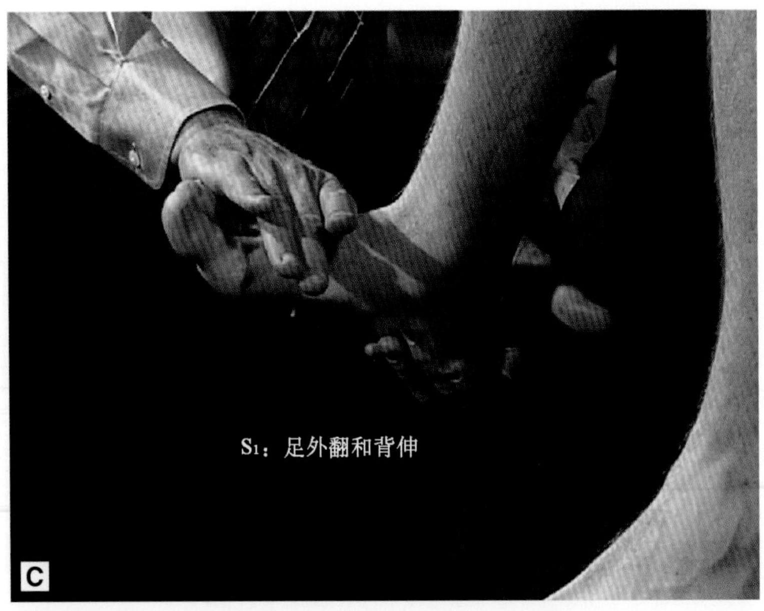

图 7-37

如果 S_1 神经根支配区功能减弱，可进一步评估踝部跖屈的力量：让患者双手扶墙单腿站立踮脚，要求用脚趾支撑体重。重复踮脚的动作，以动态评估双侧 10 趾的用力情况（图 7-38）。

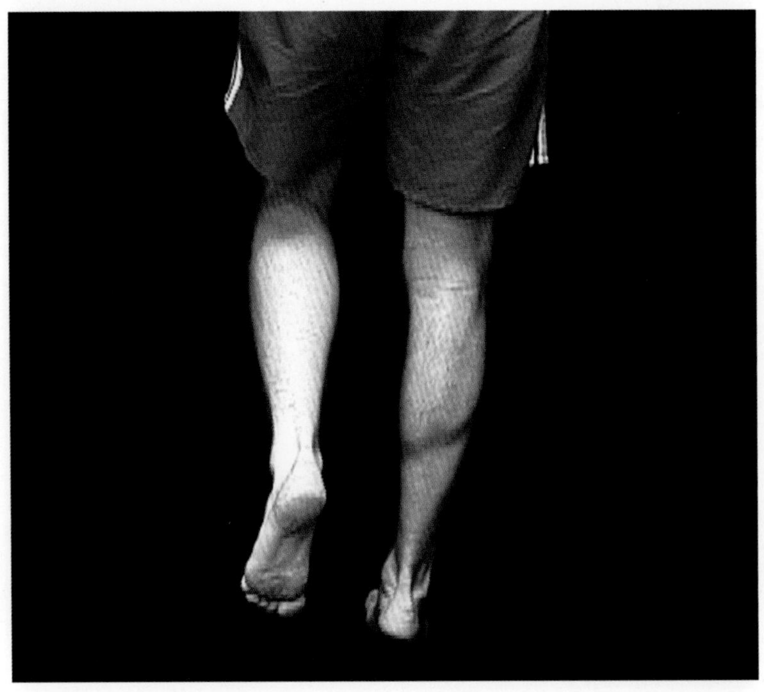

图 7-38

注意检查中有无不能用神经系统知识解释的"中途放弃"或"中止"的情况,这些情况可能提示患者存在心理疾病。

接下来,告诉患者"准备检查大腿(股四头肌)肌肉的肌力",并在坐位下进行直腿抬高试验。然后,一手触诊股四头肌远端,一手握住患者的足跟,缓慢将小腿由垂直位抬到水平位。注意这个试验能否引起背痛、腘绳肌紧张或有无放射到膝关节以下的疼痛。随着缓慢地被动伸膝,估量可能出现疼痛的角度以及患者能够接受的最大限度疼痛的伸膝角度。没有明显神经根刺激征的患者不会出现疼痛(图 7-39)。若坐位直腿抬高试验阴性,则排除了干扰项,可以开始检查股四头肌的肌力:检查者抵抗股四头肌的力量尝试屈曲患者膝关节。若是继发于椎间盘突出的坐骨神经痛的患者,为了减轻抬腿的角度和神经根刺激征(图 7-40),会在直腿抬高试验过程中后倾,这是为了减少下肢抬高的角度以及神经的张力,因此这种反应叫作"后倾征"。

注意仰卧位直腿抬高试验和坐位直腿抬高试验角度有无明显的区别(>40°到 50°)。若坐位相比仰卧位角度有明显的提高,提示患者有心理疾病。

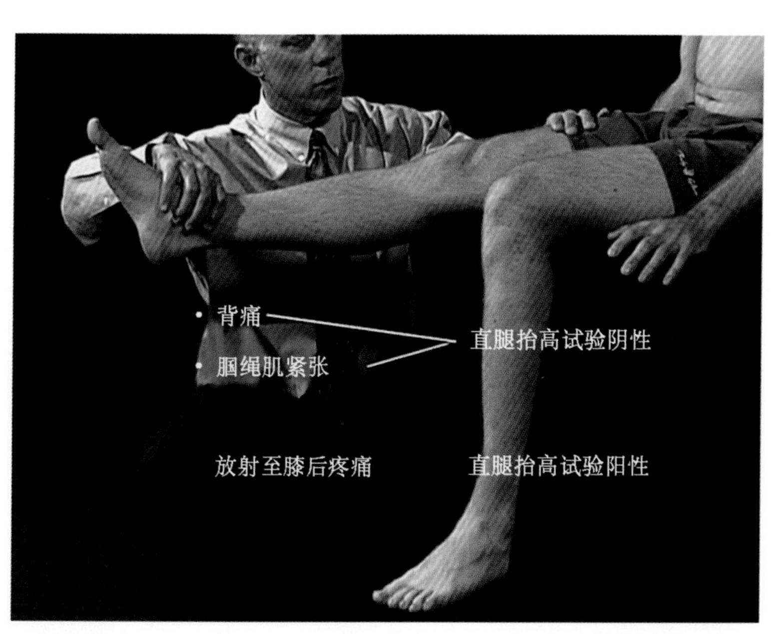

图 7-39

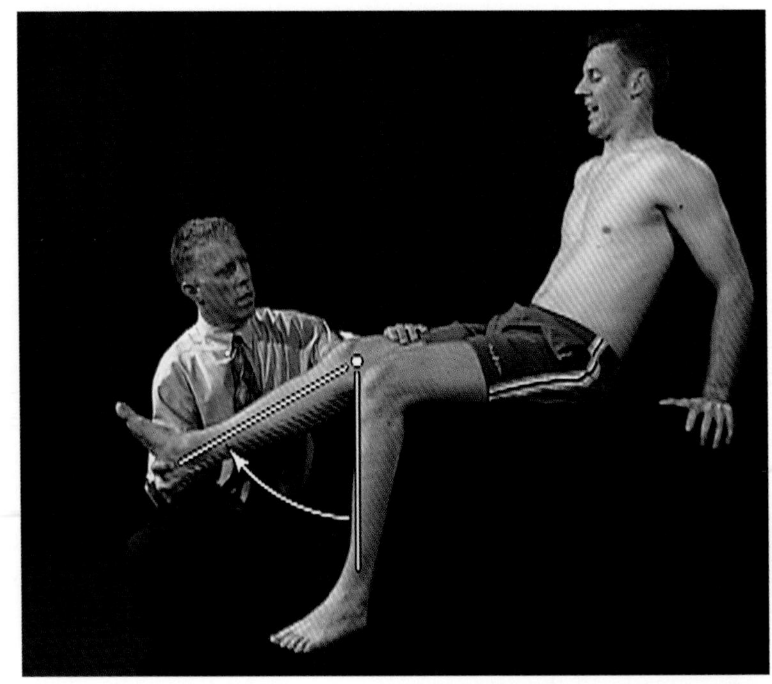

图 7-40

评估踝和足内侧(L_4)、足背(L_5)的感觉,踝和足外侧的感觉(S_1),其中包括轻触觉和针刺觉(图 7-41A—C)。并将两侧情况进行比较。

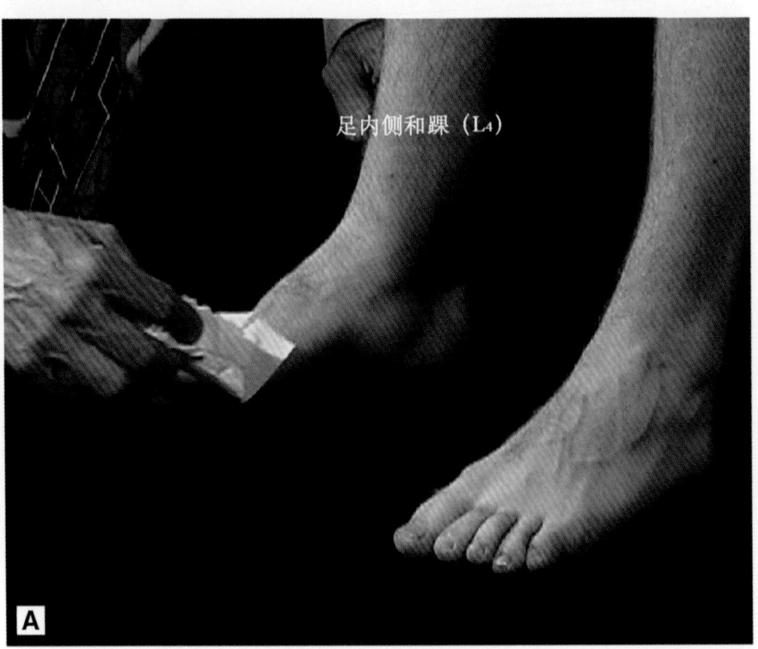

图 7-41

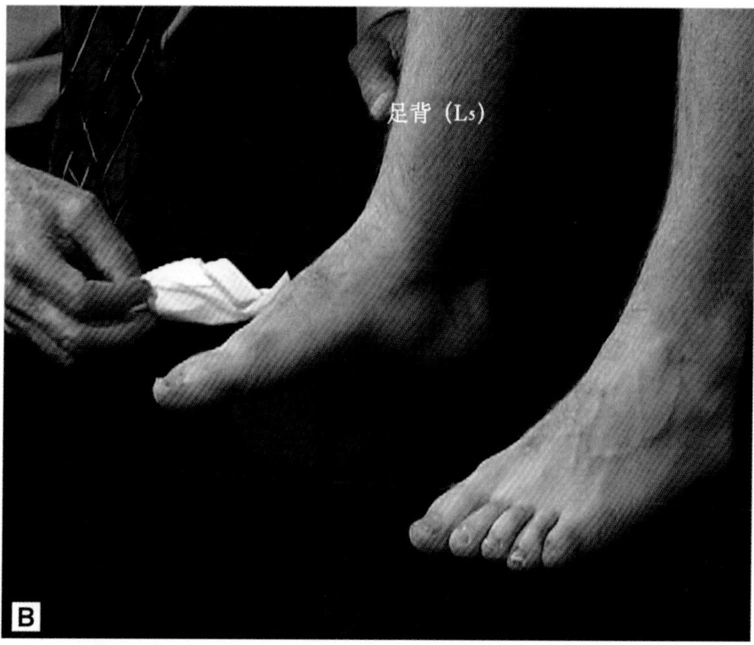

图 7-41

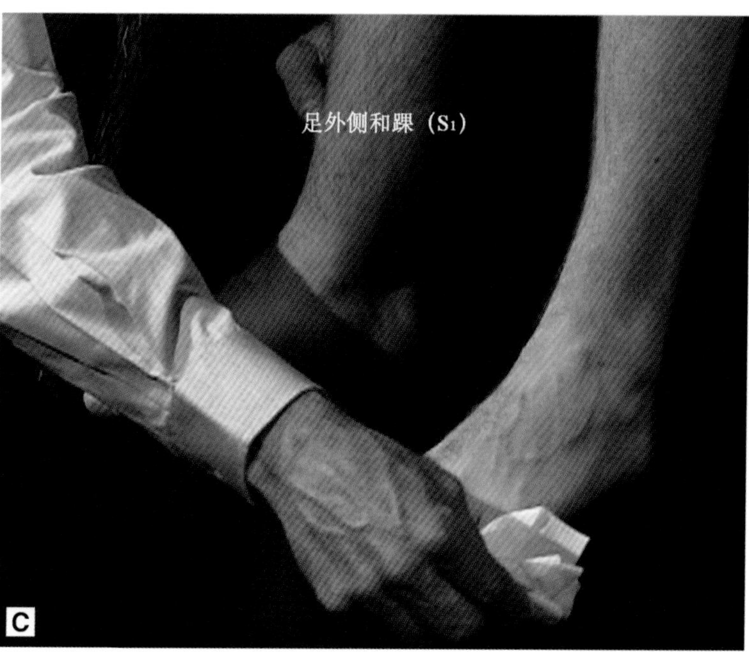

图 7-41

注意不能用神经解剖学知识解释的感觉异常(例如,整个肢体的感觉下降)。非常规的、非生理性的感觉障碍也可能是心理疾病的表现(图 7-42)。

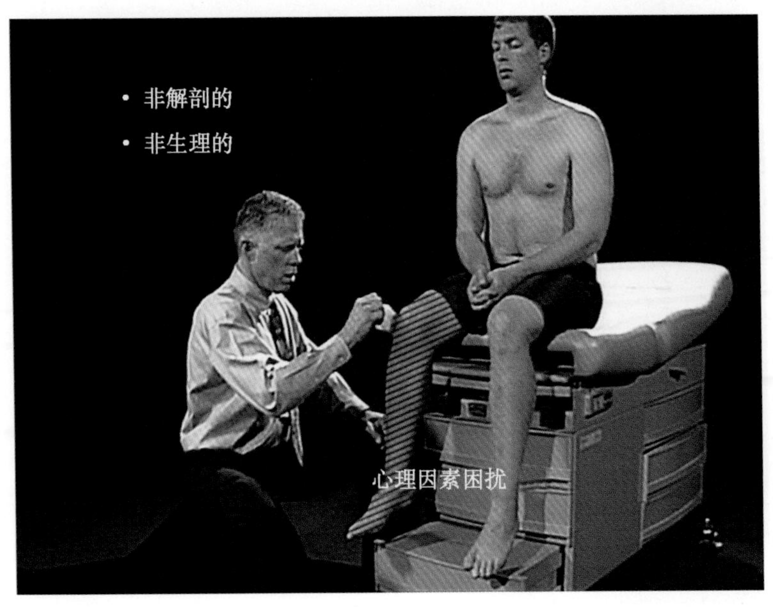

图 7-42

病史和体格检查提示可能存在马尾神经综合征,应该进行深入的检查:检查患者肛周感觉和肛门反射,并评估直肠括约肌张力。

疑似心理疾病:Waddell 征——结合病史和体格检查观察患者的运动以及疼痛相关的行为。若在基本检查中累积出现的临床表现提示患者的腰部疼痛可能与心理因素有关,首先应该完成对神经根刺激征的检查,以便接下来更专注地评估 Waddell 征。Waddell 征已经发展为一种评估手段,是帮助医务工作者辨别心理疾病还是腰部疼痛相关的生理疾病的重要特征。

这些表现可分类为 5 种:

- 非器质性压痛:表浅或不规则的压痛点
- 模拟测试:轴向负荷或骨盆旋转时引起背痛
- 牵引试验:坐位和仰卧位的直腿抬高试验有差异
- 区域感觉障碍:感觉减弱或非皮节的感觉障碍
- 过度反应:明显的表面或非解剖性压痛(图 7-43A);模拟轴向负荷或骨盆旋转时的背痛(图 7-43B);仰卧和坐姿直腿抬高(图 7-43C);运动或感觉功能的非生理区域性障碍(图 7-43D);明显过度反应表现为不适当。在检查过程中的防护、支撑、摩擦、做鬼脸或者叹息(图 7-

43E)，这些情况都是重要的临床表现，不应忽视。

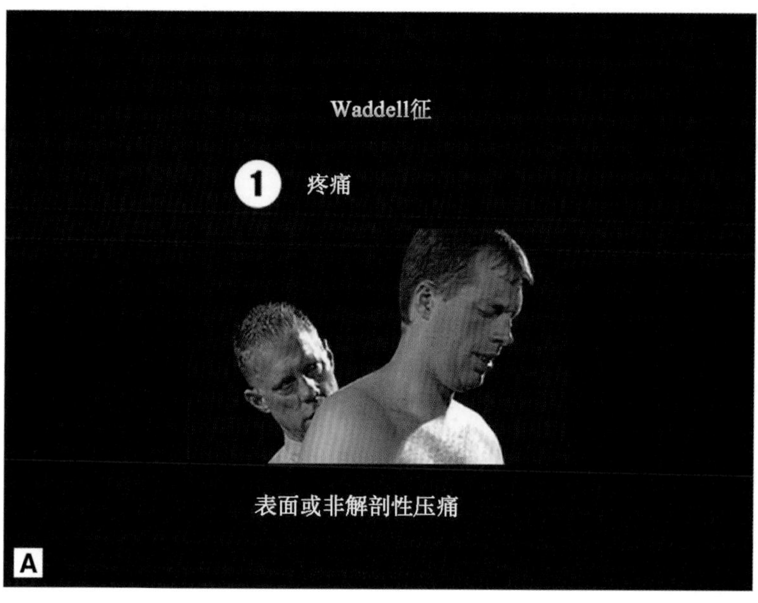

图 7-43

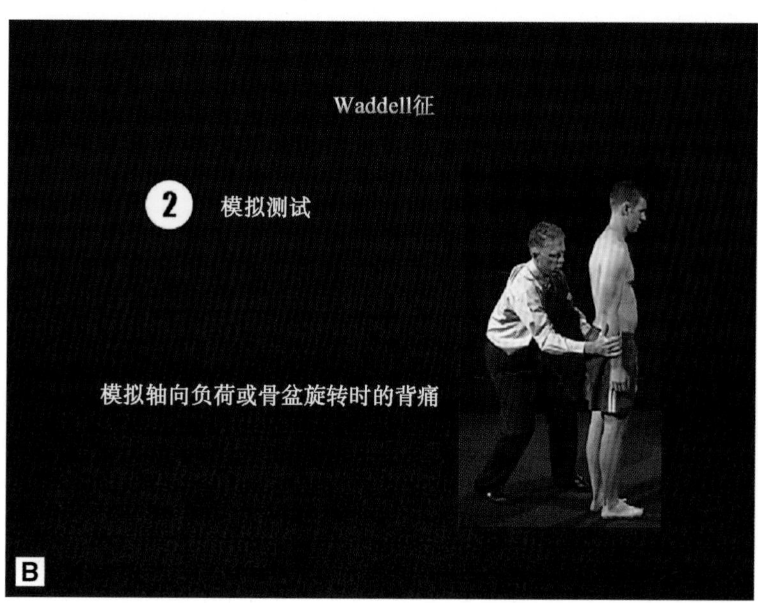

图 7-43

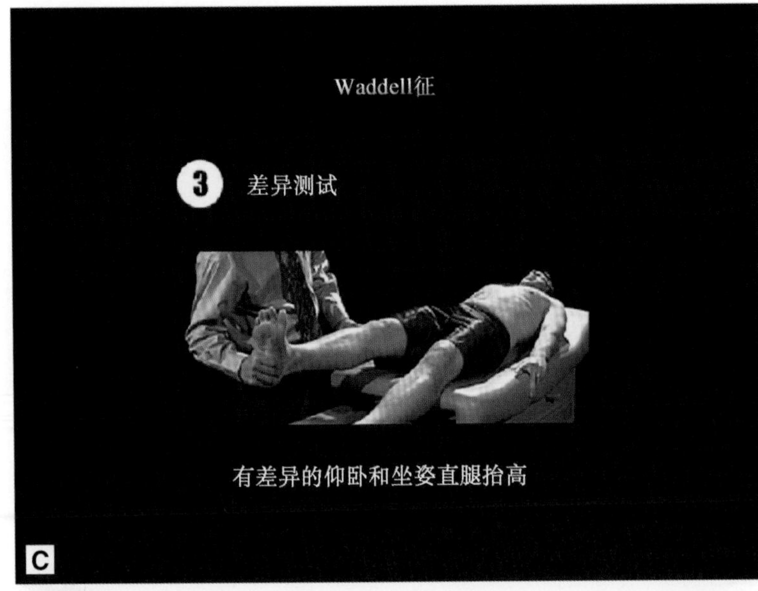
Waddell征
3 差异测试
有差异的仰卧和坐姿直腿抬高
C

图 7-43

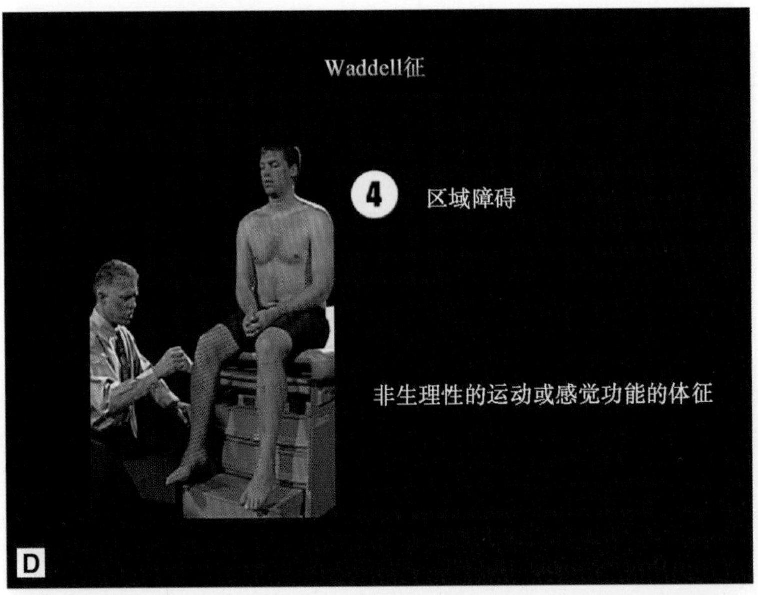
Waddell征
4 区域障碍
非生理性的运动或感觉功能的体征
D

图 7-43

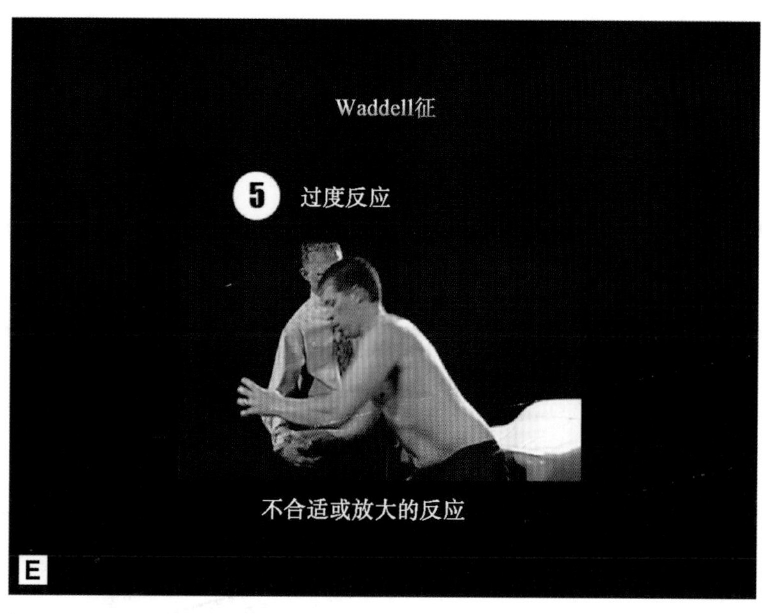

图 7-43

Waddell 征的检查可以被整合成一个次序明确、连贯地完成一个快速而全面的腰部检查。患者出现三项及以上的 Waddell 征，提示腰部疼痛明显受心理疾病的影响，病因较为复杂。

应该避免过度解读这些征象，单独一个征象没有临床意义。而且，即使存在这些体征，并不能排除解剖方面的问题。应正确理解为："当出现三项及以上的 Waddell 征时提醒医务工作者处理异常的心理行为可以是一种应对策略，比如增加宣教学习、行为干预、心理疏通以改善治疗效果。"Waddell 征(也被称为"非器质性病变的腰部疼痛体征")可有效突出生理因素相关的临床表现与非生理因素相关的临床表现之间的区别，帮助检查者有效地解读检查结果，并将管理方案集中在进行合适的干预措施上：应用物理治疗干预生理因素，同时注意重要的心理因素影响。心理因素可能会造成长期的疼痛和残疾。

疑似骶髂关节炎和脊椎炎 若患者年龄(＜40 岁)和临床病史提示其患有炎症性腰背痛，则要更重视骶髂关节和脊柱的检查(图 7-44)。

患者站立位，定位腰骶交界处的腰窝，骶髂关节线位于腰窝与尾骨的连线下。触诊骶髂关节，注意有无压痛点(图 7-45)(若既往无骶髂关节炎的临床怀疑，触诊临床意义有限)。

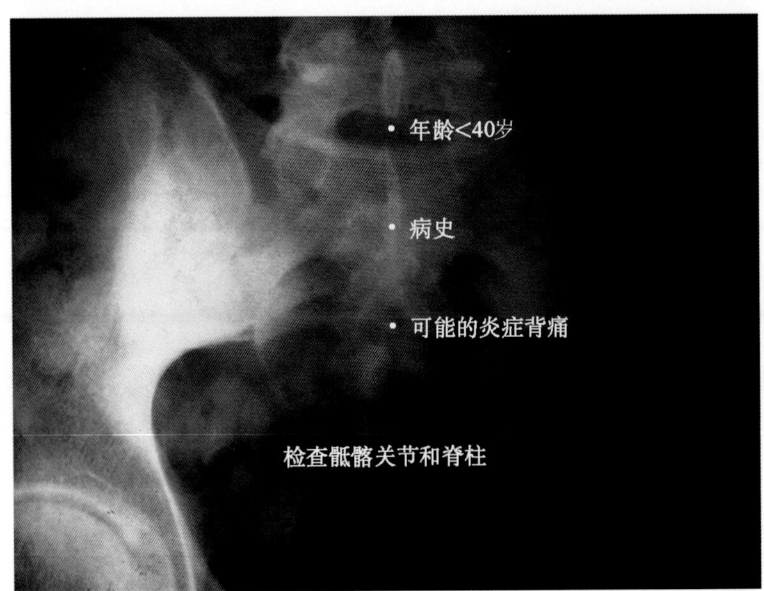

图 7-44

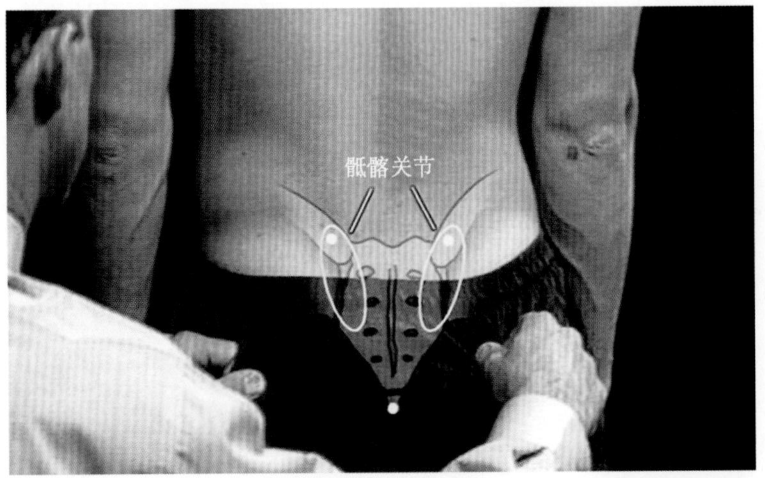

图 7-45

接下来，进行“改良 Schober 试验”检查腰骶部的稳定性：首先定位髂后上棘连线中点上方垂直距离 10cm 及下方 5cm 处并分别做出标记（图 7-46A，B），然后嘱患者弯腰（保持双膝直立位）测量脊柱最大前屈度，正常移动增加距离应该在 5cm 以上，但脊柱受累的患者移动增加距离少于 4cm（图 7-46C）。.

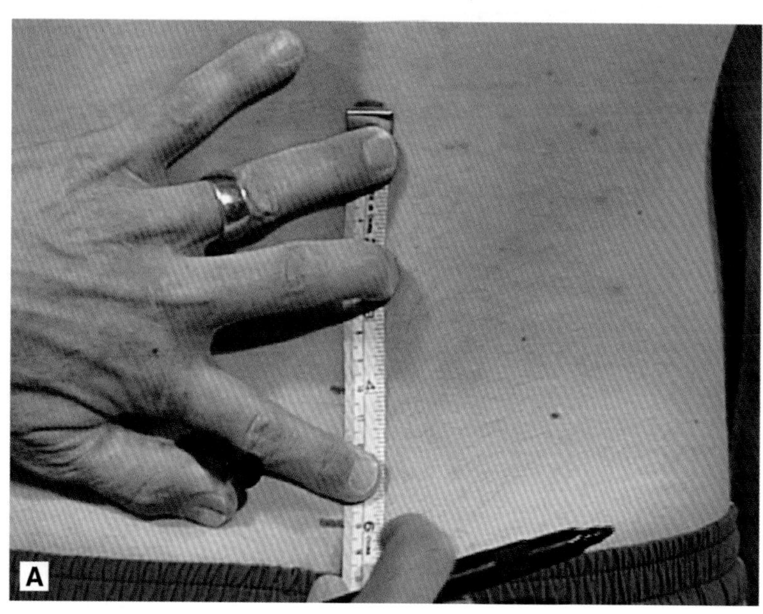

图 7-46

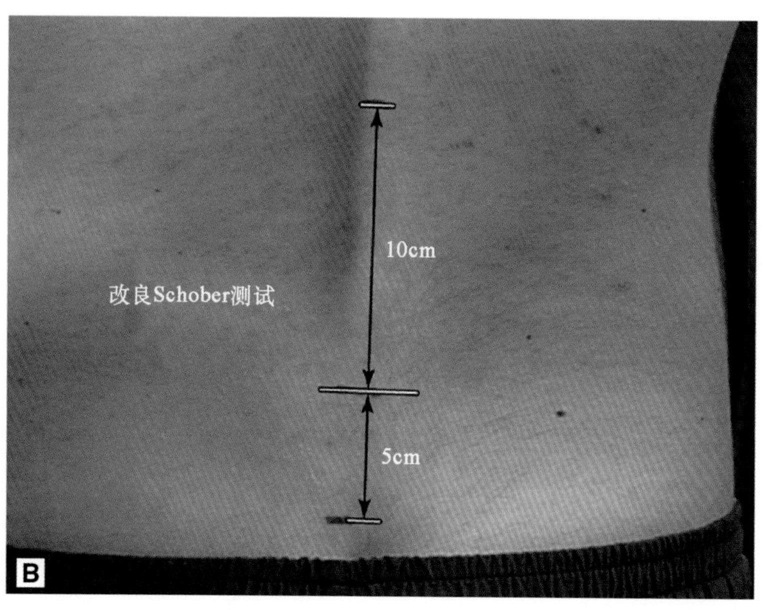

图 7-46

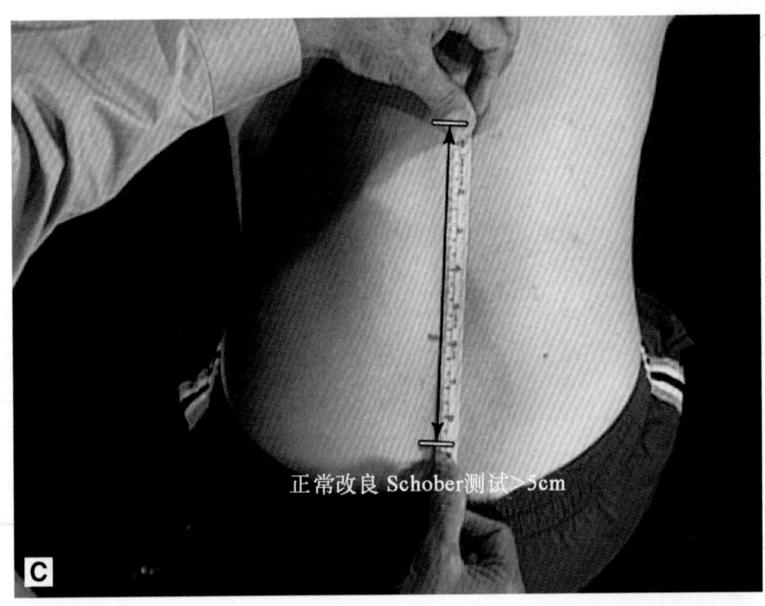

图 7-46

接下来，仰卧位，让患者单侧屈髋屈膝呈“4 字”交叉于对侧大腿远端近膝部处（“交叉下肢”）。检查者一手下压膝部，另一手下压固定对侧髂嵴，两手同时用力。这个方法被称为 FABER 试验，旨在髋关节屈曲（Flexion）、外展（Abduction）、外旋（External Rotation）的位置，给同侧骶髂关节施加压力（图 7-47A）。

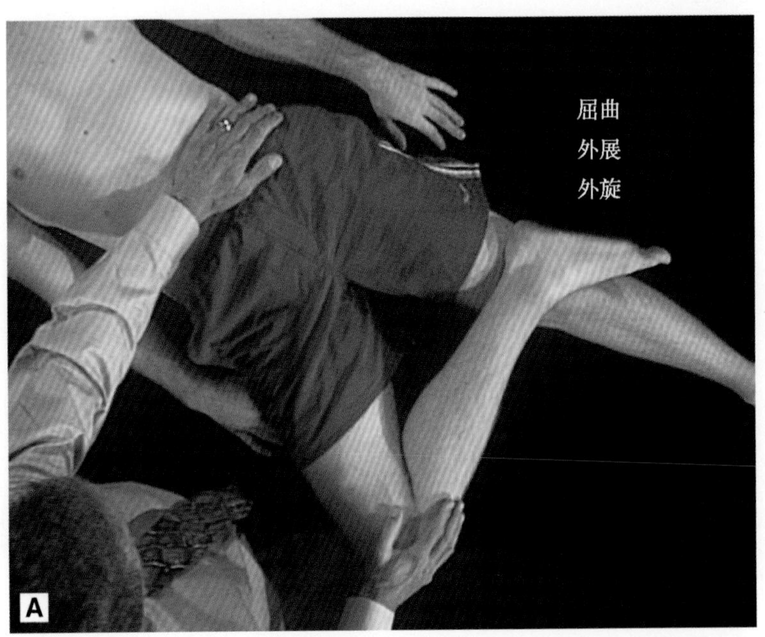

图 7-47

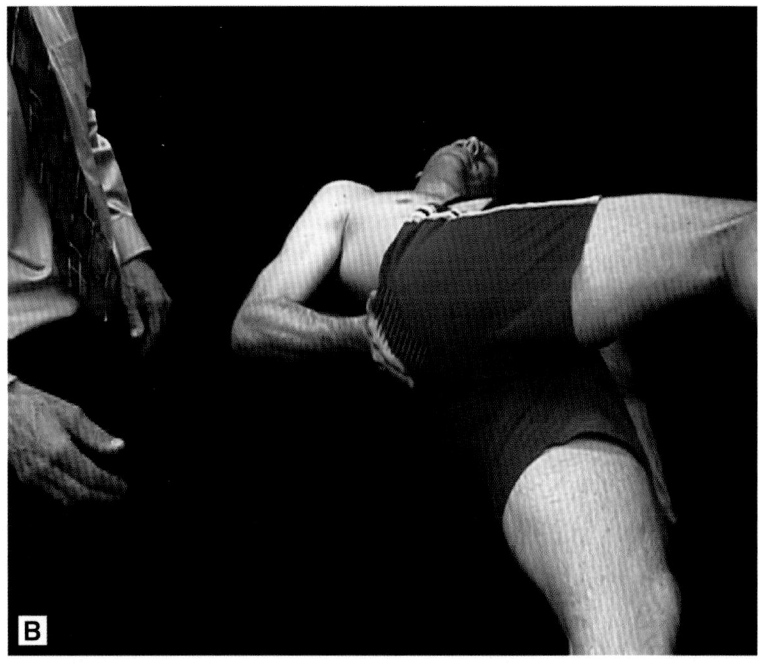

图 7-47

若患者感觉同侧臀部上内侧区域疼痛，即同侧腰骶部疼痛则 FABER 试验为阳性(图 7-47B)(而不是腰骶交界处、大转子或腹股沟区域)。这个试验可能很难鉴别患有内在髋部疾病的患者(一般感到腹股沟或臀部不适而不是骶髂关节)。因此需要用 FABER 试验检查对侧进行对比。

接下来，缓慢地下压双侧髂前上棘，使髂骨翼向后靠近检查床(图 7-48A)。

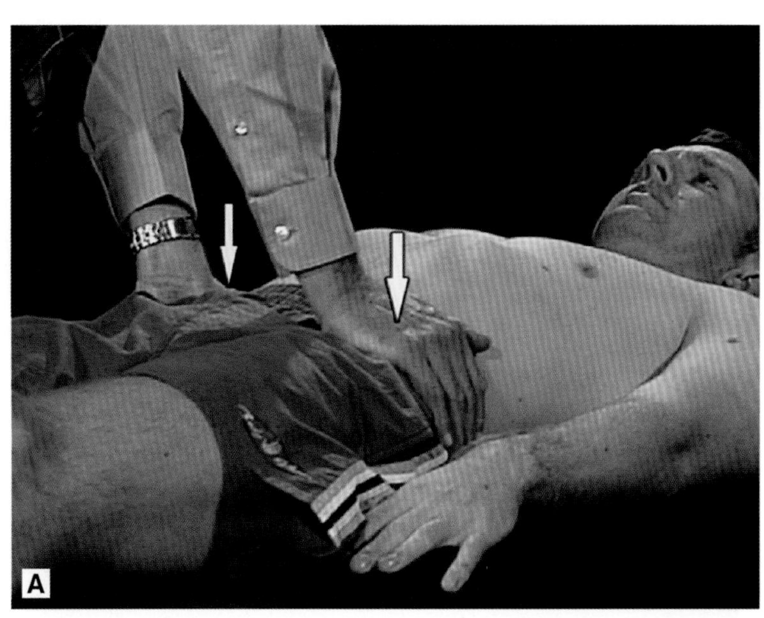

图 7-48

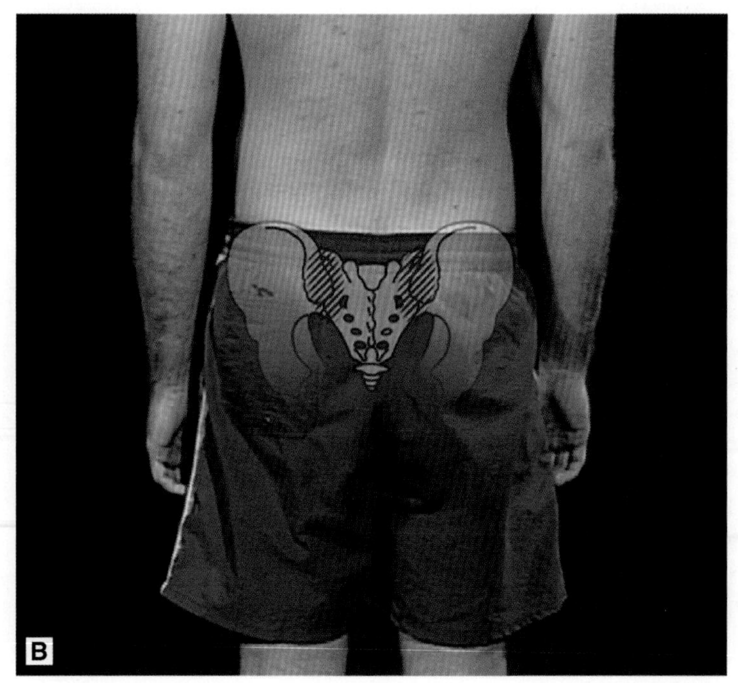

图 7-48

该试验强调同时挤压双侧骶髂关节，若患者感到一侧或双侧骶髂关节部位疼痛则为试验阳性（图 7-48B）（其他部位的不适不能被认为是试验阳性）。

若患者的病史和体格检查证实患有脊柱关节病的可能性，需要再额外进行脊柱炎的特殊检查（图 7-49）。

患者站立位，进行并记录改良 Schober 试验（图 7-46C）。

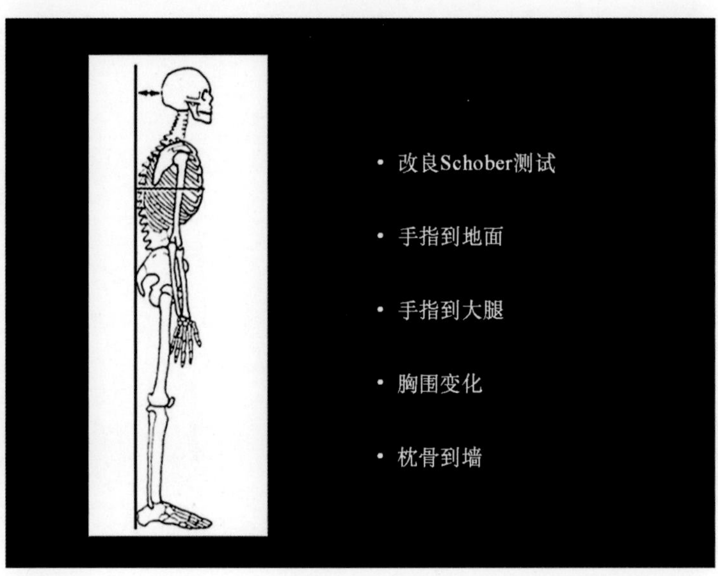

图 7-49

检查患者“手指到地面”的距离：嘱患者尽可能屈曲腰部，测量患者中指到地板的距离(图 7-50)。

接下来，检查“手指延大腿下移距离”：嘱患者直立，双手置于身体两侧，标记患者中指在大腿表面的水平位置，然后让患者尽可能侧屈，再次标记手指的水平位置并测量两点之间距离。对侧重复该试验(图 7-51)。

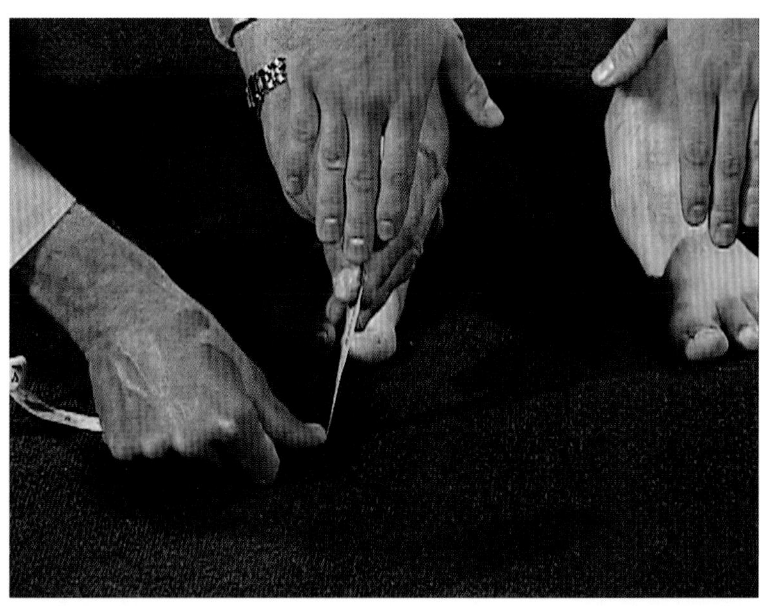

图 7-50

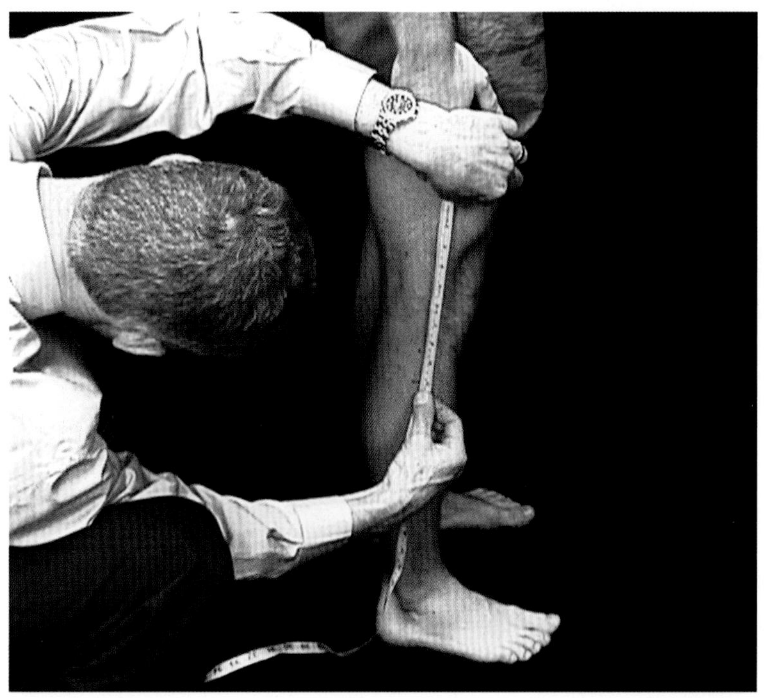

图 7-51

接下来，将卷尺置于第 4 肋间隙，大约在两乳头的水平检查胸围（图 7-52A）。测量完全呼气和完全吸气时的胸围差（图 7-52B）。

最后，让患者用足跟站立，臀部和肩胛骨紧贴墙壁。颈部尽量伸展，测量后枕部与墙壁的距离（正常的距离应该是 0cm）（图 7-53），以厘米（cm）记录上述测量过程中的数据（另一种测量方法是耳屏到墙的距离）。

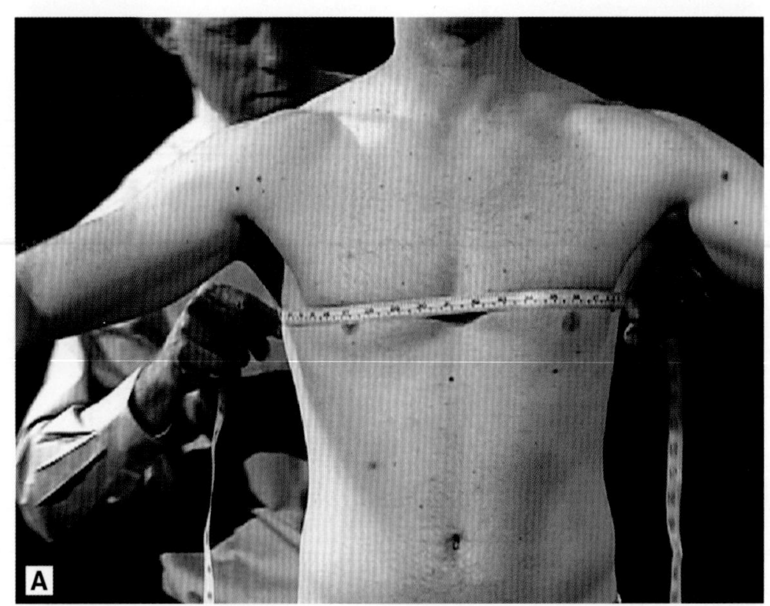

图 7-52

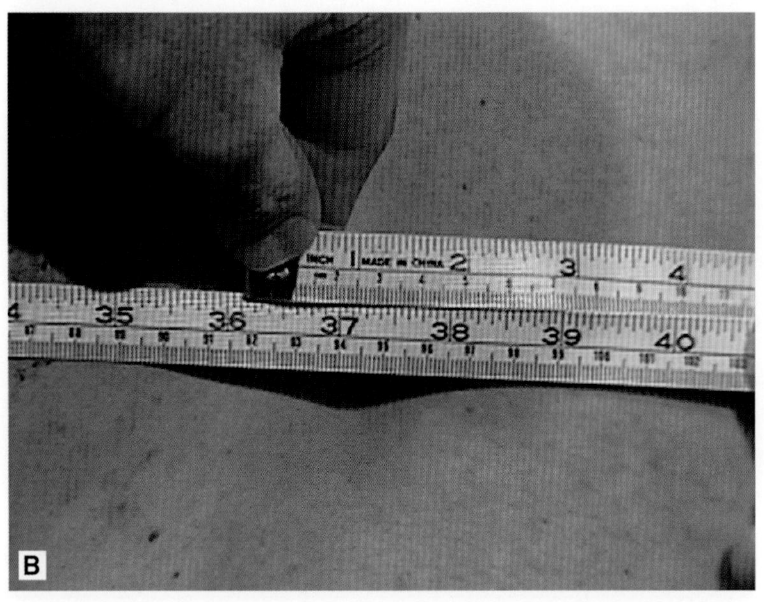

图 7-52

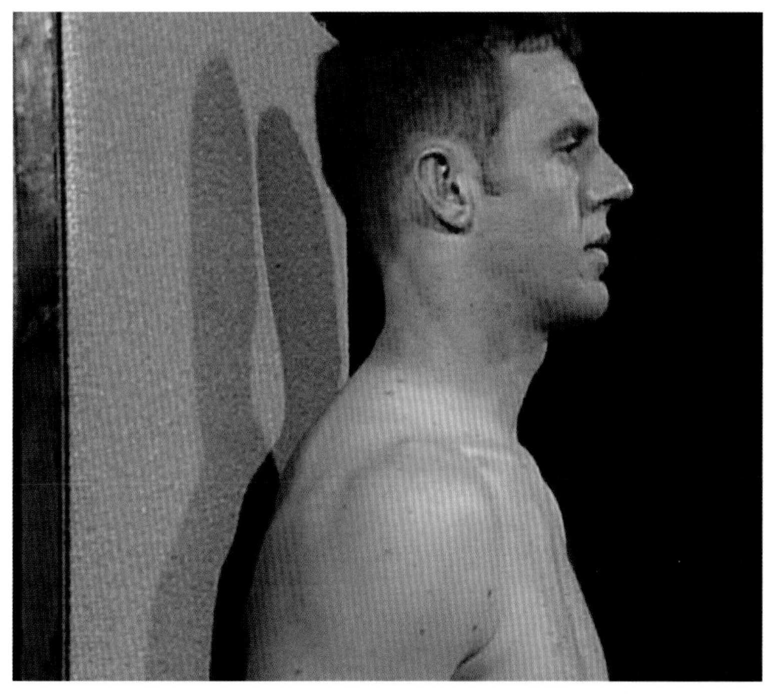

图 7-53

疑似血管或内脏疾病 若患者的年龄、临床症状及相关问题提示胃肠道、泌尿生殖系统、妇科或血管疾病，则有必要对这些系统进行额外的检查。

腰部肌肉骨骼局部检查 Ⅰ
练习项目列表

基础检查

观察

站立位

____观察患者姿势、动作以及行为(心理及生理方面)

视诊

____观察步态

____观察用足跟走路和踮脚走路

____观察休息时体姿,关节排列相对位置以及曲度

____观察皮肤

触诊

____轻触或滚压患者皮肤检查压痛点*

____触诊中段胸椎到骶椎的棘突

关节活动度

____腰骶部屈曲

____腰骶部伸展

____腰骶部侧屈

____轴向载荷(头部)或模拟(骨盆)旋转

髋部

____单腿站立试验,右侧和左侧

____触诊大转子滑囊(大转子外侧)

____触诊臀中肌肌腱(大转子外/上侧)

____髋关节屈曲

____髋关节外旋

____髋关节内旋

腰部肌肉骨骼局部检查 Ⅱ

特殊检查:疑似神经根刺激征

仰卧位

直腿抬高试验

____直腿抬高试验(右侧和左侧下肢;估量出现疼痛的角度)

坐位

____检查髌腱反射(L_4),

____跟腱反射(S_1)

肌力检查

____足内翻和踝背屈(L_4)

____踇趾背屈(L_5)

____足外翻(S_1)

____"股四头肌肌力"(患者坐位直腿抬高)

感觉检查

____足内侧和踝关节内侧(L_4)

____足背(L_5)

____足外侧和踝关节外侧(S_1)

____(肛周感觉,肛门反射和括约肌张力)

特殊检查:疑似心理疾病

Waddell 征

____非器质性压痛:表浅或不规则的压痛点

____模拟测试:轴向载荷或骨盆旋转时引起背痛

____直腿抬高试验差异:坐位和仰卧位的直腿抬高试验有差异

____区域感觉障碍:无力或非皮节的感觉障碍

____过度反应

腰部肌肉骨骼局部检查 Ⅲ
练习项目列表

特殊检查:疑似骶髂关节炎和脊椎炎

骶髂关节

站立位

____触诊/叩诊 S_1 关节的压痛点(臀部内上侧)

____腰骶部活动度的改良 Schober 试验:15cm 到 cm

仰卧位

____ FABER 试验(4 字试验)(髋关节屈曲、外展、外旋)

____髂骨挤压试验(按压髂前上棘)

特殊检查:脊柱关节炎的检查

腰椎、胸椎和颈椎

站立位

____腰骶部活动度的改良 Schober 试验:15cm 到 cm

____最大前屈位手指与地面的距离: cm

____最大侧屈位手指在大腿侧面移动的距离:右侧= cm;左侧= cm

____第 4 肋间隙水平处的胸围: cm

____枕后隆突到墙壁的距离: cm

特殊检查:疑似血管或内脏的疾病

仰卧位

____腹部的检查

____检查下肢的脉搏及 AAA 指标

仰卧位或站立位

____骨盆或男性的生殖系统检查

____直肠检查

常见下腰痛问题

- 急性单纯性下腰痛
- 腰骶神经根病变
- 腰椎退行性病变
- 退行性腰椎管狭窄
- 慢性下腰痛/慢性疼痛综合征
- 脊柱骨折

- 骨质疏松性压缩骨折

急性单纯性下腰痛 是一种常见的、具有自限性的、频繁发作的疾病。经常由弯腰或后仰引发腰椎、腰骶关节、臀部以及大腿后面的疼痛但不放射到膝部。体格检查显示弥漫性的腰痛、肌肉痉挛、关节活动度减小、无神经根症状。现不能确定疼痛来源于肌肉、韧带、椎间盘、小关节或其他结构而且一般临床上疼痛和结构相关性不大。85%以上的患者可以在1个月内恢复正常活动;然而,在6个月内,多达40%的患者可能还会复发。应该努力控制疼痛、恢复功能、恢复患者的正常生活。

腰骶神经根病变 腰痛合并神经源性下肢痛提示腰骶神经根病变。疼痛可能突然或逐渐出现,往往是由臀部辐射至大腿后外侧、踝关节、足部。有可能伴随下肢的麻木、刺痛或无力。膝关节屈曲位,无论是仰卧位或侧卧位,都可以减轻症状。体格检查可发现明显异常姿势(向一边倾斜)、腰骶部多处压痛点、肌肉痉挛以及腰椎活动度减小的体征。提示神经根刺激征的直腿抬高试验可呈阳性。神经功能检查可显示与受影响的神经根相关的反射减弱、肌力减弱、感觉功能减弱。大约95%的腰椎间盘突出发生在L_4/L_5(L_5神经根)和L_5/S_1(S_1神经根)水平。除了控制疼痛,神经功能受影响的腰部痛患者应该进行影像学检查。

虽然比较罕见,急性腰部痛伴有双侧坐骨神经痛、鞍区麻木以及近期的排尿功能障碍(尿潴留、尿频、尿失禁)提示马尾神经损伤,需要外科手术处理。

腰椎退行性改变 继发于腰椎间盘退行性病变和小关节骨性关节炎的腰椎椎体退行性改变通常被称为腰椎病,好发于老年人。值得注意的是现无证据显示影像学中的退行性改变与背痛有关。

目前,最常见的是慢性腰痛,有时可放射至臀部。疼痛是机械性的,活动后加重,休息后减轻,还有可能出现短暂的晨僵、疼痛并影响睡眠。体格检查,在腰骶段和骶髂关节区可见压痛点。腰骶部活动可能受限并出现疼痛,尤其在侧屈和伸展时。应尽量控制疼痛,减轻体重,恢复功能,恢复患者的正常活动。

退行性腰椎管狭窄 退行性腰椎管狭窄是老年人神经源性下肢痛的一种较为常见的重要原因。退行性椎间盘疾病与厚度变薄均可导致椎间盘不稳定以及黄韧带冗余和肥大,进一步导致椎管变窄并伴有多个层面的侧隐窝或椎间孔狭窄。小关节受到机械性的压力和骨关节炎的影响形成骨赘。患者一般有腰痛的病史,且其症状通常具有隐匿性。主要症状是步行或脊柱伸展时,单腿或双腿刺痛或麻木(包括臀部、大腿后面、小腿)。坐位或脊柱屈曲时症状减轻。在不引起症状的屈曲位自由活动(靠在购物车上,行走上坡或骑自行车),有助于鉴别退行性椎管狭窄和血管性跛行。体格检查可能会发现包括脊柱伸展30秒后大腿后侧疼痛、间歇性跛行、运动或感觉检查异常(震动觉减弱),但下肢脉搏正常。

慢性腰痛/慢性疼痛综合征 一般极少部分患者会出现这类情况：经过保守治疗腰部疼痛仍然持续超过3个月，但无潜在的系统性疾病。且在病史中可能发现还有其他重要的相关特征如：患者的工作和家庭、心理健康病史。与慢性腰痛相关的职业风险因素包括体力劳动中的身体压力、体力劳动者和办公室工作人员的精神压力以及由于缺乏自主性、工作负荷变化缺乏弹性以及工作人员之间缺乏合作而导致的工作相关压力。法律诉讼或残疾认定、婚姻和家庭压力、毒品或酗酒问题以及焦虑、沮丧、躯体化也是重要的相关因素。

这些警示信号是确定患者慢性腰部疼痛的高风险因素，应该尽早进行多学科的专业的疾病管理。

脊柱骨折 严重创伤、车祸、运动或工伤中脊柱损伤的评估内容主要是骨折或脱位的鉴别。应通过临床检查和初步筛查确定患者需要进行的适当骨科检查。

急性胸腰椎疼痛与较小的创伤如：轻微摔跤、扭伤或老年人骨质疏松性骨折可能性更大。

骨质疏松性压缩骨折 胸椎中下段的骨质疏松性压缩骨折，是造成老年人急性胸椎疼痛的常见因素之一。骨质疏松的危险因素包括高龄、女性、个体差异或家族史、吸烟、低体重、雌激素或睾酮缺乏以及皮质类固醇的使用。急性、严重的脊柱疼痛，尤其是放射到双侧肋骨，很可能提示存在压缩性骨折，触诊或轻叩诊时出现局灶性脊柱压痛（若无神经症状或恶性或感染的迹象）进一步增加了患者存在压缩性骨折的可能性。

较少见的背部问题

- 脊柱关节炎/炎症性脊柱疼痛
- 弥漫性特发性的骨质增生（DISH）
- 肿瘤
- 感染
- 内脏疾病牵涉

脊柱关节炎/炎症性脊柱疼痛 脊柱脊髓受累可能涉及背部、胸椎、颈部，该病的症状出现较早，但早期的症状常常不明确，容易被忽视。炎性背部疼痛特征包括：年龄小于40，起病隐匿，明显的晨僵，脊柱运动时疼痛加剧，长时间休息后减轻，症状持续时间超过3个月，这些特征表明炎症性的背痛和机械性背痛有很大不同。若患者 S_1 关节疼痛和压痛，脊柱运动受限，应进一步检查，其中最重要的是骨盆X线（Ferguson视图）检查有无骶髂关节炎。若早期X线片检查并无异常但临床检查高度怀疑，应该进行更先进的影像检查比如MRI扫描。

弥漫性特发性骨质增生(DISH) 弥漫性特发性骨质增生发病年龄在50岁之前是罕见的,但随着年龄增加患病率也在增加。在年龄超过65岁的人群中,患病率可达到10%左右。腹部肥胖和多功能的代谢综合征患者(胰岛素抵抗)易患该病。该病的特点是广泛的异位骨化尤其在脊柱和外周附着点。它主要造成前纵韧带骨化(经常在侧位胸片意外发现)。患者可能无症状或主诉脊柱僵硬,通常比疼痛明显。体格检查可显示腰骶部和颈椎运动范围减少。通过腰骶部的影像学检查易鉴别DISH与强直性脊柱炎。

肿瘤 由肿瘤造成的背部疼痛通常有一些典型的特征:患者年龄超过50岁、不明原因的体重减轻、有恶性肿瘤的病史、严重的持续性脊柱疼痛、夜间仰卧位疼痛加重以及使用镇痛药无效。应该进行完整的体格检查,包括合适的神经系统检查。若临床检查结果提示可能有肿瘤,就需要进一步的影像学检查。

感染 脊柱感染包括脊髓炎、感染性椎间盘炎、椎管内硬膜外脓肿,可造成脊柱的急性、亚急性、慢性疼痛。重要的易发因素包括:免疫功能不全、皮质激素的应用、糖尿病综合征、最近或现有的皮肤感染或尿路感染以及静脉注射毒品。临床症状包括发热、夜间盗汗、不明原因的体重减轻。体格检查可能发现脊柱存在压痛点和肌肉痉挛,若临床检查结果提示可能存在脊柱感染,需要进一步的影像学检查。

内脏疾病牵涉 虽然一种内脏疾病造成背部疼痛较少见,但肺部、胸膜、心脏、心包疾病可能引起颈部和肩部的疼痛。胃肠道疾病、胰腺疾病、泌尿生殖系统疾病以及动脉粥样硬化可能造成胸廓、侧腹以及腰部的疼痛,明确的心肺、胃肠道或血管疾病的病史可以提供重要的线索,有助于解释患者脊柱的问题。